V&R

Pflegewissenschaft und Pflegebildung

Band 9

Herausgegeben von
Prof. Dr. Hartmut Remmers

Susanne Kreutzer

Arbeits- und Lebensalltag evangelischer Krankenpflege

Organisation, soziale Praxis und biographische
Erfahrungen, 1945 – 1980

V&R unipress

Universitätsverlag Osnabrück

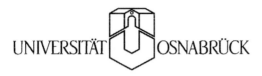

Bibliografische Information der Deutschen Nationalbibliothek

Die Deutsche Nationalbibliothek verzeichnet diese Publikation in der Deutschen
Nationalbibliografie; detaillierte bibliografische Daten sind im Internet über
http://dnb.d-nb.de abrufbar.

ISBN 978-3-8471-0199-4

Veröffentlichungen des Universitätsverlags Osnabrück
erscheinen im Verlag V&R unipress GmbH.

Inhalt

Vorwort

Fortschreitende Ökonomisierungsprozesse im Gesundheitswesen lassen Fragen immer dringlicher erscheinen, an welchen Kriterien eine ausreichende und – am gegenwärtigen Entwicklungspotenzial gemessen – qualitativ hochwertige Gesundheitsversorgung bewertet werden soll. Hinter diesen Fragen verbirgt sich allerdings eine sehr grundsätzliche, die da lautet: Können pflege- und heilberufliche Interventionen auf einen Typus sozialen Handelns beschränkt werden, dessen Wert und Bedeutung sich an wirtschaftlichen Kennziffern bemisst? Durch welche »Rationalität« sind eigentlich heil- sowie pflegeberufliche Interventionen charakterisiert, mithin Handlungen, die letztlich auf ein nicht verrechenbares individuelles Wohlergehen von Menschen ausgerichtet sind? Bekanntlich hatte Max Weber eine bis heute maßgebende Unterscheidung in seiner soziologischen Handlungslehre vorgenommen, indem er einerseits von einer vorrangig an persönlichen Überzeugungen und Einstellungen ausgerichteten Wertrationalität, zum anderen von einer vorrangig an instrumentellen Kalkülen ausgerichteten Zweckrationalität sozialen Handelns spricht. Beide Rationalitätstypen sind inkommensurabel auch in der Hinsicht, dass jene letztlich am höchst effizienten Einsatz probater Mittel orientierte »Zweckrationalität« sich gegenüber der Begründung letzter (vernünftiger) Zwecke blind erweist.

In ihrer jetzt vorliegenden Studie knüpft Susanne Kreutzer an diese normativ grundlegende Unterscheidung an. Sie bildet den Hintergrund einer geschichtswissenschaftlichen Untersuchung jener Tradition evangelischer Krankenpflege Deutschlands sowie weiterer durch diese Tradition beeinflusster Länder, welche verschüttet zu werden droht. Durch Rückgriff auf ein inzwischen ausgefeiltes Methodenrepertoire der Biografie-Forschung gelingt es Susanne Kreutzer, diese verschüttete Tradition am Beispiel aufs Engste verwobener Lebens- und Arbeitsverläufe von Diakonissen bewusst zu machen. Durchsichtig werden dabei jene Impulse pflegerischen Handelns, die dezidiert am persönlichen Wohl (mithin am seelischen Heil) anbefohlener Menschen als nicht verrechenbarer Wert ausgerichtet waren. Freilich birgt das institutionelle Umfeld mit Ansprüchen vorbehaltloser Hingabe spezifische Risiken ungesteuerter

Verausgabung körperlicher und seelischer Kräfte; Risiken, mit denen ein Leben belastet ist, das aus tiefsten Überzeugungen *komplett* in den Dienst anvertrauter, hilfebedürftiger Menschen gestellt wird. Gewiss zieht diese Motivlage ein heute eher distanziertes Interesse soziologischer sowie psychologischer Aufklärung auf sich. Dennoch scheint jenes Helfermotiv sich, unabhängig vom gesellschaftsgeschichtlichen Wandel seiner Genese, aus einer quasi-anthropologisch tiefsitzenden Erfahrung sozialer Lebensprozesse zu speisen, der Erfahrung unaufhebbarer wechselseitiger Angewiesenheit von Menschen.

Trifft dies zu, so wäre die allenthalben zu beobachtende Auszehrung solcher bestandswichtigen altruistischen Motivlagen in der Tat ein Indiz für gesellschaftliche Anomien (Emile Durkheim); ein Indiz für jene offensichtlich wachsenden Diskrepanzen zwischen persönlichen, durch das gesellschaftliche Wertesystem erzeugten Erwartungen einerseits und ihren durch Institutionen sozialen Daseins verkörperten, jedoch sich fortwährend mindernden Realisierungschancen. Systemrelevante Strukturen zerbrechen dann, wenn die für sie bestandswichtigen Zufuhren versiegen, wenn ihre Motivlagen erodieren – in concreto: wenn technisch-ökonomische Interessen auf ganzer Breite gesellschaftlich positiv sanktioniert bei der Berufswahl in Führung gehen. Jedoch scheint sich an genau diesen Diskrepanzen mittlerweile ein bedeutsames – wenn auch noch nicht stark verbreitetes – analytisches Erkenntnisinteresse zu entzünden. Daraus ergeben sich Fragen wie beispielsweise diese, in welchem Maße Hilfeleistungen, die nicht allein und nicht vorrangig auf einen Horizont biotechnologisch herstellbarer Bedingungen des Lebens und Überlebens ausgerichtet sind, vielmehr auf einen Horizont streng individualisierenden Handelns, in welchem der Lebenssinn als ein Substrat persönlicher Werte und Lebensziele ins Zentrum rückt, gebührende gesellschaftliche Anerkennung finden. In pflegeberuflichen Feldern haben wir es mit zwei verschiedenen Rationalitäten sozialen Handelns zu tun, denen zwei disparitäre Leistungsbemessungskriterien korrespondieren.

Solche Disparitäten sind nichts Ungewöhnliches in einem gesundheitlichen Versorgungssystem, welches auf ein reduktionistisches Modell ausschließlich monetär messbarer Effektivitätsfortschritte, also einseitig auf Kosteneffektivität, getrimmt wird. Mit verschiedenen Maßnahmen der Reformgesetzgebung und damit verbundener Hoffnung auf Kostenbegrenzung wurde gezielt eine Vermarktung des Gesundheitswesens in Deutschland angestrebt. Verglichen mit einer bereits im 19. Jahrhundert sich anbahnenden Industrialisierung des Medizin- und Gesundheitswesens ist dies ein vollkommen neuer Trend. Verwandelt werden Hilfesuchende, Patienten in eine Ware, Angehörige der Heil- und Pflegeberufe in für die betriebswirtschaftliche Kostenrechnung relevante Größen. Unter der Dominanz kostenökonomischer Erwägungen verwandeln sich aber nicht nur Relevanzsysteme von Dienstaufträgen, sondern auch das Dienstverständnis professioneller Akteure.

Charakteristischerweise sind die hier nur knapp anzudeutenden Transformationsprozesse im Gesundheitswesen mit (arbeits)kulturellen ›Gesteinsverschiebungen‹ assoziiert. Es ist das Verdienst der Studie von Susanne Kreutzer, dass sie genau diesem sich in den 1950/60er Jahren bereits subkutan andeutenden, vollends dann in den 1970er Jahren durchschlagenden Trend am herausragenden Beispiel einer norddeutschen Diakonissen-Anstalt analytisch nachgeht. Gestützt auf breites und vielfältiges biografisch-dokumentarisches Material gelingt es ihr, den mehr und mehr durch ein medizinisch-technisches sowie durch ein ökonomisches Rationalisierungsprofil bestimmten Transformationsprozess der Krankenversorgung auf der Folie einer dadurch beeinflussten Dienstleistungskultur und ihres ›morphologischen‹ Wandels empirisch abzubilden. Was die Jahrzehnte umspannenden Erfahrungen vieler Diakonissen zum Ausdruck bringen, ist ein ›Unbehagen in der Moderne‹; die Erfahrung einer gewissermaßen auf Dauer gestellten Krisis gesundheitspolitischer Gestaltungsmächte; eines von religiös-metaphysischen Glaubensmächten leer gefegten Himmels, an deren Stelle nunmehr die den modernen Lebenswissenschaften entsteigenden Götter Platz nehmen. Man mag den dahinter verborgenen, keineswegs widerspruchsfrei verlaufenden Säkularisationsprozess (Charles Taylor) beklagen – für eine rückwärtsgewandte Verklärung indessen besteht kein Grund.

Neben zahlreichen inhaltlich weit verzweigten Ergebnissen ihrer pflegehistorischen Untersuchung sollen zwei, drei Resultate hier besonders akzentuiert werden. Während zur Belastungssituation, zum Belastungserleben und zum Bewältigungsverhalten von schwerstkranken Menschen inzwischen eine breite Forschungsliteratur vorliegt, finden sich zum Belastungserleben und Bewältigungsverhalten von Pflegekräften weit weniger nennenswerte Studien im deutschen Raum. Zu den schwerwiegendsten persönlichen Belastungsfaktoren gehören offensichtlich Ängste vor dem eigenen Tod sowie Kommunikationsprobleme und Konflikte mit Patienten und ihren Angehörigen vor allem in Situationen des herannahenden Todes, Frustration und Hoffnungslosigkeit. Bevorzugte Bewältigungsstrategien sind neben sozialer Unterstützung und Ablenken vor allem kompensatorische, bspw. spirituelle Aktivitäten. So besitzen beispielsweise religiös eingestellte Hospizpflegekräfte ein größeres Angstbewältigungspotenzial im Vergleich mit Pflegekräften auf Palliativstationen. Hospize scheinen hinsichtlich ihrer Philosophie, ihrer Organisationsform und des professionellen Anspruchs offensichtlich als ein kulturell schützender Rahmen erlebt zu werden. Ein bestimmter *professional spirit* scheint sich günstig auf das Bewältigungsverhalten auszuwirken.

Unter eingeschränkten Voraussetzungen legt sich ein Vergleich mit strukturellen Besonderheiten der kirchlich geprägten Krankenpflege im Umkreis des evangelischen Diakonissen-Wesens nahe. Hier erfolgte Krankenpflege nicht als eine tarif- und arbeitsrechtlich geschützte *Berufsform*, sondern als eine im Höchstmaß aufgabenintegrierte, auf Zuwendung gestützte *Lebensform*. Es besteht kein Zweifel, dass ein entsprechend übersteigertes Arbeits- oder Dienstethos zu gesundheitlich ruinösen Überbeanspruchungen führen konnte und führen musste. Das Interview-Material Susanne Kreutzers spricht hier eine unzweideutige Sprache. Nicht verkannt werden sollte jedoch, dass religiöse Hintergrundüberzeugungen ein Verständnis von Krankenpflege als Einheit von »Leibes- und Seelenpflege« nahelegten. Dem mussten strukturelle Voraussetzungen entgegen kommen: Möglichkeiten des persönlichen Kontakts zwischen Pflegeperson und Patient sowie ein hohes Maß zeitlicher Verfügbarkeit der Diakonissen. Ermöglicht wurde der enge Patienten-Kontakt auch durch den geringen Spezialisierungsgrad der Einrichtungen und die längere Verweildauer der Patienten. Und eine weitere strukturelle Besonderheit der ›vorindustrialisierten‹ Krankenpflege sollte nicht übersehen werden: die Einbindung der Diakonissen in eine spirituelle Kommunikationsgemeinschaft mit rituellen Praktiken, durch welche ein schützender Raum mit belastungsreduzierenden Effekten hergestellt werden konnte.

Die Tatsache, dass Spiritualität sich als ein protektiver Faktor im Umgang mit beruflichen Belastungen erwiesen hat, sollte davor bewahren, in ein kulturkritisches Lamento über den unaufhaltsamen Zug einer Säkularisierung zu verfallen. Die gegenwärtigen Bekundungen einer medial verstärkten ›neuen Spiritualität‹ sprechen für sich. Doch auch das (beinahe alternativlose) Leben in Mutterhäusern hatte stets seine Schattenseiten. Hier darf nichts beschönigt werden. Rückwärtsgewandte Utopien sind bodenlos. Allein der behutsame Strukturvergleich lehrt, dass neben der Schaffung eines organisatorisch und finanziell hinreichenden Rahmens der Pflege ganz besondere arbeitskulturelle Voraussetzungen gegeben sein müssen: Förderung von Dienstbarkeit im Sinne persönlicher Zuwendungs- und Einfühlungsbereitschaft; Selbsterkenntnis im Sinne der Aufklärung individueller Grenzen; Konfliktfähigkeit als Schutz vor altruistisch missverstandener Vorbehaltlosigkeit. Die Frage ist, inwieweit auch in einem säkularen Zeitalter eine berufliche Arbeit, die durch Konfrontation mit irreduziblem menschlichem Leiden charakterisiert ist, als persönlich sinnstiftend erlebt werden kann – eine Frage, die ungebrochen fortschrittsgläubige Gesellschaften in Ratlosigkeit stürzen muss.

Auf diese Frage soll selbstverständlich die historische Studie von Susanne Kreutzer keine bündige Antwort geben. Ihre großen Vorzüge liegen vielmehr darin, dass sie, weil sie den äußerlichen Rahmen einer bloßen Institutionengeschichte der Pflege produktiv durch eine mikrologische Analyse übersteigt, die in sich widersprüchlichen kulturellen Voraussetzungen einer ehedem religiösen Krankenpflege zu klären vermag. Und noch ein weiterer Vorzug dieser

Arbeit soll hier mit aller Deutlichkeit zum Ausdruck gebracht werden: Denn sie
stellt im Reigen pflegehistorischer Veröffentlichungen Deutschlands seit De-
zennien die erste Untersuchung dar, die sich auf der Höhe geschichtswissen-
schaftlich fortgeschrittenster Deutungs- und Erklärungsinstrumente bewegt.
Allein schon aus diesen Gründen gebührt der pflegewissenschaftlichen Habilitationsschrift von Susanne Kreutzer der Rang eines Meilensteins auf dem Wege
einer auf das Berufsfeld Pflege ausgerichteten geschichtswissenschaftlichen
Forschung.

Wir freuen uns, die Resultate dieser Forschungsarbeit hiermit einer breiten
Öffentlichkeit präsentieren zu können.

Osnabrück, im Dezember 2013   Hartmut Remmers

Danksagung

Die Geschichte der Glaubens-, Dienst- und Lebensgemeinschaft von Diakonissen – einer Ethnologin vergleichbar – ›von innen‹ untersuchen zu können, ist eine sehr besondere Gelegenheit. Sie forderte mich nicht nur zu fachlich-intellektueller, sondern stets auch persönlicher Auseinandersetzung mit den Lebensentwürfen der Frauen und ihrer dem Untergang preisgegebenen Lebenswelt auf. Dass ich diese Chance bekam und aus der Vielzahl von Beobachtungen, Erfahrungen und Erkenntnissen letztlich tatsächlich ein Buch wurde, habe ich vielen Menschen zu verdanken.

Prof. Dr. Barbara Duden eröffnete mir den Kontakt zum Diakonissenmutterhaus der Henriettenstiftung und begleitete mich mit ihrem kritischen Sachverstand, ihren originellen Einwänden und überraschenden Ideen von der Antragstellung bis zur Fertigstellung der Arbeit. Ich habe ihr sehr viel zu verdanken. Meine Doktormutter, Prof. em. Dr. Karin Hausen, unterstütze mich mit ihrem fachkundigen Rat bei dem Vorhaben, aus einer Projektidee einen überzeugenden Forschungsantrag zu gestalten. Für die Ausdauer, mit der sie mich mittlerweile über viele Jahre und zahlreiche Projekte gefördert hat, bin ich sehr dankbar.

Prof. Dr. Hartmut Remmers gab mir eine pflegewissenschaftliche Heimat und unterstützte das Habilitationsvorhaben in jeder Hinsicht. Ich danke ihm sehr für die Offenheit, mich als Historikerin im Fachgebiet Pflegewissenschaft der Universität Osnabrück aufzunehmen, und die Bereitschaft, historische Pflegeforschung als selbstverständlichen und integralen Bestandteil von Pflegewissenschaft zu denken. Bei dem Vorhaben, mich als Historikerin zu einer Pflegewissenschaftlerin weiterzuentwickeln, waren die Gespräche mit Prof. Dr. Manfred Hülsken-Giesler von unschätzbarem Wert. Der Fachbereich Humanwissenschaften der Universität Osnabrück nahm die Arbeit als Habilitationsschrift an. Prof. Dr. Geertje Boschma danke ich in dem Zusammenhang für ihr fachkundiges und anregendes Gutachten.

Ein besonderer Dank gilt dem Vorstand der Henriettenstiftung, ohne dessen Unterstützung dieses Projekt nicht realisierbar gewesen wäre. Die damalige

Oberin Helga Darenberg sicherte mir den Zugang zum Schwesternarchiv, sie ermöglichte die Durchführung der Interviews und gewährte mir während meiner Forschungsaufenthalte Kost und Logis im Mutterhaus. Die vielen Monate, die ich im Rahmen des Mutterhauses nicht nur arbeitete, sondern auch lebte, werden mir unvergesslich bleiben. Ganz herzlich möchte ich außerdem Ulrike Tüpker danken, die mich bei dem Forschungsvorhaben nicht nur fachlich, sondern auch persönlich begleitete. Die gemeinsame Arbeit an den Ausstellungsprojekten zur Pflegegeschichte der Henriettenstiftung hat mich im Projektverlauf sehr beflügelt. Lisa Mundzeck sorgte für die fachgerechte Archivierung der Schwesternakten. Andreas Sonnenburg stellte das Archiv des Theologischen Vorstehers für das Projekt zur Verfügung. Die Mitarbeiterinnen im Büro der Oberin standen mir stets hilfreich zur Seite.

Die Arbeit wurde finanziell gefördert von der VolkswagenStiftung. Ich danke außerdem der Robert Bosch Stiftung und dem Barbara Bates Center for the Study of the History of Nursing an der University of Pennsylvania, USA, für die finanzielle Unterstützung. Der Pool Frauenförderung der Universität Osnabrück sicherte mit einem Habilitationsabschlussstipendium die Fertigstellung der Arbeit. Das Fachgebiet Pflegewissenschaft der Universität Osnabrück gewährte einen Druckkostenzuschuss für die Publikation der Arbeit.

Viele Menschen haben mich auf dem Weg fachlich und persönlich begleitet. Dr. Doris Riemann, Dr. Marion Schumann und Dr. Wiebke Lisner nahmen mich in Hannover herzlich auf. Unsere gemeinsamen Diskussionen waren für meine Arbeit von unschätzbarem Wert. Sehr herzlich danke ich außerdem PD Dr. Karen Nolte, die mich in jeder Hinsicht unterstützte und die Mühsal auf sich nahm, abschließend das gesamte Manuskript zu lesen und kritisch mit mir zu diskutieren. PD Dr. Isabel Richter las und kommentierte Auszüge der Arbeit. Jette Lange passte die Studie vor der Veröffentlichung den formalen Anforderungen des Verlags an.

Sehr herzlich danke ich außerdem meinem Lebensgefährten, Wolf van Vugt, für seinen steten Beistand und die Selbstverständlichkeit, meine Lebensentscheidungen mitzutragen. Meine Freundinnen und Freunde sorgten dafür, dass ich neben der Arbeit das Konzept von Freizeit nicht ganz vergaß. Michaela Zocholl und Stefan Fellner waren bei jedem technischen Problem sofort zur Stelle. Mein Vater unterstützte mich finanziell, als das Geld kurz vor Fertigstellung der Arbeit auszugehen drohte, und sicherte außerdem ein sorgfältiges Lektorat. Meine Mutter begleitete den nicht immer konfliktfreien Verlauf der Arbeit und stand mir mit Rat und Tat zur Seite. Abschließend gilt mein ganz besonderer Dank den Interviewpartnerinnen für ihre Bereitschaft, mir Einblicke in ihre Lebenswelt und ihre Erfahrungen zu geben.

Einleitung

Christliche Pflegetraditionen prägen das Berufsbild Krankenpflege in Deutschland bis heute. Dass konfessionelle Schwesternschaften – in Westdeutschland bis weit in die sechziger Jahre hinein – die Krankenpflege maßgeblich gestaltet haben, gilt in der Pflegewissenschaft als wesentliche Erklärung für die im Vergleich zu anglo-amerikanischen und skandinavischen Ländern späte Akademisierung der Pflege in der Bundesrepublik. Die enge Verknüpfung eines religiös begründeten Gehorsams mit einer hohen Wertschätzung von Selbstaufopferung habe entscheidend zur Etablierung der Pflege als schlecht bezahlte medizinische Hilfstätigkeit beigetragen.[1] Erst der Rückgang konfessioneller Schwesternschaften, so die Grundannahme, bot die Voraussetzung zur Aufwertung pflegerischer Tätigkeiten und zur Etablierung eines eigenständigen pflegerischen Berufsfeldes.

Diese Sichtweise, die auf einer fortschrittsoptimistischen Gleichsetzung von »Emanzipation« und Säkularisierung basiert, wird mit der vorliegenden Studie grundlegend in Frage gestellt. Denn tatsächlich genoss das Pflegepersonal gerade in der christlichen Tradition ein hohes Maß an Eigenständigkeit und Wertschätzung. Der große Stellenwert von Pflege in der christlich geprägten Krankenversorgung war eng mit einem spezifischen Krankheitskonzept verbunden. Krankheit galt als »Erlebnis des ganzen Menschen« (Rüther 1951, 226), das gleichermaßen den Leib und die Seele der Patienten umfasste. Während die Ärzte an den Krankheitssymptomen, an deren Diagnose und Therapie ansetzten, sollten sich die Schwestern dem Patienten als Gesamtpersönlichkeit widmen. Die Einheit von Leibes- und Seelenpflege bildete den Kern des christlichen Pflegeverständnisses. Die große Bedeutung persönlicher Zuwendung und seelsorgerlichen Bemühens sicherte dem Pflegepersonal ein eigenständiges und hoch anerkanntes Aufgabengebiet. Das Verhältnis zwischen Schwestern und

---

1 Die These wurde maßgeblich von Bischoff (1997) entwickelt und prägt die pflegewissenschaftliche Diskussion bis heute (vgl. u. a. Bartholomeyczik 2010, 152, Bischoff-Wanner 2011, Krampe 2009, 35 – 40 und 118 – 143, Sieger 2005, 198, Steppe 2000).

Ärzten war deshalb nicht hierarchisch, sondern komplementär konzipiert, und die Arbeit des Pflegepersonals war gleichsam zwischen den Aufgabengebieten der Mediziner und der Geistlichen angesiedelt.

Die umfassende pflegerische Zuständigkeit gleichermaßen für leibliche wie seelische Bedürfnisse von Patienten setzte einen engen Kontakt zwischen Pflegenden und Patienten sowie ein Höchstmaß an persönlichem Einsatz seitens der Schwestern voraus. Eine »gute« Schwester – so lautete noch Anfang der fünfziger Jahre die selbstverständliche Annahme – verstand ihre Tätigkeit deshalb nicht als Beruf, sondern als Berufung; nicht als Arbeit, sondern als Dienst. Träger dieses dezidiert unberuflichen Pflegeverständnisses waren die großen Mutterhaus-Schwesternschaften der Caritas, der Inneren Mission und des Deutschen Roten Kreuzes, die sich im Laufe des 19. Jahrhunderts zu der den Pflegebereich dominierenden Organisationsform entwickelt hatten und das Berufsfeld in Westdeutschland noch in den fünfziger Jahren prägten. Das System der Mutterhäuser basierte auf einem einfachen Austauschprinzip: Die Schwestern erhielten eine Ausbildung und zeitlich unbegrenzte Versorgung zugesichert, wenn sie sich im Gegenzug verpflichteten, ihr Leben ganz in den Dienst der Schwesterngemeinschaft zu stellen. Damit boten die Mutterhäuser Frauen eine sichere Lebensperspektive jenseits von Familie und Ehe. Die Schwesternschaften betrieben eigene soziale Einrichtungen, schlossen aber auch Verträge mit anderen Institutionen über die Bereitstellung von Schwestern ab, so dass der Einfluss des jeweiligen Mutterhauses weit über den unmittelbaren lokalen Bereich hinausreichte.

Zwar hatten sich seit Anfang des 20. Jahrhunderts als Alternative zum Mutterhaussystem so genannte freie Schwesternschaften etabliert, deren Mitglieder keine feste Bindung an eine konfessionelle Schwesternschaft eingingen und die für ihre Tätigkeit ein Gehalt bezogen. Dennoch prägte das Leitbild christlichen »Liebesdienstes« bis in die fünfziger Jahre auch die Arbeits- und Lebensbedingungen der freien Schwestern. Wie die Mutterhausschwestern lebten sie in Unterkünften der Krankenanstalten. Auch sie waren selbstverständlich ledig, arbeiteten nicht selten 70 bis 80 Stunden pro Woche, und auch im öffentlichen Dienst bewegten sich ihre Einkommen am untersten Ende der Gehaltsskala. Selbst das gewerkschaftlich organisierte Pflegepersonal akzeptierte als Selbstverständlichkeit, dass eine Schwester »nicht auf die Uhr schaue« (vgl. Kreutzer 2005, 183).

Dieses Dienstverständnis geriet ab der zweiten Hälfte der fünfziger Jahre massiv unter Druck. Das tradierte Arbeitsethos entsprach immer weniger den Lebensentwürfen der neuen Frauengenerationen, und der ehemals zölibatäre »Liebesdienst« am Kranken wurde zu einem arbeitsrechtlich regulierten Frauenberuf umgestaltet, den auch verheiratete Frauen in Teilzeitarbeit ausüben

konnten. Hinzu kam, dass sich mit den Fortschritten in der Medizin die Anforderungen an das Pflegepersonal grundsätzlich änderten. Gefordert war
immer weniger eine »Berufung zur Nächstenliebe« (Rüther 1951, 87) als vielmehr eine theoretisch fundierte Ausbildung. Arbeitszeitverkürzungen, die
Einführung von Schichtdiensten und eine forcierte Rationalisierung von Arbeitsabläufen – vor allem der Übergang zur Funktionspflege, das heißt einer
tätigkeitsbezogenen arbeitsteiligen Pflegeorganisation – veränderten den Pflegealltag im Krankenhaus fundamental. Vorreiter dieser Entwicklung waren die
öffentlichen Krankenanstalten, die unter dem Druck eines gravierenden Pflegenotstands ab Mitte der fünfziger Jahre zu Reformen bereit waren.

Die konfessionellen Schwesternschaften taten sich mit dieser Entwicklung
schwer, denn das überlieferte Konzept christlicher Krankenpflege als unmit-
telbarer Dienst am Nächsten ließ sich kaum mit den neuen Vorstellungen geregelter Arbeitzeit und zweckrational-professionell organisierter, auf dem effizienten Einsatz von Zeit, Arbeitskräften und Geld beruhender Krankenversorgung vereinbaren. Am Beispiel christlicher Krankenpflege können deshalb die
Amivalenzen und die Konfliktbeladenheit des Modernisierungsprozesses besonders gut untersucht werden.[2]

Die Erosion des religiös fundierten »Liebesdienstes« sowie die wachsenden
Spannungen zwischen tradierten Konzepten christlicher Wohlfahrt und den
neuen Imperativen zweckrational-professionellen Handelns in modernen
Dienstleistungssystemen werden in der vorliegenden Studie am Beispiel des
größten evangelischen Diakonissenmutterhauses Niedersachsens, der Henriettenstiftung in Hannover, untersucht.[3] Die Diakonissen der Stiftung arbeiteten
teils im mutterhauseigenen Krankenhaus in Hannover, teils wurden sie in
Krankenanstalten und Gemeindepflegestationen (heute: Sozial- oder Diakoniestationen) in Niedersachsen, Hamburg und Schleswig-Holstein entsandt. Das
Verfahren einer Mikrostudie[4] bietet aufgrund der außerordentlich dichten
Quellenüberlieferung der Henriettenstiftung eine hervorragende Möglichkeit,
den Niedergang mutterhausgebundener Pflege sowohl hinsichtlich seiner Ursachen als auch seiner Folgen für die beteiligten Frauen und für die Organisation
von ambulanter und stationärer Krankenversorgung über mehrere Jahrzehnte
sehr genau beleuchten zu können.

---

2 Interessante Anregungen liefert in diesem Zusammenhang eine Studie von Ilona Ostner und
  Elisabeth Beck-Gernsheim, die bereits Ende der siebziger Jahre auf die Ambivalenz des
  Modernisierungsprozesses verwiesen haben (vgl. Ostner/Beck-Gernsheim 1979).
3 Die Henriettenstiftung erreichte 1934 mit knapp 870 Frauen ihren höchsten Mitgliederstand
  (vgl. Henriettenstift 1935, 115). Im Jahr 2006 gab es nur noch 34 Diakonissen, von denen die
  meisten zwischen 70 und 90 Jahre alt waren.
4 Zur Methode der Mikrogeschichte siehe die Ausführungen in der Einleitung weiter unten.

Die Studie setzt nach dem Zweiten Weltkrieg ein und reicht bis 1980, als die meisten Diakonissen aus dem Pflegedienst ausgeschieden waren. Die historische Längsschnittuntersuchung erlaubt, drei Phasen eines tiefgreifenden gesellschafts- und mentalitätsgeschichtlichen Wandlungsprozesses im 20. Jahrhundert in den Blick zu nehmen: *Erstens* die unmittelbare Nachkriegszeit bis Mitte der fünfziger Jahre, die für die Henriettenstiftung zunächst eine Zeit relativer Stabilisierung bedeutete. Aufgrund der großen Not unmittelbar nach dem Krieg verzeichnete die Stiftung sogar einen regelrechten Nachwuchsboom, so dass das Mutterhaussystem als attraktive Arbeits- und Lebensform für Frauen untersucht und nach seinem sozialen Sinn befragt werden kann. *Zweitens* werden die so genannten »langen sechziger Jahre«[5] analysiert, in denen das Mutterhaussystem unter dem Druck umfassender gesellschaftlicher Modernisierungsprozesse in eine Krise geriet. Das Ideal der Selbstaufopferung passte immer weniger in die sich entwickelnde Konsumgesellschaft. Kaum noch eine junge Frau war bereit, ihr Leben allein dem Dienst am Nächsten zu widmen, zumal der Arbeitsmarkt mit Erreichen der Vollbeschäftigung ab Mitte der fünfziger Jahre attraktive Erwerbsalternativen bot. Auch der zölibatäre Lebensentwurf verlor rasant an Akzeptanz, da einem weiblichen Lebensstil, der nicht über die Ehe definiert wurde, in den fünfziger Jahren die gesellschaftliche Legitimität abhanden kam (vgl. Heinemann 1999). Aus den vormals hoch geachteten Diakonissen wurden »alte Jungfern«[6], die in den modernen technisierten und spezialisierten Krankenhäusern zunehmend als Relikt alter Zeiten erschienen. *Drittens* werden die siebziger Jahre beleuchtet, in denen das Mutterhaussystem abgewickelt wurde, mit der in diesen Jahren aufkommenden Kritik am »seelenlosen Krankenhaus« jedoch gleichzeitig die sozialen Kosten des Modernisierungsprozesses in den Blick rückten.

Die Umbrüche im Pflegebereich werden in der Studie als Prozesse der Verberuflichung, Professionalisierung, Rationalisierung und Modernisierung untersucht. Diese Begriffe sind, insbesondere was die soziologische Theoriebildung betrifft, Gegenstand langjähriger hochdifferenzierter Debatten gewesen und müssen hier nicht im Einzelnen erneut zur Diskussion gestellt werden. Soziologische Modelle und Theorien sind aufgrund ihrer Zeitgebundenheit oft nur eingeschränkt auf historische Prozesse beziehbar und in der Regel kaum geeignet, die Komplexität vergangener Lebens- und Sinnwelten einzufangen. Sie

---

5 Während lange Zeit das Jahr »1968« als tiefgreifender Bruch in der bundesdeutschen Geschichte angesehen wurde, betont die neuere zeithistorische Forschung die Einbettung von »1968« in eine längere Transformationsphase, die so genannten »langen sechziger Jahre«, die dieser Sichtweise zufolge um 1958/59 begannen und bis 1973/74 reichten.
6 1964 klagten die Diakonissen eines Außenkrankenhauses in Stadthagen, der dortige Chefarzt sei der Auffassung, man könne es jungen Schwestern nicht zumuten, mit »alten Jungfern« zusammenzuarbeiten (siehe dazu genauer Kapitel 3.3.2).

können aber wichtige Anhaltspunkte zur systematischen Beschreibung gesellschaftlicher Transformationsprozesse geben. Deshalb soll kurz erläutert werden,
wie die genannten Begriffe in der vorliegenden Studie verwendet werden:

Als *Verberuflichung* wird im Folgenden der Prozess beschrieben, in dem die
Pflege vom christlichen »Liebesdienst« zum Erwerbsberuf – das heißt einer
bezahlten Arbeit, die nach einer bestimmten Zeit endet, nach der die ›Freizeit‹
beginnt – umgestaltet wurde.[7] Erst die Verberuflichung der Pflege ermöglichte
eine Trennung von Erwerbs- und Privatleben. Der Begriff der *Professionalisierung* ist im Berufsfeld Pflege nicht unumstritten. Es dominieren zwei unterschiedliche Professionsverständnisse, die ihrer Logik nach beide ahistorisch
konzipiert sind.[8] Ein merkmalstheoretischer Ansatz knüpft den Status einer
Profession an bestimmte tätigkeitsunspezifische Kriterien. Dazu gehören ein
eigenständiger, akademisch begründeter Wissenskorpus, exklusive Ausbildungsstandards, berufliche Autonomie und eine spezifische Berufsethik. Angehörige von Professionen genießen als Experten ein Definitionsmonopol in
ihrem Fachgebiet (vgl. u. a. Hartmann 1972, Hesse 1972). Aus handlungstheo-
retischer Sicht wird zu Recht eingewandt, dass mit diesem Professionsver-
ständnis keine Aussage über die Qualität der Arbeit getroffen wird und tätigkeitsunspezifische Kriterien die Logik professionellen, in diesem Fall pflegerischen, Handelns außer Acht lassen (vgl. Oevermann 1996). Handlungstheoretische Ansätze verstehen professionelles Pflegehandeln als gelungene Verknüpfung von allgemeinem wissenschaftlichen Regelwissen mit einer hermeneutischen Kompetenz des Fallverstehens, das um die Bedeutsamkeit subjektiv
erlebter Krankheitserfahrungen der Betroffenen weiß und sich in der Pflege
durch einen besonderen Leibbezug zum erkrankten Gegenüber auszeichnet. In
diesem Zusammenhang wird auch von einer doppelten Handlungslogik der
Pflege gesprochen (vgl. Bartholomeyczik 2010, 134 – 136, Hülsken-Giesler
2010, 161 – 163, Remmers 2000, 169 – 171).

Historisch betrachtet sind sowohl merkmals- als auch handlungstheoretische
Konzepte problematisch, weil sie die Prozesshaftigkeit von Professionalisierung
nicht berücksichtigen und den Status heute etablierter Professionen bezie-

---

7 Pflege gilt in Deutschland nach wie vor als »besonderer Beruf«, der durch zahlreiche Son-
derregelungen – unter anderem im Bereich der Ausbildung – aus dem Kreise anderer Berufe
ausgenommen ist (vgl. u. a. Bollinger/Gerlach/Grewe 2006, 76). Zu den Konflikten um eine
arbeits- und tarifrechtliche Regulierung der Pflege nach 1945 aus gewerkschaftlicher Perspektive vgl. Kreutzer (2005, 164 – 273).
8 Eine gute Einführung in die berufssoziologische Diskussion um unterschiedliche Professionsverständnisse bezogen auf den Pflegebereich bietet Dewe (2006). Zur Diskussion um
die Professionalisierbarkeit der Pflege und den Stand der Professionalisierung vgl. u. a. Bartholomeyczik (2010), Kälble (2006), Schaeffer (1994 und 2003). Zur Diskussion um Nutzen und
Grenzen von Professionalisierungskonzepten in Bezug auf die Geschichte der Krankenpflege
vgl. Schweikardt (2008, 13 – 22).

hungsweise wünschenswerte neue Konzepte professionellen Handelns zu Maßstäben erheben, an denen gemessen frühere Pflegekonzepte und -praxen als defizitär erscheinen. Merkmals- und handlungstheoretische Konzepte erscheinen aber auch deshalb als problematisch, weil sie machttheoretische Aspekte außer Acht lassen, die für die historische Analyse besonders fruchtbar sind.[9] Professionalisierung ist demnach ein Prozess der Ausdifferenzierung und Hierarchisierung eines Tätigkeitsfeldes, in dessen Verlauf sich eine bestimmte Berufsgruppe als dominant durchsetzt – im Untersuchungszeitraum der vorliegenden Studie betrifft dies das examinierte Pflegepersonal im Verhältnis zu Pflegehilfskräften. Ein wichtiges Mittel der Selbstaufwertung und Abgrenzung »nach unten« ist der Ausbau theoretischer Ausbildungsanteile. Allen Professionsverständnissen ist denn auch gemeinsam, dass sie den hohen Stellenwert von Verwissenschaftlichung und die Bedeutsamkeit theoretischer, auf der Basis wissenschaftlicher Rationalität begründeter Wissensbestände betonen.

Eng mit einer Verwissenschaftlichung verknüpft ist der Begriff der *Rationalisierung*. Er bezeichnet den Prozess, in dem Denken und Handeln immer mehr einer Kalkulierbarkeit und wissenschaftlichen Begründbarkeit unterworfen werden (vgl. Degele/Dries 2005, 95 – 106). Die vielfältigen Konzepte von Rationalisierung können hier nicht im Einzelnen diskutiert werden.[10] Die vorliegende Studie verdankt dem Konzept westlicher Rationalisierung von Max Weber wichtige Anregungen. Weber beschreibt mit diesem Modell zentrale Transformationsprozesse westlicher Gesellschaften wie die Bürokratisierung, Standardisierung und Verrechtlichung alltäglicher Lebensvollzüge. Das Prinzip allgemeingültiger, bürokratisch umgesetzter Rechtsvorschriften verspreche zwar, so Weber, eine formale Gleichbehandlung, damit gehe jedoch eine Abstraktion vom Einzelfall und die Einschränkung persönlicher Entscheidungsspielräume einher (vgl. Münch 2002, 155 – 185). Auf der Ebene des sozialen Handelns privilegiere das Modell westlicher Rationalisierung den Typus zweckrationalen Handelns, der auf spezifische Ziele hin orientiert sei und den Einsatz von Mitteln – etwa Arbeitskraft, Zeit oder Geld – zur möglichst effektiven Zielerreichung sorgsam kalkuliere (vgl. Weber, M. 1922, 404 – 414, und 1985, 11 – 13). Tilla Siegel zufolge hat sich dieser Typus von Handlungsorientierung als Denkmuster im 20. Jahrhundert durchgesetzt (vgl. Siegel 2003). Die Definitionsmacht über Effizienzkriterien erhielten in diesem Prozess in dem

---

9 Abbott beschreibt die Herausbildung von Professionen regelrecht als »professional war« (Abbott 1988); einen Überblick über machttheoretische Modelle der Professionen bietet Daheim (1992). Zur Professionalisierung der Ärzteschaft unter machttheoretischer Perspektive vgl. Stolberg (1998). Zur Geschlechtsspezifik von Professionalisierungsprozessen vgl. Wetterer (1992 und 1995) sowie Rabe-Kleberg (1993).

10 Zur Diskussion unterschiedlicher Rationalitätskonzepte in ihrer Bedeutung für die Pflegewissenschaft vgl. Remmers (2000, 35 – 160).

Maße humanwissenschaftliche Experten, wie durch Rationalisierung wissenschaftlich begründete Wissensformen über Erfahrungswissen gestellt wurden (vgl. Fisch/Rudloff 2004, Metzler 2004, Nützenadel 2005, Raphael 1996 und 1998, Schanetzky 2006, Szöllösi-Janze 2004, Ziemann 2007). So gesehen bilden Professionalisierungsprozesse einen wesentlichen Bestandteil von Rationalisierungsprozessen. Im Verlaufe des 20. Jahrhunderts setzte sich Rationalisierung weit über tayloristische Arbeitsteilung hinaus in Gestalt einer sozialen Rationalisierung auch im häuslich-privaten Bereich und im Feld persönlicher Beziehungen durch (vgl. Reese u. a. 1993, Siegel 1993 und 2003). Stand eine Rationalisierung des privaten Haushalts in Deutschland bereits in den zwanziger Jahren auf der Tagesordnung, folgte das Berufsfeld Krankenpflege mit deutlicher Verzögerung erst in den fünfziger Jahren.[11] Die immensen Probleme und Konflikte, die die Übertragung zweckrationaler Handlungsprinzipien auf die Organisation und Praxis personenbezogener, bedürfnisorientierter Tätigkeiten nach sich ziehen, sind Gegenstand der Untersuchung.

Die Prozesse der Verberuflichung, Professionalisierung und Rationalisierung können unter dem Oberbegriff der *Modernisierung* zusammengefasst werden, der sich zur Bezeichnung eines um 1500 einsetzenden umfassenden gesellschaftlichen Wandels durchgesetzt hat und sich auf Phänomene wie Industrialisierung, Rationalisierung, Individualisierung und Säkularisierung bezieht.[12] Hier soll nicht auf das gesamte Spektrum der Modernisierungstheorien und -kritik eingegangen, sondern es soll nur auf einige für die vorliegende Studie bedeutsame Aspekte hingewiesen werden.

Der Begriff ›Modernisierung‹ ist nicht unproblematisch, weil er in der Regel positiv konnotiert ist und auf der Vorstellung eines linearen gesellschaftlichen Fortschritts beruht, der dem Muster von *challenge* und *response* folge: Auf neue Herausforderungen folgen wie selbstverständlich neue Antworten. In dieser Perspektive gilt die Aufmerksamkeit vor allem den Erfolgsbedingungen gesellschaftlichen Wandels. Die Vermittlung von *challenge* und *response* wird in eine Art *black box* verlegt, indem die komplexen Entscheidungsprozesse, die Widersprüche, Ambivalenzen und Kosten des Transformationsprozesses ausgeblendet werden (vgl. Gräser 2009, 12 – 13, Haupt/Kocka 1996, 18). In die Kritik geraten sind Modernisierungstheorien zudem, weil sie bestimmte Entwicklun-

---

11 Dies zeigt etwa die Gründung des Deutschen Krankenhausinstituts 1953, das Konzepte für eine moderne Krankenhausorganisation entwickeln sollte, um eine Rationalisierung von Arbeitsabläufen in der Pflege zu forcieren. Damit zog u. a. das Konzept von arbeitswissenschaftlichen Bewegungsstudien in die Krankenhausplanung ein (vgl. Kreutzer 2005, 23, und 2013 b). Zur Entwicklung in den USA vgl. Reverby (1987, 143 – 158).

12 Zur Einführung in Modernisierungstheorien aus soziologischer Perspektive vgl. Degele/ Dries (2005). Zur geschichtswissenschaftlichen Diskussion um den Modernisierungsbegriff und zur Relevanz von Modernisierungstheorien vgl. Mergel (1997).

gen und Strukturen als »normal« unterstellen und zum Maßstab gesellschaftlichen Fortschritts erheben; Abweichungen von der Norm, Widerstände gegen Reformprozesse können so als Rückständigkeit abqualifiziert werden.[13] Die in der Pflegewissenschaft häufig zitierte Annahme, die Pflege befinde sich in Deutschland derzeit in einem Prozess »nachholender Modernisierung« (vgl. Schaeffer 2003, 227), basiert auf einem derartigen Stufenmodell, das bedenkliche Auswirkungen aktueller Transformationsprozesse unterschlägt.[14] Diesen linearen, nach wie vor wirkmächtigen Modernisierungstheorien stehen neuere Ansätze gegenüber, die die »Vielfalt der Moderne« (Eisenstadt 2000), die kulturell unterschiedlichen Entwürfe von Modernität und die Möglichkeit alternativer Wege in eine moderne Gesellschaft betonen. In der vorliegenden Studie wird heraus gearbeitet, in welcher Hinsicht die Modernisierung der Pflege als hochgradig ambivalenter, konfliktbeladener und keinesfalls linearer, sondern häufig zyklisch verlaufender Prozess gesehen und verstanden werden kann. Wie die Studie zeigt, stehen zahlreiche, zwischenzeitlich vergessene Konzepte und Praxen konfessionell geprägter Krankenpflege heute wieder auf der gesundheitspolitischen Tagesordnung. Es lohnt daher, einen Blick zurück auf die historische Konzeption und Praxis evangelischer Pflege zu werfen.

Die Konzeption und Transformation evangelischen »Liebesdienstes« in der Krankenpflege werden in der Studie am Beispiel der Henriettenstiftung auf drei Ebenen untersucht: Das Interesse gilt zum einen den Schwestern selbst, ihren Motiven für den Eintritt in die Diakonissengemeinschaft, ihrem pflegerischen Selbstverständnis, ihren Erfahrungen im Pflegealltag und mit der Pflegereform. Da die Diakonissen – im Unterschied zu katholischen Ordensschwestern – aus der Gemeinschaft austreten und anschließend auch heiraten konnten, werden ebenfalls die Biographien und Motive der Schwestern rekonstruiert, die sich gegen ein Leben als Diakonisse entschieden. Auf einer zweiten Ebene wird die soziale Praxis von Pflege im ambulanten und stationären Bereich analysiert. Hier geht es um die Aufgaben der Schwestern, die Bedingungen, unter denen sie tätig waren, und die Handlungsspielräume, die sich ihnen eröffneten. Ausgeleuchtet werden sowohl die Anforderungen und Belastungen, als auch die vielfach als hochgradig befriedigend empfundenen Aspekte des herkömmlichen Pflegekonzeptes. Untersucht wird sodann, wie sich der Pflegealltag der Diakonissen mit der Reform des Berufsbildes und der Technisierung und Spezialisierung der Krankenversorgung in den sechziger Jahren veränderte.

Arbeit und Leben der Diakonissen werden auf einer dritten Ebene im institutionellen Kontext der Schwesternschaft, der Krankenhäuser und Gemeinde-

---

13 Zu den Problemen eines internationalen Vergleichs anhand von Modernisierungskriterien vgl. Collins (1995).
14 Vgl. dazu die Kritik von Hülsken-Giesler (2010).

stationen analysiert. Die Aufmerksamkeit gilt einerseits dem Stellenwert des Pflegebereichs im tradierten Selbstverständnis und in der überkommenen Organisation evangelischer Krankenversorgung. Andererseits wird untersucht, wie sich eine religiös geprägte Einrichtung angesichts der Herausbildung eines naturwissenschaftlich-technisch fundierten Medizinsystems sowie der Ausdifferenzierung, Spezialisierung, Ökonomisierung und Rationalisierung der Krankenversorgung veränderte und wie sich Bedeutung und Verständnis von Krankenpflege im Zuge dieser Entwicklung wandelten.

Die drei Untersuchungsebenen werden in der Studie nicht systematisch getrennt, sondern in ihrem alltagsweltlichen Zusammenspiel untersucht. Manche Sachverhalte werden deshalb im Laufe der Arbeit unter einer anderen Perspektive erneut aufgegriffen. Mit der Analyse der Wechselwirkungen von institutionellem Kontext, sozialer Praxis und biographischen Erfahrungen betritt die Studie in der historischen Pflegeforschung Neuland. Sie kann jedoch auf eine Reihe von Vorarbeiten zurückgreifen. Dabei handelt es sich zum einen um eigene Forschungen und Veröffentlichungen der Autorin zur arbeits- und tarifrechtlichen Regulierung des Berufsfeldes in der Bundesrepublik aus gewerkschaftlicher Perspektive (vgl. Kreutzer 2005). Zum anderen hat sich die Geschichte der Pflege und der konfessionellen Schwesternschaften in den letzten Jahren zu einem Feld reger Forschungstätigkeit entwickelt, die sich jedoch vornehmlich auf das 19. und frühe 20. Jahrhundert konzentriert.[15] Auch die Darstellungen zur Geschichte des Krankenhauswesens behandeln bislang in erster Linie die Entwicklungen bis zum Beginn des 20. Jahrhunderts (vgl. Aumüller/Grundmann/Vanja 2007, Labisch/Spree 1996 und 2001, Murken 1979, Stollberg/Tamm 2001). Die Geschichte nach 1945 ist nach wie vor nur ansatzweise erforscht.[16] Viele Studien zur Geschichte der Krankenpflege sind zudem

---

15 Zum 19. Jahrhundert vgl. u. a.: Bischoff (1997), Klein (2002), Meiwes (2000), Nolte (2008, 2009, 2010 und 2013), Paul (1998), Schaper (1987), Schmidt (1998), Schweikardt (2008) und Weber-Reich (2003). Zu den Anfängen freier Schwesternschaften: Boschma (1996), Gaida (2011), Hummel (1986), Rübenstahl (1994). Zur Kriegskrankenpflege und Krankenpflege im Nationalsozialismus: Breiding (1998), Büttner (2013), Foth (2013), Grundhewer (1987 a und b), McFarland-Icke (1999), Panke-Kochinke/Schaidhammer-Placke (2002), Riesenberger (1996), Schönberger (2002), Schulte (1998), Seithe/Hagemann (1993), Steppe (2013 a), Steppe/Ulmer (1999), Stölzle (2013). Einen guten Einblick in die Entwicklung der historischen Pflegeforschung geben die in den letzten Jahren erschienenen Sammelbände von Braunschweig (2006), Kozon/Seidl/Walter (2011), Hähner-Rombach (2009), Thiekötter u. a. (2009) sowie die Forschungsüberblicke von Nolte (2012), Recken (2006) und Schweikardt (2004). Speziell mit der Pflegegeschichte in der Schweiz beschäftigt sich ein Schwerpunktheft der Zeitschrift Traverse mit dem Titel »PflegeKrisen – Crises des soins« (Roth u. a. 2012). Eine umfangreiche Literaturliste zur Geschichte der Pflege enthält die Quellenedition von Hähner-Rombach (2008).

16 Anregend ist das Buch von Schmidbaur zur Geschichte des Agnes Karll Verbandes, der ersten freien Schwesternschaft in Deutschland, auch wenn sich die Studie nur auf die Publikationen

berufspolitisch ausgerichtet, historisch-methodisch wenig fundiert und erfassen in erster Linie normative Zuschreibungen und kaum pflegerische Praxis.[17] Ein Großteil der Studien zur Geschichte der Pflege und der Schwesternschaften entstand zudem im Kontext einer Richtung von Frauenforschung, die sich an den aktuellen Parametern Emanzipation und Selbstbestimmung orientierte und das an diesen Maßstäben gemessene Mutterhaussystem nur als defizitär wahrnehmen und charakterisieren konnte (vgl. u. a. Bischoff 1997, 7–8, Schmidt 1998, 244–254). Diese mehr oder weniger verdienstvollen früheren Studien sollen mit der vorliegenden Untersuchung um eine neue Perspektive erweitert werden. Ziel ist es, am Beispiel der Henriettenstiftung die innere Logik der Arbeits-, Lebens- und Glaubenswelt von Diakonissen herauszuarbeiten. Eine wichtige Basis für dieses Vorhaben bilden die Studien zur Geschichte der Mutterhausdiakonie, die es ermöglichen, die Organisation der Henriettenstiftung, das Selbstverständnis und die Arbeitspraxis der hannoverschen Diakonissen in einen größeren Traditionszusammenhang zu stellen.[18]

Die Studie umfasst drei Kapitel. Im *ersten Kapitel* wird die Schwesternschaft als Organisation mit ihren Mitgliedern vorgestellt. Deren Eintritts- und Austrittsmotive werden rekonstruiert, und es wird der Frage nachgegangen, ob und wie die Henriettenstiftung angesichts des Nachwuchsmangels über eine Reform der eigenen Institution nachdachte. Die rückläufigen Diakonissenzahlen hatten nicht nur weitreichende Konsequenzen für die Finanzkalkulation der gesamten Stiftung. Auch das Kräfteverhältnis zwischen Schwesternschaft, Ärzteschaft, Verwaltung und männlichem Pflegepersonal verschob sich nachhaltig.

Das *zweite Kapitel* widmet sich der Organisation und Reform evangelischer Krankenpflege. Im Mittelpunkt steht der hochgradig konfliktbeladene Prozess, in dessen Verlauf sich die Henriettenstiftung von ihrem tradierten Verständnis der Einheit von Leibes- und Seelenpflege verabschiedete. In den fünfziger Jahren hielt die Stiftung noch energisch am Konzept einer dezidiert evangelischen Krankenversorgung fest. Das Pflege- und Dienstverständnis der Diakonissen war noch fest in der Organisation und Praxis diakonischer Einrichtungen verankert. Auch das ärztliche Personal hatte religiös geprägt zu sein und hatte das Verständnis für die hohe Bedeutung seelsorgerlicher Arbeit zu teilen.

---

des Verbandes stützt (vgl. Schmidbaur 2002). Zur Geschichte der Pflegeausbildung in der DDR vgl. Thiekötter (2006). Zur Geschichte der Psychiatriepflege in der Schweiz bis 1960 vgl. Braunschweig (2013).

17 Zur Geschichte nach 1945 vgl. Elster (2000), Katscher (1997). Eine mit eigenen Erinnerungen verflochtene Darstellung des Pflegealltags nach 1945 bietet Kruse (2008).

18 Zur Geschichte des ersten Diakonissenmutterhauses in Kaiserswerth vgl. insbesondere Gause/Lissner (2005), Köser (2006), Lauterer (1994), Nolte (2009, 2010 und 2013), zur Henriettenstiftung vgl. Weber-Reich (1999, 2003 und 2006). Zur Geschichte evangelischer freier Schwesternschaften vgl. Borchers (2001), Gaida (2011), Winkler (2001 und 2003).

Die überkommene Struktur evangelischer Krankenversorgung geriet in den sechziger Jahren aus den Fugen. Untersucht werden die konkreten Schritte, mit denen sich die Logik eines biomedizinischen, auf naturwissenschaftlichen Konzepten basierenden Krankheitsverständnisses und die neuen Prinzipien zeitrationeller Arbeitsorganisation in der Henriettenstiftung durchsetzten. Aber nicht nur der Schwestern-, sondern auch der Ärzte- und Theologentypus änderte sich derart fundamental, dass – als in den siebziger Jahren in der Stiftung Kritik am »seelenlosen Krankenhaus« aufkam – die Erinnerung an die starke Tradition seelenpflegerischer Arbeit bereits aus dem Gedächtnis der Organisation verschwunden war.

Das *dritte Kapitel* beleuchtet die Umbrüche im Pflegebereich aus einer alltags- und erfahrungsgeschichtlichen Perspektive. Hier geht es um die Frage, wie das Leitbild des »Liebesdienstes« in soziale Praxis umgesetzt wurde und wie mit der Sorge um Andere stets auch die Sorge um eigene Bedürfnisse und Arbeitszufriedenheit vereinbart werden konnte. Die Lebensentwürfe und das Pflegeverständnis der Diakonissen können so in ihrer Eigenlogik verstehbar gemacht werden. Die Ergebnisse belegen, dass ein ›moderner‹ Begriff wie Selbstaufopferung kaum geeignet ist, die Alltagsrealität der Diakonissen angemessen zu erfassen. Dennoch war deren Alltag keineswegs frei von Konflikten. Das Kapitel untersucht deshalb auch die spezifischen Problemlagen, die sich aus der tradierten Konzeption evangelischen »Liebesdienstes« für die Schwestern ergaben. Und schließlich: Wie erlebten die Diakonissen die Entwertung ihres Lebens- und Dienstkonzeptes ab der zweiten Hälfte der fünfziger Jahre?

Die Untersuchung zur sozialen Praxis evangelischer Krankenpflege wird im dritten Kapitel durch drei vergleichende Kontrastanalysen erweitert, um die Erfahrungen der hannoverschen Diakonissen pflege- und gesellschaftsgeschichtlich besser verorten zu können. Es handelt sich dabei – dies sei nachdrücklich betont – um exkursartige Ausblicke über den Kontext des Diakonissenmutterhauses hinaus. Sie können nicht annähernd die gleiche Tiefenschärfe wie im Falle der Henriettenstiftung erreichen, eröffnen aber die Möglichkeit, die Spezifik der Arbeits- und Lebenswelt der hannoverschen Diakonissen genauer herauszuarbeiten.

Als erste Kontrastgruppe dienen die Vorreiterinnen einer Akademisierung der Pflege in Westdeutschland. Dieser Vergleich lässt die Diakonissen nicht nur mit ihren spezifischen biographischen Prägungen deutlicher hervortreten, er vermittelt auch – gleichsam aus einer Außenperspektive – ein genaueres Verständnis für die Funktionsweise des überkommenen, von Schwesternschaften getragenen Modells der Pflegeorganisation. Bei den beiden anderen Exkursen macht die Studie sich die Tatsache zu Nutze, dass die Diakonissenmutterhäuser im 19. Jahrhundert zwar als deutsche Pflegeorganisation gegründet, anschließend aber in viele andere Länder exportiert und dort den jeweiligen nationalen

Kontexten angepasst wurden. Die Mutterhäuser bieten sich deshalb hervorragend für einen internationalen Vergleich von Pflegekonzepten und -praxen an. In der vorliegenden Arbeit wird dies exemplarisch am Beispiel der evangelischen Krankenhauspflege in Schweden und der protestantischen Gemeindepflege in den USA gezeigt. Der Fokus liegt damit auf zwei Ländern, die nach wie vor international anerkannte Vorreiterfunktionen bei der Professionalisierung und Akademisierung der Pflege einnehmen.

Auch der Vergleich mit einem US-amerikanischen und schwedischen Diakonissenmutterhaus trägt dazu bei, das besondere Profil der hannoverschen Diakonissen schärfer hervortreten zu lassen. Der Vergleich zu den USA belegt, dass die starke Prägekraft des Konzeptes der Einheit aus Leibes- und Seelenpflege charakteristisch für den deutschen Pflegekontext ist. Auch der anhaltend hohe Stellenwert von Erfahrungswissen erweist sich, verglichen mit einem schwedischen Diakonissenmutterhaus, als typisch für das westdeutsche Modell einer Diakonissenausbildung. Beim Vergleich mit den evangelischen Pflegetraditionen in Schweden werden jedoch nicht nur nationale Differenzen erkennbar. Deutlich wird auch, dass sich bei der Reform der Pflege nach 1945 in den beiden Ländern durchaus ähnliche Probleme ergaben, die auf grundsätzliche Konflikte bei einer Verberuflichung und Professionalisierung bedürfnisorientierter Tätigkeiten verweisen.

Abschließend werden die Ergebnisse der Studie im Hinblick auf ihre Relevanz für die Pflegewissenschaft diskutiert und auf wichtige aktuell diskutierte Themen bezogen: auf den Stellenwert und die Anerkennung pflegerischer Arbeit, auf das spezifische Wissen und die besonderen Kompetenzen von Pflegenden sowie auf die elementaren Voraussetzungen einer bedürfnisorientierten Pflege.

Zu den Quellen und zum methodischen Vorgehen
Die Studie arbeitet mit einer Kombination verschiedener Methoden. Sie stützt sich auf analytische Vorgehensweisen der Mikrostudie, auf etablierte Verfahren geschichtswissenschaftlicher Dokumentenanalyse (Quellenkritik und -interpretation), auf Verfahren einer Oral History sowie auf die Methode historischen Vergleichs.

Das Konzept der Mikrostudie hat wichtige Impulse aus der Ethnographie aufgenommen, die mit ihren Verfahren einer Feldforschung und teilnehmenden Beobachtung eine methodische Anregung dafür gab, die Aufmerksamkeit auf kleine Untersuchungseinheiten zu richten, um Menschen als Akteure mit ihren Sinnstiftungen in lebensweltlichen Kontexten verstehbar zu machen. Mikrostudien arbeiten mit der Methode der Maßstabsvergrößerung – oder umgekehrt formuliert, der Verkleinerung des Untersuchungsgegenstandes – und sie gehen dabei davon aus, dass der mikroskopische Blick neue Erkenntnisse zu Tage fördert, die sich bei der Analyse großer sozialer Einheiten der Aufmerksamkeit entziehen. Mikrostudien sind jedoch nicht einfach lokalgeschichtliche Forschungen. Und als Forschungen zu kleineren Gegenständen werden sie nicht um ihrer selbst willen betrieben. Über die mikroskopisch genaue Untersuchung kleiner Einheiten – seien es einzelne Personen, Dörfer, in diesem Fall ein Diakonissenmutterhaus – sollen vielmehr allgemeine Erkenntnisse gewonnen werden. Mikrogeschichte sieht sich deshalb nicht als Alternative zur Makrogeschichte, vielmehr steht sie zu dieser in einer engen Verbindung.[19]

Das analytische Verfahren der Maßstabsvergrößerung ermöglicht eine breite Quellenerschließung und bietet damit die Voraussetzungen für eine – wie es der Ethnologe Clifford Geertz formuliert hat – »dichte Beschreibung«[20] vergangener Lebenswelten. Die handelnden Akteure können so mit ihren Wahrnehmungen und Sinnstiftungen im alltäglichen Lebenskontext und im Netz ihrer sozialen Beziehungen analysiert werden. Auch Widersprüche und Brüche treten damit zu Tage. Mit diesem mikrohistorischen Zugriff kann die vorliegende Studie nicht nur die vielschichtige soziale Praxis von Pflege im Kontext der Schwesterngemeinschaft, der Gemeindestationen und Krankenhäuser beleuchten, sondern sie kann auch die eingelagerten Konfliktlinien und die enormen Widersprüche und Probleme analysieren, die sich aus Sicht der Diakonissen im Prozess der Pflegereform nach 1945 ergaben.[21]

Geschichtswissenschaftliche Mikrostudien setzen eine breite Überlieferung möglichst vielfältiger Quellen voraus. Dies ist im Falle der Henriettenstiftung in außerordentlicher Weise gegeben. Die Studie basiert auf einer dichten Materialgrundlage aus schriftlichen und mündlichen Quellen. Es wurden lebensgeschichtliche Interviews mit 17 Diakonissen, zwei ausgetretenen Diakonissen und drei so genannten Verbandsschwestern (heute: diakonische Schwestern), die als freie Schwestern dem Mutterhaus angeschlossen waren, durchgeführt. Die Ge-

---

19 Vgl. die sehr gute Einführung in die Methode der Mikrostudie von Ulbricht (2009). Zur Darstellung der Methode vgl. insbesondere S. 9 – 60.

20 Der Terminus »dichte Beschreibung« bezieht sich bei Geertz gleichermaßen auf die Art und Weise, in der sich ein Ethnologe »im Feld« beobachtend bewegt und seine Befunde konturiert, wie auf die narrative Form, mit der er seine Ergebnisse darstellt (vgl. Geertz 1987, insbesondere S. 7 – 43, siehe auch Daniel 2001, 249 – 250). Im Unterschied zum Ethnologen können Historikerinnen und Historiker nicht mehr direkt »ins Feld« gehen, auch bei Oral History-Interviews handelt es sich lediglich um rückblickende Erzählungen »über das Feld«. Die mehrmonatigen Rechercheaufenthalte im Mutterhaus der Henriettenstiftung waren zwar hochgradig eindrucksvoll und gaben vielschichtige Einblicke in die aktuellen Konfliktlagen einer aussterbenden weiblichen Lebensgemeinschaft; der vergangene Alltag einer bedeutsamen, mehrere Generationen umfassenden Schwesternschaft war hier jedoch nicht mehr zu beobachten. Die vielfältige Überlieferung unterschiedlicher Quellentypen ermöglichte jedoch, die Handlungen, Wahrnehmungen und Perspektiven der Diakonissen im kulturellen und sozialen Kontext auszuleuchten und »dicht« zu beschreiben. Zur schriftlichen Überlieferung s. u.

21 Zum Praxisbegriff in der Geschichtswissenschaft vgl. Lüdtke (1991).

spräche dauerten zwischen einer und drei Stunden und waren als halboffene, narrative lebensgeschichtliche Interviews konzipiert, die sich auf biographische Vorerfahrungen, die Motivationen für den Pflegeberuf und den Eintritt in die Schwesternschaft sowie auf die Erfahrungen in der Ausbildung und anschlie-ßenden pflegerischen Tätigkeit konzentrierten. Der Aufbau der Interviews orientierte sich an der bewährten Struktur von vier Phasen aus erzählgenerierender Eingangsfrage und thematisch fokussierter Lebensgeschichte, an die sich eine erzählinterne sowie –externe Nachfragephase und ein Schlussresümee anschlossen (vgl. von Plato 2000, 21 – 22). Der Leitfaden bildete dabei ein eher grobes Fragegerüst, das flexibel an den Interviewverlauf angepasst wurde. Die Fragen selbst wurden so formuliert, dass sie geeignet waren, möglichst ausführliche Erzählungen und Alltagsschilderungen anzuregen, da die Erfahrungen bisheriger Oral History-Projekte zeigen, dass gerade inhaltlich möglichst konkrete Alltagserzählungen am ehesten einen Zugang auch zu früheren Haltungen, Einstellungen und Selbstverständnissen eröffnen (vgl. ebd., 23).

In der Praxis gestaltete sich die Durchführung der Interviews sehr unterschiedlich. Die Motivation auf Seiten der Diakonissen, einem Interview zuzustimmen, war mitunter nur schwer erkennbar. In der Regel hatte die Oberin den Kontakt hergestellt, und es war teilweise unklar, welche Rolle das Pflichtgefühl gegenüber der Mutterhausleitung bei der Zusage gespielt hatte. Angst machte in vielen Fällen das Aufnahmegerät. Erschwerend kam hinzu, dass die Diakonissen in der Regel nicht gewohnt waren, ausführlich über ihr Leben und ihre Arbeit zu reden. Deshalb bedurften sie insgesamt vergleichsweise stärker der Nachfragen. Der idealtypische Aufbau eines lebensgeschichtlich ausgerichteten narrativen Interviews ließ sich unter diesen Bedingungen nicht immer realisieren. Im Verlaufe der Interviews ließen die Vorbehalte der Schwestern jedoch meist nach, nicht zuletzt aufgrund des Interesses, das ihnen entgegen gebracht wurde. Viele schienen das Gespräch dann auch als Gelegenheit zu begreifen, noch einmal Rückschau auf ihr Leben zu halten.

Bei der Oral History – der Einbeziehung mündlicher Geschichte in Gestalt von Interviews – handelt es sich um eine mittlerweile etablierte, aber immer noch nicht unumstrittene geschichtswissenschaftliche Methode. Die Kritik konzentriert sich vor allem auf die Frage nach der Aussagekraft erzählter Geschichte: Welche Glaubwürdigkeit kann einer Quelle beigemessen werden, die auf dem menschlichen Gedächtnis beruht, und welchen historischen Erkenntniswert hat überhaupt eine Erzählung, die in der Gegenwart über Vergangenes berichtet? Welchen Einfluss nimmt die interviewende Person auf die Gestaltung der Erzählung, und nicht zuletzt: Wie können aus einer begrenzten Anzahl subjektiver Erinnerungen verallgemeinerungsfähige Aussagen abgeleitet werden? Diese Diskussion soll hier aber nicht erneut aufgerollt werden, zumal die Oral History bereits auf eine ergiebige Forschungstradition zurückblicken kann, die ihren Anfang nach dem Zweiten Weltkrieg in den USA nahm und Ende der siebziger Jahre in der westdeutschen Geschichtswissenschaft aufgegriffen wurde.[22] Auch in der Pflegegeschichte hat sich die Oral History als Methode bereits in verschiedenen Studien bewährt.[23] In Anbetracht des gut differenzierten Forschungsstandes sollen die methodischen Probleme an dieser Stelle nicht erneut grundsätzlich diskutiert werden, sondern im Folgenden sei lediglich auf für die vorliegende Arbeit zentrale methodische Überlegungen hingewiesen.

Erstens ist zu unterstreichen, dass auch schriftliche Quellen keinesfalls frei von Auslassungen und Verfälschungen sind. In dem Sinne unterscheiden sich Interviews nicht grundsätzlich von schriftlichen Quellen, da beide gleichermaßen einer geschichtswissenschaftlichen Interpretation bedürfen. Eine Besonderheit von Zeitzeugengesprächen liegt vielmehr darin, dass der/die Interviewende an der Entstehung der Quelle beteiligt ist. Diese Einflussnahme zu kontrollieren und in die Interpretation einzubeziehen, stellt damit die tatsächlich spezifische methodische Herausforderung der Oral History dar. Die interviewende Person kann, wenn sie allein operiert, dieser Anforderung nur eingeschränkt nachkommen, womit auf eine Grenze der vorliegenden Studie hingewiesen sei. Eine vielschichtige Reflexion der Dynamik zwischen Interviewer/in und Interviewten ist nur durch eine Forschergruppe oder eine Zweitauswertung im Rahmen anderer Untersuchungen möglich.

Bei Interviews handelt es sich zwar, dies ist ein mittlerweile vielfach reflektierter Umstand, um rückblickende Erzählungen, die oft vor allem Aufschluss darüber geben, wie Geschichte erinnert wird und weniger, wie sie in ihren diversen Kontexten erlebt wurde. Gabriele Rosenthal hat diese Unterscheidung auf

---

22 In der Bundesrepublik hatte das von Lutz Niethammer geleitete Forschungsprojekt »Lebensgeschichte und Sozialstruktur im Ruhrgebiet, 1930–1960«, dessen Ergebnisse in drei Bänden veröffentlicht worden sind, Vorbildcharakter bei der Etablierung der Oral History in der Geschichtswissenschaft (vgl. Niethammer 1983 a und 1983 b sowie Niethammer/von Plato 1985). Zur Methode vgl. Niethammer (1985) sowie den bereits 1980 erschienenen Sammelband zur Praxis der Oral History (vgl. Niethammer 1980). Zur Methode siehe auch Jureit (1999), von Plato (2000) und Wierling (2003). Zu Forschungsstand und -diskussion siehe außerdem die seit 1973 in den USA erscheinende Zeitschrift *Oral History Review* sowie die Zeitschrift *BIOS*.
23 Zur Methode der Oral History in der historischen Pflegeforschung vgl. Boschma u. a. (2008 b). Für den deutschsprachigen Raum vgl. die Studien von Braunschweig (2013), Konrad (1985), Kreutzer (2006), Seidl/Steppe (1996), außerdem: Atzl/Hess/Schnalke (2005), für den anglo-amerikanischen Raum vgl. Clark (2005), Sandelowski (2000) sowie Zalumas (1995). Auch in Skandinavien hat sich die Oral History schnell etabliert, zur schwedischen Psychiatriepflege vgl. Svedberg (2002). Anregend gerade in Bezug auf Interviews mit christlichen Schwestern sind außerdem Oral History-Projekte zum konfessionellen Milieu, insbesondere Gause/Lissner (2005) und Lissner (2010), vgl. auch Hüwelmeier (2004), Neff (2004) und Wohlrab-Sahr (1995).

die griffige Formel der erzählten und erlebten Lebensgeschichte gebracht (vgl.
Rosenthal 1995). Die vorliegende Studie geht jedoch *zweitens* davon aus, dass
trotz der Kontextgebundenheit des Erlebten und der Problematik des Erinnerns
die Schilderungen der Diakonissen insofern einen überprüfbaren historischen
Kern haben, als dieser sich durch die Hinzuziehung schriftlicher Quellen und
eine gute Kenntnis der Arbeits- und Lebensbedingungen der Interviewpartnerinnen bestimmen lässt.[24] Methodisch bedeutsam ist deshalb, dass in der Studie
neben der Durchführung von Interviews auch die im Archiv der Henriettenstiftung überlieferten schriftlichen Quellen ausgewertet wurden. Dies ermöglichte eine relativ genaue historische Verortung der mündlichen Erzählungen
und eine einigermaßen zuverlässige Beurteilung der Interviewaussagen.[25]

Das Archiv der Henriettenstiftung ist sehr umfangreich und unterliegt als
Privatarchiv keinen datenschutzrechtlichen Bestimmungen. Da das Mutterhaus
im Oktober 1943 ausgebrannt ist, sind kaum Akten aus früherer Zeit überliefert.
Ab 1944/1945 ist die schriftliche Überlieferung jedoch außerordentlich dicht.
Erhalten sind die Personalakten der etwa 650 Diakonissen, die nach 1945 dem
Mutterhaus angehörten; ferner 172 Personalakten ausgetretener Schwestern.

Die Namen sämtlicher Schwestern mit Ausnahme der Oberinnen wurden in
der Studie verändert (pseudonymisiert). Die Personalakten sind in den meisten
Fällen sehr ausführlich und enthalten – sofern die Frauen nach 1943 eingetreten
sind – Bewerbungsschreiben und Lebenslauf, Beurteilungen der leitenden
Schwestern, Angaben zum Arbeitseinsatz und, da die meisten Schwestern auf
Außenstationen beschäftigt waren, teilweise umfangreiche Briefwechsel zwischen den Schwestern und der Mutterhausleitung – in erster Linie der Oberin
und dem Theologischen Vorsteher. Aus den Briefen der Schwestern und den
Antworten der Mutterhausleitung kann die Interaktion rekonstruiert werden,
um die es jeweils ging. Diese Briefe sind zwar im Kontext institutioneller Pro-
zeduren entstanden und der Schreibanlass war häufig organisatorisch-prakti-
scher Art; wenn zum Beispiel eine Schwester erkrankte, musste ihre Versorgung
geregelt oder eine Vertretung vom Mutterhaus geschickt werden. Die Briefe
erschöpfen sich jedoch keineswegs in organisatorischen Fragen, denn das Verhältnis zwischen Mutterhausleitung und Diakonissen war als Eltern-Tochter-
Verhältnis, mithin als persönliche, familiäre Beziehung konzipiert. Dies mani-
festiert sich in den Briefen in vielfältigen Formen von Vertrauensbekundungen
und Anteilnahme, aber auch des Rebellierens, des Liebesentzugs und mitunter
unendlichen Enttäuscht-Seins von der Person des anderen. Dabei werden auch

---

24 Damit grenzt sich die Studie von einer Forschungsrichtung ab, die Interviews ausschließlich
   als Artefakte betrachtet, welche nichts anderes als ein in der Gegenwart erzähltes Bild über
   die Geschichte darstellen (vgl. Welzer 2000).
25 Zu den Ertragschancen einer Verknüpfung von mündlichen und schriftlichen Quellen am
   Beispiel der sozialen Praxis des diakonischen Gehorsamsgebots vgl. Kreutzer (2010 b).

Oberin und Theologischer Vorsteher als Personen sichtbar, die über Jahrzehnte im Amt waren und in der Zeit ihre je eigenen Erfahrungen in der Organisation des Mutterhauses und im Umgang mit den Schwestern sammelten. Auch der institutionelle Kontext des Mutterhauses kann demnach in konkrete Personen und deren biographische Erfahrungen aufgelöst werden. Je nachdem wie vertrauensvoll sich das Verhältnis zwischen den Beteiligten gestaltete, enthalten die Briefe darüber hinaus mitunter überraschend persönliche Schilderungen des Arbeits- und Lebensalltags der Diakonissen mit seinen Konfliktlagen, Sinn- und Glaubenskrisen. Gerade wenn die Frauen weit entfernt vom Mutterhaus eingesetzt und vor Ort sozial schlecht eingebunden waren, stellten die ›Eltern‹ im Mutterhaus in der Fremde oft das einzige vertraute Gegenüber dar.

Überliefert sind auch die Akten der Außenstationen des Mutterhauses, also der Krankenhäuser und Gemeindestationen, mit Informationen über deren gesamte Organisation. Hier finden sich unter anderem Briefe über Konflikte mit einzelnen Schwestern, so dass bei Streitfällen oft auch eine Außenperspektive hinzugezogen werden kann. Ferner können über diese Quellen strukturelle Entscheidungen und der Kontext, in dem die Frauen tätig waren, rekonstruiert werden. Dazu gehören zum Beispiel die Aushandlungen der Gestaltung der Arbeits- und Lebensbedingungen der Schwestern. Anhand dieser Quellen können die Biographien der Schwestern und ihre Erfahrungen nicht nur im institutionellen Kontext des Mutterhauses und der Schwesternschaft, sondern auch der Arbeits- und Lebenskontexte vor Ort in den Gemeinden oder Krankenhäusern verortet werden.

Erhalten sind ferner Akten zur Organisation der Schwesternschaft und der Henriettenstiftung. Dazu gehören die Protokolle von Vertretungsorganen der Schwestern, des Diakonissenrates und des Verbandsschwesternrates, ebenso wie Akten anderer Gremien der Henriettenstiftung – des Hausvorstands, des Komitees, des Stiftungsvorstands und der Kommissionen zu Krankenhausfragen. Von besonderem Interesse sind die Akten der Abteilung Wirtschaft und Versorgung, die mit finanziellen Fragen wie der Altersversorgung der Diakonissen und der Gehaltssätze von Verbandsschwestern befasst war. Anhand dieser Quellen können die stiftungsinternen Entscheidungsprozesse bei der Reform der Krankenversorgung und der Schwesternschaft rekonstruiert werden. Die Quellenvielfalt aus Interviews, Ego-Dokumenten der Schwestern und schriftlichen Überlieferungen zum organisatorischen Kontext ermöglichen es, eine Alltags- und Erfahrungsgeschichte der Pflege mit einer Sozialgeschichte der Krankenversorgung zu verknüpfen.

Problematisch, aber methodisch nicht lösbar ist die Tatsache, dass keine Dokumente zur Patientenperspektive überliefert sind. Was in der Selbstdarstellung der Diakonissen als besonders positiv erscheint, mag sich aus der Perspektive von Patienten sehr anders dargestellt haben. Für das 19. Jahrhun-

dert hat Karen Nolte eindrucksvoll gezeigt, dass Krankenpflege für die Diakonissen oftmals vor allem Mittel zum Zwecke der Bekehrung war und die
Schwestern nicht davor zurückschreckten, ihre religiösen Überzeugungen auf
Kosten des Wohlergehens der ihnen anvertrauten Menschen zur Geltung zu
bringen (vgl. Nolte 2009, 32 – 38 und 2010, 98 – 99). Bei den Patienten stießen die
Diakonissen deshalb mitunter auf massive Ablehnung, und die Art und Weise, in
der die Schwestern über bekehrungsunwillige, in ihren Augen sündige Patienten
schreiben, lässt die Praxis christlichen »Liebesdienstes« im 19. Jahrhundert in
einem trüben Licht erscheinen.[26]

Vergleichbar drastische Missionsstrategien lassen sich bei den hannoverschen Diakonissen nach 1945 nicht mehr nachweisen. Selbst im Bereich der
Inneren Mission war eine allzu offensive Bekehrungspraxis bereits Ende des
19. Jahrhunderts in Misskredit geraten, und im 20. Jahrhundert setzte sich ein
stärker fachlich ausgerichtetes Verständnis evangelischer Krankenpflege
durch.[27] Dennoch barg das konfessionelle Pflegemodell auch nach 1945 noch
beträchtlichen Konfliktstoff im Schwestern-Patientenverhältnis. Nicht-christli-
che Kranke werden die regelmäßigen Andachten, Gebete und Lieder der Diakonissen nicht selten eher als Zumutung denn als Zuwendung erlebt haben.
Auch das starke aufeinander Verwiesen-Sein zwischen Schwestern und Patienten im System der »Ganzheitspflege« wird mitunter sehr belastend gewesen sein,
vor allem wenn sich beide Parteien nicht miteinander vertrugen. Darüber hinaus
standen die Diakonissen mit ihrer Lebensform der Alltagswelt ihrer Patienten
vergleichsweise fremd gegenüber – nicht nur was eine deutlich unterschiedliche
Einstellung zur Sexualität betraf. Einem verstehenden Zugang zur Lebenswelt
der Kranken und ihrer Angehörigen wird dies nicht immer zuträglich gewesen
sein. Dies galt in besonderem Maße für den Krankenhausbereich, in dem die
Diakonissen eine vergleichsweise geschlossene Gemeinschaft mit eher gering
entwickelten Kontakten zur »Außenwelt« bildeten. Anders verhielt es sich in der
ambulanten Gemeindepflege, in der die Diakonissen bei ihren Hausbesuchen
sehr viel stärker mit der Lebenswelt der örtlichen Bevölkerung konfrontiert
waren.

Die Studie arbeitet darüber hinaus mit der Methode des historischen Vergleichs. Eine vergleichende Geschichtsschreibung kann idealtypischerweise

---

26 Noltes Ergebnisse widersprechen Käppelis These von der prägenden Kraft des Topos vom
    mit-leidenden Gott in der Geschichte der Krankenpflege. Ganz offenkundig besteht eine
    erhebliche Diskrepanz zwischen der von Käppeli rekonstruierten Norm und der gelebten
    Praxis (vgl. Käppeli 2004). Dies zeigen nicht zuletzt die aktuellen Debatten und Studien zur
    Geschichte der Gewalt in der konfessionellen Heimerziehung nach 1945 (vgl. u. a. Schmuhl/
    Winkler 2010 und 2011).
27 Zur sozialen Praxis evangelischer Seelenpflege im 19. und 20. Jahrhundert vgl. auch
    Kreutzer/Nolte (2010).

entweder auf die Erarbeitung von Übereinstimmungen zielen mit der Absicht, allgemeine Aussagen über historische Entwicklungszusammenhänge zu treffen, oder sie kann, wie im vorliegenden Fall, der Kontrastierung und der Einsicht in Unterschiede dienen.[28] Ein historischer Vergleich kann sich auf Nationen, aber auch auf kleinere Untersuchungseinheiten wie Unternehmen, Stadtviertel oder soziale Gruppen beziehen, in der vorliegenden Studie auf einen westdeutschen Schwesterntypus, ein US-amerikanisches und ein schwedisches Diakonissenmutterhaus.

Die historische Komparatistik zählt seit den achtziger Jahren zu den besonders dynamischen Feldern der Geschichtsschreibung, ist jedoch in den letzten zehn Jahren unter anderem wegen ihrer Tendenz zur ›monadenhaften‹ Konstruktion von Vergleichseinheiten in die Kritik geraten. Eine neuere transnationale Geschichtsschreibung richtet die Aufmerksamkeit stattdessen auf Beziehungen und Verflechtungen, überhaupt auf Kontakte zwischen Akteuren oder Institutionen, sowie auf die Zirkulation und Aneignung von Modellen und Praxen. Die zwischenzeitlich harten Fronten zwischen Vergleichs- und Transfergeschichte haben sich mittlerweile aufgelöst und sind der Erkenntnis gewichen, dass Vergleiche in der Regel nicht ohne Berücksichtigung von Transfers auskommen und umgekehrt (vgl. Budde/Conrad/Janz 2006, Haupt 2006, 148 – 149, Kaelble/Schriewer 2003). Auch in der vorliegenden Studie sind Transferprozesse insofern von Bedeutung, als es sich bei den US-amerikanischen und schwedischen Diakonissenmutterhäusern um einen Transfer von Pflegekonzepten aus dem deutschen Kontext in andere kulturelle Kontexte des 19. Jahrhunderts handelt. Nach 1945 können die dort durch Transfer entstandenen Strukturen dann wieder mit dem hiesigen Modell eines Diakonissenmutterhauses verglichen werden.

In der vorliegenden Studie haben die vergleichenden Kontrastanalysen, wie bereits dargestellt, vor allem die Funktion, die Arbeits- und Lebenswelt der hannoverschen Diakonissen in ihrer Spezifik klarer herauszuarbeiten. Es handelt sich dabei also um eine asymmetrische Variante des kontrastierenden Vergleichs: Der Schwerpunkt der Studie liegt auf der Henriettenstiftung, so dass sie den Vergleichsgruppen – auch aufgrund des Exkurscharakters der Ausführungen – nicht gleichermaßen gerecht werden kann (vgl. Haupt/Kocka 1996, 15). Das kontrastierende Vorgehen bietet jedoch eine hervorragende Möglichkeit, über den Kontext der Henriettenstiftung hinauszuschauen und, aus einer Außenperspektive, das hannoversche Mutterhaus in seiner Funktionsweise und Besonderheit noch deutlicher zu erkennen.

Die Ausführungen in der ersten Kontrastanalyse zu den Vorreiterinnen einer

---

28 Zur Methode des historischen Vergleichs siehe Haupt/Kocka (1996), Kaelble (1998 und 1999).

Akademisierung der Pflege beruhen auf zwölf lebensgeschichtlichen Interviews mit Frauen, die im Pflegebereich vor allem an Weiterbildungsinstituten tätig waren. Im Unterschied zu den Diakonissen der Henriettenstiftung war ihnen die Situation als Interviewte eher vertraut, so dass sie meist problemlos in einen Erzählfluss kamen. Da sie aufgrund ihrer Lehrtätigkeit und häufig auch ihres berufspolitischen Engagements viel über Pflegearbeit nachgedacht hatten, teilten sie reflektiertere, eingeschliffenere Erzählinhalte mit, die teilweise von aktuellen politischen Botschaften überlagert wurden. Und da sie zudem meist auf ein sehr vielfältiges Tätigkeitsspektrum im In- und Ausland zurückschauen konnten, war es schwierig, im Gesprächsverlauf allen Lebensstationen gerecht zu werden. Alles in allem hatten diese Interviews eher improvisierenden Charakter, weil es angesichts der großen Spannbreite von Arbeits- und Lebenskontexten nicht im gleichen Maße wie bei den Diakonissen möglich war, sich auf die Interviews vorzubereiten. Als entscheidend hat sich im Laufe der im ersten Exkurs ausgewerteten Interviews herausgestellt, möglichst genaue Nachfragen zu den konkreten Arbeits- und Lebensbedingungen vor Ort zu stellen. Dazu gehören zum Beispiel Fragen nach der prägenden Schwesternschaft, der Arbeitsteilung und Zusammensetzung des Stationspersonals. Wie die Interviews zeigen, können sich diese Aspekte von Station zu Station und von Krankenhaus zu Krankenhaus grundlegend unterscheiden, und sie bedürfen unbedingt der konkreten Nachfrage, da sie der Zeitzeugin im Allgemeinen als zu selbstverständlich erscheinen. Ohne diese nachgefragten Informationen sind die Erinnerungen der Interviewpartnerinnen bei der späteren Interpretation jedoch nicht einzuordnen.

Die Darstellung evangelischer Krankenhauspflege in Schweden in der zweiten Kontrastanalyse stützt sich auf Recherchen im Archiv der schwedischen Krankenschwesternorganisation, der *Svensk sjuksköterskeförening*, in erster Linie auf Stellungnahmen der Organisation zur Reform der Pflege nach 1945, sowie auf eine Auswertung der Verbandszeitschrift *Tidskrift för Sveriges Sjuksköterskor*. Außerdem wurden Recherchen im Archiv der Diakonissenanstalt *Ersta* in Stockholm durchgeführt und die Akten zur Gestaltung sowie Reform der Schwesternausbildung eingesehen.

Die Darstellung der evangelischen Gemeindepflege in den USA in der dritten Kontrastanalyse basiert auf der Überlieferung des auf Gemeindearbeit spezialisierten Diakonissenmutterhauses in Baltimore. Die dortigen Bestände beinhalten vor allem Protokolle sämtlicher Gremien des Mutterhauses und der zuständigen Vereinigten Lutherischen Kirche in Amerika, der *United Lutheran Church in America*. Die Organe des Mutterhauses und der kirchlichen Dachorganisation befassten sich intensiv mit Fragen des Arbeitseinsatzes, der Ausbildung und Gestaltung der Schwesternschaft. Anhand dieser Quellen lassen

sich Konzeption und Wandel von Gemeindepflege in den USA gut rekonstruieren.

Weder in dem schwedischen noch in dem US-amerikanischen Mutterhaus
sind in nennenswertem Umfang Ego-Dokumente von Diakonissen aus der Zeit
nach 1945 überliefert. Aus diesem Grunde ließe sich eine der Henriettenstiftung
vergleichbare Alltags- und Erfahrungsgeschichte auf der Basis dieser Quellen
nicht schreiben. Die Materialien erlauben jedoch, international vergleichend
Unterschiede, aber auch Gemeinsamkeiten in der Organisation evangelischer
Krankenversorgung herauszuarbeiten. Damit versteht sich die Studie auch als
Vorschlag, die historische Pflegeforschung um eine komparatistische Perspektive zu erweitern.[29]

---

29 Zu den Perspektiven einer Internationalisierung historischer Pflegeforschung siehe auch
   Boschma (2008 a) und Rafferty (2014).

1. Die Schwesternschaft als institutioneller Kontext: Das Fallbeispiel des Diakonissenmutterhauses der Henriettenstiftung

1.1 Organisation und Reform der Schwesternschaft

Die Henriettenstiftung wurde 1859/60 in Hannover gegründet und entstand – wie eine Vielzahl anderer Diakonissenanstalten – im Kontext der so genannten Erweckungsbewegung, die auf eine Erneuerung des religiösen Lebens zielte und das persönliche Glaubenserlebnis – die Erweckung – in den Mittelpunkt ihres religiösen Verständnisses stellte. Indem die Mutterhäuser den persönlichen Glauben im Verhältnis zur universitären Ausbildung aufwerteten, eröffneten sie Frauen ganz neue Wirkungsbereiche. Dazu gehörte unter anderem die Über-nahme von religiös begründeten karitativen Tätigkeiten in der Öffentlichkeit (vgl. Köser 2006, 84–85). Bei ihrer Gründung im 19. Jahrhundert knüpften die Diakonissenanstalten zudem an verschiedene Vorläufer wie das Modell der katholischen Barmherzigen Schwestern an. Im Unterschied zu dem katholischen Vorbild legten die Diakonissen jedoch keine dauerhaft bindenden Gelübde ab. Sie konnten aus dem Mutterhaus austreten und im Anschluss daran auch hei-raten.

Die protestantischen Diakonissenmutterhäuser verstanden sich als Glau-bens-, Dienst- und Lebensgemeinschaften unverheirateter Frauen, die ihre Ar-beit als christlich motivierten »Liebesdienst« und nicht als Erwerbsberuf be-trachteten. Im 19. Jahrhundert zählten sie zu den wenigen Einrichtungen, die Frauen eine fundierte Ausbildung und lebenslange Berufstätigkeit ermöglich-ten. Sie boten eine hoch anerkannte Arbeits- und Lebensform jenseits der Ehe. Die Organisationsform der Mutterhäuser, wie sie sich im 19. Jahrhundert her-ausgebildet hatte, blieb bis weit in die zweite Hälfte des 20. Jahrhunderts relativ unverändert. Zwar wurde den Mutterhausverbänden der Caritas und Inneren Mission im Nationalsozialismus die Nachwuchsrekrutierung erschwert, weil konfessionelle Einrichtungen unter dem Verdacht standen, aus christlicher Nächstenliebe heraus »unwertes« Leben zu fördern.[1] Als Organisationen aber

---

1 Gleichwohl teilten die Mutterhäuser Grundannahmen nationalsozialistischer Rassen- und

blieben die Mutterhäuser erhalten. Da sie den westlichen Besatzungsmächten im Kontext der Entnazifizierungspolitik nach 1945 als politisch unverdächtig galten, konnten sie ihre Arbeit relativ ungehindert fortsetzen.

Das folgende Kapitel stellt am Beispiel der Henriettenstiftung die tradierte Organisationsform des Diakonissenmutterhauses vor. Im Mittelpunkt stehen die institutionellen Grundlagen der Gemeinschaft – die Konzeption des Mutterhauses, die Leitung der Schwesternschaft, die Aufnahmeverfahren in die Gemeinschaft und die Regelung des Arbeitseinsatzes. Darüber hinaus werden die Diskussionen und Maßnahmen zur Reform der Schwesternschaft verfolgt und die Auswirkungen des Diakonissenrückgangs auf die Gesamtorganisation der Stiftung beleuchtet.

Das Mutterhaus als Zentrum der Schwesternschaft

Die Henriettenstiftung gehörte dem Kaiserswerther Verband deutscher Diakonissenmutterhäuser an, der als Dachverband einheitliche organisatorische Grundsätze für alle angeschlossenen Mutterhäuer festlegte.[2] Die so genannten Grundordnungen steckten allerdings nur einen groben Rahmen für die Gestaltung der Schwesternschaften ab.[3] Da der Kaiserswerther Verband nicht direkt in die Belange der einzelnen Mutterhäuser eingriff, hatte die Henriettenstiftung in der Praxis beträchtliche Gestaltungsspielräume in der Organisation ihrer Einrichtung.

Das Zentrum der Henriettenstiftung bildete das Mutterhaus in Hannover, das sich – in Übereinstimmung mit den Grundordnungen – nicht nur als Stätte der Leitung, Ausbildung und Entsendung der Schwestern in die verschiedenen Arbeitsgebiete verstand, sondern auch als Ort des Rückhaltes und der Zuflucht, kurz: als »Heimat für seine Schwestern« (Grundordnungen 1953, Abschn. II. 3). Der Begriff Mutterhaus beschreibt insofern kein spezifisches Gebäude, sondern eher eine Institution mit dem Sitz der Oberin und des Theologischen Vorstehers. Erst 1960 baute die Henriettenstiftung tatsächlich ein eigenständiges Mutterhausgebäude. Bis dahin erstreckte sich das Mutterhaus über einen ganzen Gebäudekomplex aus Krankenhaus, Kirche, Schwesternwohnräumen, Krankenpflegeschule und Feierabendhaus für Diakonissen im Ruhestand.

Bevölkerungspolitik. So wurden in der Henriettenstiftung zum Beispiel Zwangssterilisationen durchgeführt (vgl. Mehl 1994, 81, siehe auch Weber-Reich 2006). Zum Kaiserswerther Verband deutscher Diakonissenmutterhäuser im Nationalsozialismus vgl. Kaminsky (1995 und 2002), Lauterer (1994).

2 Nach dem Zweiten Weltkrieg galt zunächst noch die Grundordnung der Kaiserswerther Generalkonferenz von 1929. Sie wurde 1953 überarbeitet, blieb aber in ihren Kernaussagen erhalten.

3 Schwester Martha Koch, Zu den Grundordnungen, Referat gehalten auf der Schwesternkonferenz am 28.6.1954, Archiv der Henriettenstiftung, S-4.

Die Leitungsstruktur der Henriettenstiftung gestaltete sich höchst über-sichtlich. Die eigentliche Leitung des Mutterhauses lag in den Händen des Theologischen Vorstehers und der Oberin. Sie bildeten den Hausvorstand und standen als »Eltern« der Gemeinschaft vor. Was die Schwestern betraf, so galten sie als »Töchter« des Mutterhauses. Die Zugehörigkeit zu einer solchen Er-satzfamilie bildete im 19. Jahrhundert eine wesentliche Voraussetzung, um le-digen Frauen, die jenseits der Herkunftsfamilie arbeiteten und lebten, ein re-spektables Ansehen zu verschaffen.

Der überkommenen geschlechtsspezifischen Arbeitsteilung entsprechend war es vor allem der Theologische Vorsteher, der die Stiftung in Verhandlungen nach außen vertrat, indem er beispielsweise mit Stationsträgern Verträge ab-schloss. Die Oberin war als »Mutter« der Gemeinschaft eher für interne Ange-legenheiten der Schwesternschaft und für die Betreuung der Diakonissen zu-ständig. In der Praxis waren Kompetenzen und Aufgabenbereiche von Oberin und Vorsteher nicht klar voneinander getrennt und variierten durchaus. Mit-unter trat die Oberin auch in Verhandlungen und Konflikten mit Stationsträgern auf. Umgekehrt bildete der Vorsteher in seiner Funktion als »Vater« und Seel-sorger für viele Diakonissen eine wichtige Vertrauensperson. Eine bedeutende Rolle im Leben der Schwesternschaft nahm ferner die Probemeisterin ein, die die Diakonissenschülerinnen während ihrer Ausbildung begleitete und gemeinsam mit der Oberin den Arbeitseinsatz der Schwestern organisierte.

Sowohl das Amt der Oberin als auch das des Theologischen Vorstehers wurden in der Henriettenstiftung mit hoher personeller Kontinuität ausgefüllt. Im Untersuchungszeitraum erlebte die Stiftung nur zwei Oberinnen: Margarete Florschütz prägte fast 30 Jahre lang, von 1937 bis 1966 die Geschicke des Hauses, bis sie aus Altersgründen von der Theologin Lieselotte Pfeiffer abgelöst wurde. Das Amt das Vorstehers lag von 1926 bis 1954 – also ebenfalls fast 30 Jahre lang – in der Hand von Pastor Otto Meyer, dem von 1955 bis 1970 Pastor Karl Friedrich Weber und ab 1972 Pastor Wolfgang Helbig nachfolgten. Diese langen Amts-zeiten werden dem Aufbau persönlicher Beziehungen zu den Schwestern er-heblich zugute gekommen sein und die Elternanalogie mit Leben erfüllt haben.

Die Gesamtverantwortung für die Henriettenstiftung lag in der Hand eines Komitees, das sich neben dem Hausvorstand und Vertretern der niedersächsi-schen Landeskirche vor allem aus örtlichen Honoratioren zusammensetzte. Zu ihnen konnten neben einem Abkömmling der Königsfamilie, die 1859 das Gründungskapital der Henriettenstiftung zur Verfügung gestellt hatte, zum Beispiel der Direktor der Landesbank oder ein Vertreter der Industrie- und Handelskammer gehören (vgl. Mutterhaus-Diakonie 1960, 15). Dem Komitee wurden alle wichtigen Stiftungsentscheidungen zur Beschlussfassung vorgelegt, wie Fragen der Finanzplanung, der Nachwuchswerbung, der Erweiterung be-ziehungsweise Einschränkung des Tätigkeitsbereiches einschließlich geplanter

Baumaßnahmen. In der Regel scheinen die Mitglieder des Komitees die Beschlussvorlagen zwar diskutiert, im Ergebnis aber bestätigt zu haben. Das Komitee traf sich im Allgemeinen nicht öfter als zweimal im Jahr, die meisten Mitglieder waren ehrenamtlich tätig und dürften kaum in der Lage gewesen sein, die ausgearbeiteten Beschlussvorlagen grundlegend infrage zu stellen. Tatsächlich wird das Komitee vor allem von Bedeutung gewesen sein, um die Kontakte der Henriettenstiftung zur niedersächsischen Landeskirche und zur regionalen Wirtschaft, Politik und Verwaltung zu stärken. In der Praxis waren es Oberin und Vorsteher, die über den Alltag in der Einrichtung bestimmten und die wichtigsten Entscheidungen trafen. Auch der Schwesternrat, der die »Vertretung der Schwesternschaft in wichtigen Fragen« (Grundordnungen 1929, Abschnitt II, 7) wahrnehmen sollte, scheint eher als Akklamationsorgan fungiert zu haben.

Auffallend ist die geringe Bedeutung der Ärzteschaft in der Organisation der Henriettenstiftung. Nur im Komitee war überhaupt ein Arzt vertreten, der sich dort in einer klaren Minderheitenposition befand. Einen großen Anteil am Komitee hatten noch 1960 Theologen. Sie stellten zu diesem Zeitpunkt sieben von 17 Mitgliedern (vgl. Mutterhaus-Diakonie 1960, 15). Auch die Verwaltung spielte eine frappierend nachgeordnete Rolle. Erst 1927 wurde überhaupt ein hauptamtlicher Wirtschaftsleiter der Henriettenstiftung eingestellt (vgl. ebd., 25). Aber dass der Träger dieses Amtes in den Hausvorstand und damit in die Leitung des Mutterhauses aufgenommen worden wäre, scheint bis weit in die sechziger Jahre hinein unvorstellbar gewesen zu sein.

Der Weg in die Diakonissenschwesternschaft

Als Diakonissenschülerinnen nahm die Henriettenstiftung »christliche Jungfrauen und kinderlose Witwen« (Bedingungen für die Aufnahme 1949, Abschnitt A II und B IV, 1) im Alter von 18 bis 35 Jahren auf, die »körperlich und geistig gut entwickelt« sein sollten, »so daß sie den Anforderungen der Ausbildung und der Arbeit genügen« (ebd., Abschnitt B, IV, 2) konnten. Außerdem hatten sie sich »eines unbescholtenen Rufes« (ebd., Abschnitt B, IV, 4) zu erfreuen. In Übereinstimmung mit den Anforderungen des Krankenpflegegesetzes, das unter anderem die Eingangsvoraussetzungen zum Pflegeberuf festlegte, setzte die Henriettenstiftung eine abgeschlossene Volksschulbildung und eine einjährige hauswirtschaftliche Tätigkeit voraus (vgl. Kreutzer 2005, 231).

Wenn die Interessentinnen ihre Bewerbungsunterlagen eingereicht hatten und grundsätzlich geeignet schienen, wurden sie zur persönlichen Vorstellung in das Mutterhaus eingeladen, wo auch eine ärztliche Untersuchung stattfand. Bei dem Pastor der Herkunftsgemeinde der Bewerberinnen holte die Mutterhausleitung ein Gutachten zur persönlichen und moralischen Eignung der Anwärterinnen ein. Fielen die Begutachtungen zugunsten der jungen Frauen aus, konnten diese als Probeschwestern dem Mutterhaus beitreten. Sie absolvierten zunächst eine einjährige Probezeit im Mutterhaus und in dem diesem angeschlossenen Krankenhaus. In der Zeit erhielten sie Tracht, Kost, Logis, ein kleines Taschengeld und die zugesicherte Versorgung im Krankheitsfall (vgl. Bedingungen für die Aufnahme 1949, Abschnitt B, VII). Nach bestandener Probezeit erfolgte die Einführung in das Noviziat, in dem die Diakonissenschülerinnen die eigentliche krankenpflegerische und diakonische Ausbildung durchliefen.[4] Als Novizinnen erhielten sie nun ein höheres Taschengeld und hatten Anspruch auf eine vierwöchige Erholungszeit einschließlich Urlaubsgeld (vgl. Bedingungen für die Aufnahme 1949, Abschnitt B, VII). Nach einer etwa sechsjährigen Zugehörigkeit zum Mutterhaus erfolgte bei gegenseitigem Einverständnis die Einsegnung zur Diakonisse.

Mit der Einsegnung übernahm das Mutterhaus »die Pflicht, seine Schwestern auch im Falle der Dienstunfähigkeit und im Feierabend bis an ihr Lebensende völlig zu versorgen.« (ebd.)[5] Die Schwestern legten im Gegenzug ein Gelübde ab, das zwar keine lebenslange Bindung vorsah, aber die Verpflichtung beinhaltete, nicht aus dem Diakonissenamt zu scheiden, es sei denn, dass »der klare Wille Gottes«[6] einen anderen Weg weise. Gedacht war vor allem an eine Berufung zur Ehe, die zum Austritt legitimierte. Allerdings erwartete die Mutterhausleitung, spätestens drei Monate vor dem geplanten Austrittsdatum in Kenntnis gesetzt und außerdem um seelsorgerischen Rat gebeten zu werden (vgl. Bedingungen für die Aufnahme 1949, Abschnitt B, VIII und Weber, K. F. 1957, 68). Bei »grober oder fortgesetzter Verletzung« (vgl. Weber, K. F. 1957, 68)[7] der Berufspflichten beziehungsweise der Ordnung der Schwesternschaft konnte eine Diakonisse auch entlassen werden.

Bei ihrer Einsegnung zur Diakonisse mussten die Frauen ferner das Versprechen abgeben, »dem Mutterhause eine treue und gehorsame Tochter zu sein und immer mehr zu werden, solange es nichts von ihnen fordert, was wider Gottes Willen ist.«[8] Es ist unter anderem dieses Gehorsamsgebot, das den Diakonissenmutterhäusern in der aktuellen pflegewissenschaftlich-historischen Selbstverständigungsdebatte einen schlechten Ruf eingebracht hat, weil der Gehorsamsbegriff seit den sechziger Jahren negativ konnotiert ist im Sinne eines ›blinden Gehorsams‹.[9] Pflegehistorisch wird die Gehorsamspflicht der Schwestern dabei vor allem auf ihr Verhältnis zur Ärzteschaft bezogen.

---

4 Zur Ausbildung der Diakonissenschülerinnen vgl. Kapitel 3.1.
5 Siehe auch: Versorgungsordnung der Henriettenstiftung, 1939, Abschnitt B, Archiv der Henriettenstiftung, S-8-3-1.
6 Das Diakonissengelübde, 1943, Archiv der Henriettenstiftung, S-1-0004.
7 Zur Entlassung von Schwestern siehe auch Kapitel 1.2.2.
8 Das Diakonissengelübde, 1943, Archiv der Henriettenstiftung, S-1-0004.
9 Die starke Gehorsamstradition in der Geschichte der deutschen Krankenpflege gilt nicht nur

Dazu gilt es zweierlei anzumerken. *Erstens* forderte das Mutterhaus den Diakonissen zwar eine hohe Bereitschaft ab, sich den Verhaltensnormen, der Ordnung und Disziplin der Schwesternschaft zu unterwerfen und den Anordnungen der Mutterhausleitung Folge zu leisten. Ein ›blinder‹ Gehorsam war damit aber nicht gemeint, da sämtliche Forderungen, die sich »wider Gottes Willen« stellten, explizit aus der religiös begründeten Gehorsamspflicht ausgenommen waren. Der Theologische Vorsteher Pastor Weber erläuterte 1957:

> »Die Diakonisse weiß nichts von einem blinden Gehorsam, nichts von einem – wir wollen diesen hässlichen, aber sehr bezeichnenden Ausdruck ruhig gebrauchen, weil er deutlich ist – Kadavergehorsam, also einem Gehorsam, der die eigene Verantwortung vor Christus und das an die Schrift gebundene eigene Gewissen ausschließt. Gottes Wort ist Inhalt, Maß und Grenze des Gehorsams.« (Weber, K. F. 1957, 41)

Gehorsam im religiösen Sinne war also nicht identisch mit einem militärisch-unbedingten Gehorsam; das christliche Gehorsamsverständnis bezog sich vielmehr auf die Bereitschaft, sich dem Gebot des Herrn unterzuordnen und ein gottgefälliges Leben zu führen.[10] Hauptbezugspunkte des Gehorsamsgebotes der Diakonissen waren demnach religiöse Instanzen – Gott und seine Repräsentanten auf Erden, allen voran Oberin und Theologischer Vorsteher – und nicht die Ärzteschaft.[11]

Zweitens spielte das Gehorsamsgebot auf der normativen Ebene zwar eine herausgehobene Rolle, die Praxis gestaltete sich jedoch erheblich vielfältiger. So eröffnete die Frage, was denn nun genau Gottes Wille sei, einen erheblichen Verhandlungsspielraum, der zu zahlreichen Konflikten führte, in denen Mutterhausleitung und Diakonissen um Reichweite und Grenzen des Gehorsamsgebotes rangen.[12] Der bereits zitierte Vorsteher räumte 1957 im gleichen Zusammenhang ein, das Gehorsamsgebot spiele »dem Namen nach eine größere Rolle, als es in Wirklichkeit der Fall ist. Von Gehorsam wird viel geredet; aber Gehorsam wird wenig geübt.« (Weber, K. F. 1957, 40) Auch wenn seine Aussage angesichts der hohen Erwartung an die Fügsamkeit der Diakonissen sicherlich zu relativieren ist, verweist der Vorsteher wohl zu Recht auf eine deutliche

---

als wesentliche Ursache für die im Vergleich zu anglo-amerikanischen und skandinavischen Ländern späte Professionalisierung und Akademisierung der Pflege in Deutschland. Die »absolut verinnerlichte Gehorsamspflicht« wird außerdem als Erklärung für die Beteiligung des Pflegepersonals an den nationalsozialistischen ›Euthanasie‹-Aktionen herangezogen (vgl. Steppe 2013 b, 177). Zu einer kritischen Auseinandersetzung mit diesem Erklärungsansatz vgl. Foth (2013, 46–60).

10 Die Bereitschaft zum Gehorsam gegen Gottes Wort galt gleichsam als Gradmesser der »Heiligung« der Diakonissen. Das Diakonissengelübde, 1943, Archiv der Henriettenstiftung, S-1-0004.

11 Zum Verhältnis Diakonissen und Ärzteschaft im Vergleich zu freiberuflichen Schwestern und Ärzten im 19. Jahrhundert vgl. Nolte (2010).

12 Zu den Konflikten um das Gehorsamsgebot vgl. Kapitel 3.3.1.

Differenz zwischen Norm und Praxis. Um die Bedeutung und das Verständnis von Gehorsam in der Lebenswelt der Mutterhausschwestern angemessen beurteilen zu können, gilt es deshalb sehr viel genauer als bisher den Alltag der Frauen zu analysieren.

Der Arbeitseinsatz – Entsendungsprinzip und Gestellungsverträge
Das mutterhauseigene Krankenhaus in Hannover bildete nur einen kleinen Ausschnitt aus dem Arbeitsgebiet der Henriettenstiftung und war traditionsgemäß vor allem als Ausbildungskrankenhaus für die Diakonissen konzipiert. Hier befand sich die Krankenpflegeschule; die Probeschwestern absolvierten ihr erstes Jahr in jedem Fall vor Ort, und auch die Novizen verbrachten meist einen Großteil ihrer Ausbildung in dem hannoverschen Krankenhaus. Das Haupteinsatzgebiet der Stiftung lag in den Gemeinden, Krankenhäusern und sozialen Einrichtungen jenseits des Mutterhauses. 1951 versorgte die Stiftung insgesamt 235 Außenstationen in Niedersachsen, Hamburg und Schleswig-Holstein mit Pflegepersonal.[13] Der Arbeitseinsatz einer Diakonisse konnte wenige Wochen dauern, er konnte aber auch Jahrzehnte bis zum Beginn des Ruhestands währen.

Die Bereitstellung von Schwestern wurde in so genannten Gestellungsverträgen vereinbart, die die Henriettenstiftung mit den Trägern der Einrichtungen abschloss. Bei diesen Trägern konnte es sich um Vorstände von Kirchengemeinden, bei öffentlichen Krankenhäusern aber beispielsweise auch um Vertreter des Landkreises handeln. Die meisten Gestellungsverträge bestanden bereits seit vielen Jahrzehnten.[14] Sie legten fest, dass die Henriettenstiftung in den Einrichtungen die gesamte pflegerische Versorgung – mit Ausnahme der Intimpflege von Männern – übernahm und sich dafür verpflichtete, eine ausreichende Anzahl von Schwestern zu stellen. Bei Bedarf konnte das Mutterhaus einzelne Schwestern abberufen. Erst wenn die Stiftung nicht in der Lage war, die vereinbarte Zahl von Schwestern zu entsenden, konnten die Vorstände der Einrichtungen zusätzliches Pflegepersonal einstellen. Für die Bereitstellung der Schwestern zahlten die Stationsträger eine Pauschalsumme an das Mutterhaus. Außerdem hatten sie für Kost, Logis und eine Berufshaftpflichtversicherung zu sorgen.[15]

---

13 Vgl.: Der gegenwärtige Stand der Arbeitsgebiete der Henriettenstiftung und die Namen der dort wirkenden Schwestern, Juli 1951. In: Blätter aus dem Henriettenstift (1951), H. 2/3, 26–35, hier: 28–35.

14 Nach 1945 kamen einige kleinere Gemeindestationen hinzu, die im Nationalsozialismus von den so genannten »Braunen Schwestern« geführt worden und mit Auflösung der nationalsozialistischen Schwesternschaft verwaist waren.

15 Mustergestellungsvertrag der Henriettenstiftung, o. D. [um 1936], § 3 und 8, Archiv der Henriettenstiftung, 1-09-173, Vertrag zwischen dem Samtgemeinde-Krankenhaus »Albertinenstiftung« in Dissen und der Henriettenstiftung vom 1.10.1957, § 1, 2, 3 und 5, Archiv der Henriettenstiftung, 1-09-61. Die Gestellungsverträge legten außerdem Min-

Die Schwestern schlossen also keine Einzelarbeitsverträge mit den Trägern der Außenstationen ab, sondern sie wurden vom Mutterhaus entsandt und konnten jederzeit an einen anderen Einsatzort versetzt werden. Wichtigstes Kriterium bei den Entsendeentscheidungen sollten die Notwendigkeiten des Dienstes sein. Eine »gute« Schwester, so formulierte es der Theologische Vorsteher 1957, frage nicht, wo »die angenehmsten, bequemsten und leichtesten Arbeitsplätze« (Weber, K. F. 1957, 73) seien, sondern wo sie gebraucht werde. Allerdings sahen die Grundordnungen der Kaiserswerther Generalkonferenz vor, dass auch die besonderen ›Gaben‹ und die berechtigten Anliegen der Schwestern zu berücksichtigen seien (vgl. Grundordnungen 1953, Abschn. IV, 13). Dies eröffnete einen Verhandlungsspielraum, den die Diakonissen sehr wohl zu nutzen suchten. Die Konflikte um die Notwendigkeiten des Dienstes einerseits und die berechtigten Anliegen der Diakonissen andererseits nehmen einen herausragenden Stellenwert in den Schwesternbriefen ein. Sie sind ein deutliches Beispiel dafür, dass sich das Gehorsamsgebot in der Praxis erheblich schillernder gestaltete, als es die formulierte Norm zunächst erwarten lässt.[16]

Der Rückgang an Diakonissen und die Reform der Verbandsschwesternschaft
Die schrumpfenden Mitgliederzahlen der Diakonissenschwesternschaft rückten Mitte der fünfziger Jahre auf die Tagesordnung der Henriettenstiftung. Hatte das Mutterhaus 1945 noch 673 Diakonissen gezählt, lag der Mitgliederstand zehn Jahre später nur noch bei 561 Frauen (vgl. Helbig 1985, 103).[17] Zudem verschob sich der Altersdurchschnitt bedrohlich. 1956 rechnete Vorsteher Weber vor, nur 28 Prozent der Diakonissen seien unter 50 Jahre alt, 50 Prozent der Frauen hätten bereits ein Alter von 50 bis 65 Jahren erreicht und ein Viertel lebe im Feierabend, wie der Ruhestand der Diakonissen bezeichnet wird.[18] Die Henriettenstiftung musste deshalb immer mehr Arbeitsgebiete aufgeben, weil sie nicht mehr in der Lage war, eine ausreichende Zahl von Schwestern zur Verfügung zu stellen. Allein zwischen 1951 und 1960 reduzierte sich die Zahl der Außenstationen von 235 auf 135.[19]

---

deststandards für Unterkunft und Verpflegung der Schwestern fest und sahen eine Begrenzung der Arbeitszeiten vor (vgl. Kapitel 2.3.2). Zu den Verhandlungen um den Preis, den die Stationsträger an das Mutterhaus zu entrichten hatten, vgl. Kapitel 2.2.2.

16 Zu den Konflikten um das Entsendungsprinzip vgl. Kapitel 3.3.1.

17 Den Höchststand an Mitgliedern erreichte die Henriettenstiftung 1935 mit 866 Schwestern (vgl. Henriettenstift 1935, 115).

18 Niederschrift über die Verhandlungen des Komitees der Henriettenstiftung am 21. 2. 1956, Archiv der Henriettenstiftung, S-9 – 3 – 1.

19 Vgl.: Der gegenwärtige Stand der Arbeitsgebiete der Henriettenstiftung und die Namen der dort wirkenden Schwestern, August 1960. In: Blätter aus dem Henriettenstift (1960), H. 2/3, 11 – 18, hier: 14 – 18.

Angesichts dieser Situation entdeckte die Stiftung Mitte der fünfziger Jahre eine bislang sträflich vernachlässigte Gruppe von Mitarbeiterinnen: die so genannten Verbandsschwestern (heute: diakonische Schwestern), die als freies Pflegepersonal dem Mutterhaus angehörten. Seit der Gründung im 19. Jahrhundert waren die Diakonissenmutterhäuser stets auf die tatkräftige Mitarbeit dieses freien Personals angewiesen. 1939 wurden die freien Kräfte zu einer eigenen »Verbandschwesternschaft im Kaiserswerther Verband« mit einer einheitlichen Tracht und Brosche zusammengefasst.[20] In der Henriettenstiftung handelte es sich bei den Verbandsschwestern um examinierte evangelische Schwestern, die nicht bereit waren, sich per Gelübde an das Mutterhaus zu binden. Anders als die Diakonissen bezogen sie ein – wenn auch geringes – Gehalt und waren sozialversichert tätig. Insofern war ihr Status einem Erwerbsberuf vergleichbar. Die weiteren Arbeitsbedingungen ähnelten denen der Diakonissen jedoch stark. Auch die Verbandsschwestern wurden vom Mutterhaus entsandt und unterlagen den Anforderungen eines umfassenden Arbeitseinsatzes, der einen weitgehenden Verzicht auf ein eigenes Privatleben voraussetzte. Dennoch wurden sie in der Henriettenstiftung nicht als vollwertige Schwestern, sondern in Anspielung an ihre anders geartete Tracht abschätzig als »kleine« oder auch »halbe Hauben« bezeichnet. Bis weit in die fünfziger Jahre hinein hatten die Verbandsschwestern kaum eine Chance, Leitungsfunktionen der Henriettenstiftung zu übernehmen.

Angesichts des dramatischen Rückgangs der Diakonissenschwesternschaft und der wachsenden Erwerbsalternativen für Frauen konnte sich die Henriettenstiftung diese Haltung nicht länger leisten. Auch im Kaiserswerther Verband setzte ein Umdenken ein. Um die Verbandsschwesternschaft attraktiver zu gestalten, sollten Gehälter und Altersversorgung der Frauen verbessert und die Schwesternschaft als gleichwertige Gemeinschaft ausgebaut werden.[21] 1956 verabschiedete die Henriettenstiftung eine gesonderte »Lebensordnung« für Verbandsschwestern, die damit als integraler Bestandteil des Mutterhauses anerkannt wurden. Auch wenn sich die Ordnung vor allem als Pflichtenverzeichnis liest, mit dem die Schwestern ihre Dienstbereitschaft bekundeten und erklärten, dem Mutterhaus in jeder Hinsicht zur Ehre zu gereichen, erhielt die Verbandsschwesternschaft mit dieser »Lebensordnung« den Status einer religiös begründeten Gemeinschaft.[22] Im Kontext der Mutterhausdiakonie bildete dies eine

---

20 Zur Gründung der Verbandsschwesternschaft im Kaiserswerther Verband deutscher Diakonissenmutterhäuser vgl. Freytag (1998, 54–55).

21 Vgl. ebd., 66–67. Zur Verbesserung der wirtschaftlichen Lage der Verbandsschwestern in der Henriettenstiftung vgl. Kapitel 2.3.2.

22 Lebensordnung der Verbandsschwesternschaft im Ev.-luth. Diakonissenmutterhaus Henriettenstiftung Hannover, o. D. [1956], Archiv der Henriettenstiftung, Schwesternarchiv, Handakten.

wichtige Voraussetzung für die Anerkennung als gleichwertige Schwesternschaft.

Um das geistliche Profil der Schwesternschaft zu stärken, wurde die Aufnahme in die Gemeinschaft neu organisiert. Bislang waren alle Frauen, die ihr
Examen an der Krankenpflegeschule der Stiftung ablegten, automatisch in die
Verbandsschwesternschaft aufgenommen worden. Ab 1957/58 führte die Henriettenstiftung ein Jahr der »gegenseitigen Prüfung« ein mit dem Ziel, den
Eintritt zu einer bewussten Entscheidung umzugestalten – auch auf die Gefahr
hin, dass sich die Mitgliederzahl dadurch reduziere. Der Stiftung ging es also
weniger um einen quantitativen Erfolg, als vielmehr darum, eine Alternative
zum religiös geprägten Modell der Diakonisse zu entwickeln. So wurden auch die
Verbandsschwestern – analog zur Einsegnung der Diakonissen – von nun an mit
einem Gottesdienst in die Gemeinschaft eingeführt, ohne aber ein Gelübde
abzulegen (vgl. Mutterhaus-Diakonie 1960, 69 – 71).

Auch in der Organisation des Mutterhauses sollten die Verbandsschwestern
als Gruppe sichtbar werden. So wie die Diakonissen erhielten die Verbandsschwestern eine eigene Vertretung in Gestalt eines Schwesternrats und einer
jährlichen Schwesternkonferenz. Im Untersuchungszeitraum meldeten sich
diese allerdings kaum erkennbar als Interessenvertretung der Schwestern zu
Wort. Dominant blieb letztlich der paternalistische Führungsstil von Oberin und
Vorsteher, die auch die Leitung der Verbandsschwesternschaft innehatten.
Weder die Vertretungen der Diakonissen noch die der Verbandsschwestern
verfügten über formal verankerte Mitsprache- und Entscheidungskompetenzen.
Ein persönliches, diplomatisch geschickt geführtes Gespräch mit Oberin oder
Vorsteher dürfte nach wie vor die wirkungsvollste Form der Interessenvertre-
tung gewesen sein.

Insgesamt zeichnete sich bei der Verbandsschwesternschaft eine vergleichbare Entwicklung ab wie bei der Diakonissenschwesternschaft. Ende 1955 zählte
die Henriettenstiftung 107 als solche tätige Verbandsschwestern, fünf Jahre
später waren es nur noch 97. Im gleichen Zeitraum stieg die Zahl von Verbandsschwestern im Ruhestand von 25 auf 39 an.[23] Zwar baute die Henriettenstiftung seit Mitte der fünfziger Jahre ihr Netz an Krankenpflegeschulen aus und
erhöhte dadurch potenziell den Nachwuchs.[24] Doch kaum eine junge Frau entschloss sich, nach ihrer Ausbildung der Verbandsschwesternschaft beizutreten.
Daran änderten auch die weiteren Bemühungen der Stiftung zur Lockerung des
schwesternschaftlichen Reglements wenig.

---

23 Veränderungen der Zahl der Verbandsschwestern von Ende 1955 bis Dezember 1960, Archiv
   der Henriettenstiftung, S-5.
24 Zum Ausbau der Krankenpflegeschulen und zu den Maßnahmen der Nachwuchsgewinnung
   vgl. Kapitel 2.3.1.

Ab 1959 konnten Verbandsschwestern für einige Jahre beurlaubt und jenseits des Arbeitsgebietes der Henriettenstiftung tätig werden, ohne die Schwesternschaft verlassen zu müssen (vgl. Mutterhaus-Diakonie 1960, 71–72). Ab Mitte der sechziger Jahre durften sie heiraten und einen Einzelarbeitsvertrag mit einem Arbeitgeber abschließen.[25] Doch auch diese Reformen waren nicht geeignet, die Attraktivität der Verbandsschwesternschaft merklich zu erhöhen. Nicht nur die Lebensform der Diakonisse, sondern das Konzept von Schwesternschaften insgesamt war zu einem Auslaufmodell geworden (vgl. Kreutzer 2005, 43–44).

Debatten um die Reform der Diakonissenschwesternschaft
Eine Diskussion um die Reform der Diakonissenschwesternschaft rückte erst ab 1969 auf die Tagesordnung der Henriettenstiftung. Der Anstoß kam von außen. Im Februar 1968 hatten sich Vertreterinnen und Vertreter der Mutterhausdiakonie, vor allem Oberinnen und Vorsteher, in Freudenstadt getroffen, um über eine mögliche Reform der Diakonissenhäuser zu diskutieren. Die tiefgreifenden gesellschaftlichen Umbrüche im Umfeld von »1968« gingen auch an der Mutterhausdiakonie nicht spurlos vorbei (vgl. u. a. Frese/Paulus/Teppe 2003, Gassert 2010, Herbert 2002, von Hodenberg/Siegfried 2006, Schildt/Siegfried/Lammers 2000). Einige Häuser hatten bereits mit den Reformdiskussionen begonnen und suchten nach Alternativen zum bisherigen Lebensmodell der Diakonisse. Neu war, dass sich die Freudenstädter Konferenz 1968 entschloss, den einzelnen Häusern Freiraum für Reforminitiativen zu gewähren. Die Grundordnungen des Kaiserswerther Verbandes verloren damit ihre Verbindlichkeit. Nach dem Willen der Konferenz sollten auch nicht mehr die Hausvorstände der einzelnen Einrichtungen über mögliche Reformen bestimmen, vielmehr sollten die Mitglieder der Schwesternschaften befragt werden, wie sie sich die weitere Organisation ihrer Gemeinschaften vorstellten. Die Beschlüsse der Konferenz zielten zudem auf eine sukzessive Ablösung des bisher dirigistisch-paternalistischen Stils der Häuser durch demokratische Entscheidungsfindungsprozesse (vgl.: Ein Schritt nach vorn 1968).

Die einzelnen Mutterhäuser waren demnach aufgerufen, sich mit ihrem spezifischen Selbstverständnis auseinanderzusetzen und sich eine je eigene Struktur zu geben. Darauf war die Henriettenstiftung schlecht vorbereitet. Partizipative Verfahren waren ihr – im Vergleich zu reformorientierten Mutterhäusern – sehr fremd. Auch die andernorts geführten Diskussionen um ein Gehalt für Diakonissen oder eine Lockerung der rigiden Lebensformen waren

---

25 Protokoll über die Sitzung des Vertrauensrates der Verbandsschwesternschaft am 6. 12. 1967 und 27. 2. 1969, Archiv der Henriettenstiftung, 1.01: Verbandsschwesternschaft – Protokolle, 1956.

hier noch nicht angekommen. Entsetzt berichtete 1969 die ehemalige Diakonisse
der Henriettenstiftung Mathilde von Rothenstein, die zweieinhalb Jahre zuvor
das Amt der Oberin im Bremer Mutterhaus übernommen hatte, über die große
»Freiheit« der hanseatischen Diakonissen und deren Devise: »Wir sind Bremer,
wir sind frei«[26]. Zu diesem Bremer Konzept von Freiheit, klagte Schwester
Mathilde, gehöre unter anderem, dass der dortige Vorsteher den Diakonissen die
Wahl überlassen wolle, ob sie Geld zu verdienen wünschten oder nicht. In der
Henriettenstiftung wären derartige Überlegungen zu dem Zeitpunkt unvorstellbar gewesen. Die einzige Neuerung, zu der sich die Stiftung 1966 durch-
ringen konnte, lag in einer vorsichtigen Lockerung des Trachtreglements, durch
die bei sportlichen Betätigungen im Urlaub nun eine angemessene Freizeit-
kleidung erlaubt wurde.[27]

Mit im Vergleich zu anderen Mutterhäusern deutlicher Verzögerung führte
die Henriettenstiftung 1970/71 eine Reihe von Tagungen und Rüstzeiten durch,
um über das Selbstverständnis der Diakonissenschwesternschaft und mögliche
Reformen zu diskutieren. Erleichtert stellte der Vorsteher Weber 1971 fest,
sämtliche Aussprachen zeigten, »wie klar unsere Schwesternschaft ihren Weg
vorgezeichnet«[28] sehe. Die zölibatäre Verfasstheit, das genossenschaftliche
Leben mit Entsendungsprinzip, einheitlichem Taschengeld und gemeinsamer
Tracht, so Weber, gelte als unverrückbare Grundlage der Gemeinschaft. Der
Verdacht liegt nahe, dass eine tiefgreifende Reform der Schwesternschaft seitens
der Mutterhausleitung zu keinem Zeitpunkt ernsthaft zur Diskussion gestellt
wurde. Eine Fragebogenaktion, wie sie in anderen Mutterhäusern zu strittigen
Aspekten wie Zölibat, Gehalt oder Taschengeld, Trachtzwang, Entsendung und
Mitbestimmung durchgeführt wurde, fand in der Henriettenstiftung nicht statt,
um »Wirbel, Unruhe« oder »Spaltungen«[29] zu vermeiden. Letztlich setzte sich
der paternalistische Führungsstil durch, in dem Oberin und Vorsteher den
Rahmen möglicher Reformen im Vorab absteckten.

Zur Diskussion gestellt wurde vor allem, wie das geistliche Leben der Gemeinschaft intensiviert werden könne, um die Schwesternschaft wieder stärker

---

26 Oberin von Rothenstein, Bremen, an Vorsteher Pastor Weber, 23.9.1969, Archiv der Henriettenstiftung, S-1-0472. 1974 gab Mathilde von Rothenstein das Amt nach schweren und
   anhaltenden Konflikten im Bremer Mutterhaus wieder auf. Die Gründe dafür und die unterschiedlichen Perspektiven der Beteiligten lassen sich aus den Akten der Henriettenstiftung nicht rekonstruieren. Ganz offensichtlich passte sie mit ihrer Sozialisation im hannoverschen Diakonissenmutterhaus nicht in den liberalen Stil der hanseatischen Einrichtung.
27 Niederschrift über die Sitzung der Vertrauensschwestern der Henriettenstiftung am
   24.2.1966, Archiv der Henriettenstiftung, S-8-3-1.
28 Vertrauliches Rundschreiben Vorsteher Pastor Weber an die Diakonissen, 15.3.1971, Archiv
   der Henriettenstiftung, S-8-3-1.
29 Protokoll über die Rüstzeit für Vertrauensschwestern und Hausmütter vom 26.-31.10.1970,
   Archiv der Henriettenstiftung, S-8-3-1.

zu profilieren.[30] Damit reagierten Oberin und Vorsteher zweifelsohne auf die richtige Beobachtung, dass unter dem Druck der alltäglichen Arbeitsanforderungen das religiöse Leben und die Praxis der Glaubensgemeinschaft oft erheblich zu kurz kamen.[31] Außerdem wünschten die Schwestern eine aktive Mitwirkung an den Gottesdiensten und Bibelstunden, um die »Konsumentenhaltung« zu verlassen und beispielsweise Texte gemeinsam zu erarbeiten.[32] Eine weitergehende Reform des Mutterhauses stand nicht zur Disposition.

Während die 1971 erlassene Rahmenordnung des Kaiserswerther Verbandes eine neue Form von Diakonisse vorsah, die »ihren Dienst in der Lebensform einer berufstätigen Frau«[33] ausübte und ein Gehalt bezog, hielt die Henriettenstiftung an ihrer Tradition fest. Der Vorsteher erarbeitete eine Schwesternordnung, die sich in den wesentlichen Punkten an der Grundordnung des Kaiserswerther Verbandes von 1953 orientierte. In einer Abstimmung sprachen sich 94 Prozent der Diakonissen 1971 für die Annahme der Ordnung aus. Diese hohe Zustimmung mag der Tatsache geschuldet sein, dass die Kritikerinnen bereits aus dem Mutterhaus ausgetreten waren, und dass, wer zu dem Zeitpunkt noch der Schwesternschaft angehörte, mit den wesentlichen Punkten konform ging. Es kommt hinzu, dass die Abstimmung nicht anonym erfolgte und der Vorsteher anschließend sorgsam die Namen der Schwestern notierte, die sich abweichend geäußert hatten.[34] Auch das Wissen darum, bei einem unerwünschten Votum in die Liste der ›Sorgenkinder‹ des Vorstehers aufgenommen zu werden, mag das Abstimmungsverhalten der Diakonissen beeinflusst haben. Gleichwohl gingen die Zeitläufte nicht spurlos an der Konzeption der Diakonissengemeinschaft vorüber. So entschieden Oberin und Vorsteher 1971, den Gehorsamsbegriff aus dem Einsegnungsgelübde der Diakonissen zu streichen, weil die vormals positive religiöse Konnotation im gesellschaftlichen Klima der sechziger Jahre nicht mehr zu halten war.[35]

---

30 Rundschreiben Oberin Pfeiffer an die Diakonissen, 14.1.1971, Archiv der Henriettenstiftung, S-8-3-1.
31 Protokoll über die Rüstzeit für Vertrauensschwestern und Hausmütter vom 26.–31.10.1970, Archiv der Henriettenstiftung, S-8-3-1.
32 Vertrauliches Rundschreiben Vorsteher Pastor Weber an die Diakonissen, 15.3.1971, Archiv der Henriettenstiftung, S-8-3-1.
33 Rahmenordnung der Kaiserswerther Generalkonferenz vom 22.4.1971, 58, Abschnitt II, Abs. 2 b. Die Rahmenordnung löste die Grundordnungen von 1953 ab.
34 Vorsteher Pastor Weber an Oberin Pfeiffer, 10.11.1971, Archiv der Henriettenstiftung, S-2-7.
35 Vorsteher Pastor Weber an Oberin Pfeiffer, 14.7.1971, Archiv der Henriettenstiftung, S-2-7. Die Schwestern mussten von nun an bei ihrer Einsegnung die Bereitschaft erklären, »immer mehr ein tragendes und förderndes Glied« der Schwesterngemeinschaft zu werden. Vorsteher Pastor Weber an Schwester Ingrid Braun, Archiv der Henriettenstiftung, S-3-0100. Vgl. auch Kapitel 3.3.1.

Rückgang an Diakonissen und die Kostenrechnung der Henriettenstiftung

Der Rückgang an Diakonissen setzte sich in den sechziger und siebziger Jahren fort. 1971 zählte die Stiftung nur noch 316 Diakonissen, von denen erstmals mehr Frauen im Feierabend lebten als in Arbeit standen. Der Anteil von Diakonissen im Dienst nahm in den folgenden Jahren weiter rasant ab. Bereits 1976 gehörten nur noch 229 Diakonissen dem Mutterhaus an, davon befanden sich 97 in Arbeit, 132 im Feierabend.[36] Die Henriettenstiftung war kaum noch in der Lage, Außenstationen mit Schwestern zu versorgen. Anfang der siebziger Jahre hatte sie fast sämtliche Gestellungsverträge gekündigt, um die noch tätigen Diakonissen im Kernbereich der Stiftung – den mutterhauseigenen Einrichtungen, allen voran dem Krankenhaus – einzusetzen. Doch auch hier stellten die Diakonissen 1973 nur noch zehn Prozent der Mitarbeiterinnen und Mitarbeiter.[37]

Das Ausscheiden der Diakonissen aus dem Arbeitsalltag der Stiftung hatte weitreichende Konsequenzen für die Finanzierungsgrundlage der gesamten Organisation. Gemäß Bundespflegesatzverordnung von 1954 lagen die von den Sozialversicherungsträgern zu zahlenden Pflegesätze bis Anfang der siebziger Jahre deutlich unter den nachgewiesenen Selbstkosten der Krankenhäuser. Die Kostenunterdeckung bei den freigemeinnützigen Krankenhäusern wurde 1965 auf zehn Prozent geschätzt (vgl. Schmuhl 2002, 194). Während die Defizite staatlicher und kommunaler Einrichtungen durch öffentliche Zuschüsse ausgeglichen wurden, traf das Problem systematischer Unterfinanzierung die freigemeinnützigen Häuser besonders hart. Die evangelischen Einrichtungen wurden deshalb nicht müde, auf ihre prekäre finanzielle Situation aufmerksam zu machen.

Das Beispiel der Henriettenstiftung zeigt indessen, dass die Finanzlage der einzelnen Einrichtungen durchaus unterschiedlich war.[38] Auch im hannover-

---

36 1971 war das Verhältnis noch knapp ausgeglichen gewesen. Von den 316 Diakonissen waren zu dem Zeitpunkt noch 153 Schwestern in Arbeit, 163 im Feierabend. Aus der Arbeit der Henriettenstiftung. Bericht für das Komitee, 1.12.1976, Archiv der Henriettenstiftung, S-9-3-2.

37 Niederschrift über die Sitzung des Stiftungsvorstandes, 29.10.1973, Archiv der Henriettenstiftung, S-9-2-1.

38 Auch Schmuhl betont, dass die finanzielle Situation von Krankenhaus zu Krankenhaus variierte. Als das Diakonische Werk in Verbindung mit dem Deutschen Evangelischen Krankenhausverband 1966/67 eine Erhebung zur wirtschaftlichen Lage der evangelischen Krankenhäuser durchführte, nahm etwa die Hälfte der evangelischen Häuser nicht daran teil bzw. verweigerte die Teilnahme sogar explizit. Offenkundig sahen sich die Häuser nicht in der Lage, die immer wieder betonte finanzielle Not zahlenmäßig zu belegen. Bei den teilnehmenden Häusern zeigte sich außerdem, dass die evangelischen Krankenhäuser in der Praxis ihre Defizite sehr wohl durch Zuschüsse der Länder und Kommunen ausgleichen konnten. Ferner erhielten die Häuser Zuschüsse von der Evangelischen Kirche und in Gestalt von Spenden (vgl. Schmuhl 2002, 198–199).

schen Mutterhaus stellte das Krankenhaus de facto einen Zuschussbetrieb dar, der jedoch durch die kostengünstige Arbeit der Diakonissen gegenfinanziert wurde. Diese Tatsache wurde offenkundig, als die Stiftung Anfang der sechziger Jahre erstmals die Kosten von Mutterhaus und Krankenhaus nicht mehr, wie bisher üblich, gemeinsam, sondern getrennt abrechnete. Die separate Buchführung belegte unübersehbar, dass die Diakonissen mit ihrer Arbeit bislang bedeutende Gewinne erwirtschaftet und die Verluste des Krankenhausbetriebes ausglichen hatten.[39] Die Diakonissen arbeiteten nicht nur zu vergleichsweise geringen Kosten, sondern sie waren in der Regel bis ins hohe Alter tätig, so dass sie der Stiftung weit über das 65. Lebensjahr hinaus Einnahmen bescherten und gleichzeitig die Ausgaben für den Feierabend relativ gering hielten.[40] Auf dieser Basis gelang es der Stiftung, bis in die sechziger Jahre hinein sogar Überschüsse zu erwirtschaften.[41]

Dieser überkommene Modus interner finanzieller Umschichtung geriet ab Ende der sechziger Jahre endgültig außer Balance. Zum einen mussten die Kosten für die Altersversorgung der Diakonissen neu berechnet werden. Das bisherige Altersversorgungssystem beruhte auf dem Prinzip, dass die jüngeren Diakonissen für die Schwestern im Feierabend aufkamen. Zwar war die Stiftung seit Anfang der dreißiger Jahre dazu übergegangen, vermehrt Beiträge in die gesetzliche Rentenversicherung, die Altersversorgungskasse des Kaiserswerther Verbandes und einen stiftungseigenen Feierabendfond zu entrichten (vgl. auch Kapitel 2.2.2). Diese Zahlungen bildeten jedoch längst keinen zureichenden Ausgleich für den versiegenden Diakonissennachwuchs. Ende der sechziger Jahre stellte die Stiftung fest, dass dringend weitere Rückstellungen vonnöten seien, um die Altersversorgung der Diakonissen auch in Zukunft sichern zu können.[42] So gesehen hatte die Stiftung ihre Gewinne bislang nicht zuletzt auf Kosten der Alterssicherung der Diakonissen erzielt. Indem die Stiftung ihr lange Zeit praktiziertes Versäumnis nachholte, erhöhten sich die Kosten für den Schwesternbereich nachhaltig, und dies bei gleichzeitig sinkender Zahl von Diakonissen in Arbeit. Vor diesem Hintergrund schrieb die Stiftung 1971 erstmals »rote Zahlen«.[43] Ein Jahr später stellte das Komitee fest, angesichts der

---

39 Protokoll der Sitzung des Komitees der Henriettenstiftung, 28.3.1961 und 13.10.1964, Archiv der Henriettenstiftung, S-9-3-1.

40 Anlage der Verwaltung der Henriettenstiftung zur Komiteesitzung am 2.9.1947, Archiv der Henriettenstiftung, Wirtschaft und Versorgung, Protokolle Komitee.

41 Protokoll der Sitzung des Komitees, 28.3.1961, Archiv der Henriettenstiftung, S-9-3-1.

42 Wirtschaftsleiter der Henriettenstiftung, Brechtelsbauer, an Dr. Werner Knüllig, Oberlandeskirchenrat, 1.5.1973, Archiv der Henriettenstiftung, S-9-3-4.

43 Protokoll der Sitzung des Komitees der Henriettenstiftung, 27.7.1971, Archiv der Henriettenstiftung, S-9-3-1.

Altersstruktur der Diakonissen gehe »die Finanzierung von Maßnahmen aus ihrem Arbeitsergebnis zu Ende«[44].

Eine Minderheit in der eigenen Organisation

Mit der Aufgabe der Außenstationen konzentrierte sich die Arbeit der Diakonissen zunehmend auf das Mutterhaus und das ihm angeschlossene Stiftskrankenhaus in Hannover. Doch auch hier verloren die Diakonissen allmählich ihre Hoheit. Noch in den fünfziger Jahren hatten Schwesternschaft und Krankenhaus eine Einheit gebildet. Oberin Florschütz residierte im ersten Stock des Krankenhauses. Die Leitung des Krankenhauses lag in der Hand des Theologischen Vorstehers, der durch die Oberin vertreten wurde.

Diese enge Verknüpfung von Schwesternschaft und Krankenhaus wurde ab den sechziger Jahren sukzessive aufgelöst. 1960 verlegte die Oberin ihren Sitz vom Krankenhaus in das neu errichtete Mutterhausgebäude. Damit verlor sie sichtbar an Präsenz im Krankenhaus. Ihre Funktionen blieben aber vorerst erhalten. Dies änderte sich grundlegend, als Oberin Florschütz 1966 ihr Amt niederlegte. Die Stiftung hatte sich entschieden, mit Lieselotte Pfeiffer eine Theologin und nicht wie im Falle ihrer Vorgängerin eine gelernte Krankenschwester in das Amt zu berufen. Mit einer Theologin an der Spitze sollte das »geistliche Leben« der Stiftung befördert und die Schwesternschaft wieder attraktiver gestaltet werden.[45] Nach der Übernahme der Amtsgeschäfte durch Oberin Pfeiffer wurde erstmals eine eigene leitende Krankenhausschwester im Stiftskrankenhaus eingesetzt. Zwar handelte es sich dabei zunächst noch um eine Diakonisse, und die Oberin blieb weiterhin Mitglied der Krankenhausleitung.[46] Dennoch leitete diese Umstrukturierung einen Prozess ein, in dessen Verlauf die Aufgaben der Betreuung der Schwesternschaft und der Leitung des Krankenhauses sukzessive auseinander dividiert wurden.

Diese Entwicklung setzte sich in den siebziger Jahren fort, als die Henriettenstiftung ihre gesamte Leitungsstruktur umbaute. Zu den wesentlichen Neuerungen gehörte, dass ab 1973 der Wirtschaftsleiter in den Hausvorstand aufgenommen wurde.[47] Damit trug die Stiftung der wachsenden Bedeutung ökonomischer Aspekte in der Organisation der Krankenversorgung Rechnung. Gleichzeitig verabschiedete sie sich von dem tradierten Konzept des Hausvor-

---

44 Protokoll der Sitzung des Komitees der Henriettenstiftung, 28. 6. 1972, Archiv der Henriettenstiftung, S-9 – 3 – 2.

45 Niederschrift über die Sitzung der Vertrauensschwestern der Henriettenstiftung, 2. 2. 1962, Archiv der Henriettenstiftung, S-8 – 3 – 1.

46 Krankenhausausschuss, Dienstanweisung für die Leitung des Krankenhauses der Henriettenstiftung, 18. 11. 1969, Archiv der Henriettenstiftung, S-11 – 2 – 3.

47 Satzung der Henriettenstiftung, 1. 4. 1973, § 13, Abs. 3, Archiv der Henriettenstiftung, Schwesternarchiv, Handakten.

stands als ›Elternpaar‹ aus Oberin und Theologischem Vorsteher. Dieser Schritt war insofern konsequent, als auch das Pendant zum Bild der Eltern – die »Töchter«, also die Diakonissen – aus dem Stiftsleben verschwanden.

Nicht nur der Wirtschaftsleiter, sondern auch die Ärzteschaft konnte ihren Einflussbereich ausbauen. Die Satzung von 1973 sah erstmals die Einrichtung eines Krankenhaus-Ausschusses vor, dem auch die Chefärzte angehören sollten. Dieser Ausschuss hatte allerdings lediglich beratende Funktion, und der Vorsitz verblieb in der Hand des Theologischen Vorstehers.[48] Insgesamt gelang es den Ärzten nur sehr langsam, in Leitungsfunktionen der Stiftung vorzudringen. Noch Ende der siebziger Jahre hatten die Ärzte keine Chance, ihren Wunsch nach einer Vertretung im Hausvorstand und damit der unmittelbaren Leitung der Stiftung durchzusetzen.[49]

Die Zuständigkeitsbereiche der Schwesternschaft und des Krankenhauses wurden 1977 endgültig getrennt, als der Hausvorstand erneut erweitert und der Aufgabenbereich der Stiftung in fünf Dezernate – Schwesternschaft, Krankenhaus, Altenpflege, Ausbildungsstätten und Verwaltung – aufgeteilt wurde. Den Vorsitz des Hausvorstands übernahm der Theologische Vorsteher. Die Oberin wurde zur Leiterin des Dezernats »Schwesternschaften« degradiert, ein erheblicher Machtverlust.[50]

Der Rückzug der Oberin aus der Krankenhausleitung und der Bedeutungsverlust des Schwesternschaftsprinzips hatten gravierende Folgen für die Leitungsstrukturen in der Pflege. Dies zeigte sich, als 1978 erstmals ein Mann die Pflegedienstleitung des Mutterhauskrankenhauses übernehmen sollte. Oberin Pfeiffer protestierte daraufhin energisch bei dem damaligen Vorsteher Pastor Helbig mit dem Argument, das Krankenhaus sei »in einem überwiegenden Maße ein ›Frauenstaat‹, der in der Spitze durch eine Frau vertreten sein sollte.«[51] Damit knüpfte sie an das tradierte, von Schwesternschaften geprägte Selbstverständnis an, das stets eine Gestaltungshoheit von Frauen im Krankenhaus reklamiert hatte. Allerdings argumentierte Oberin Pfeiffer nun aus einer deutlich geschwächten Position heraus und erreichte lediglich, dass dem leitenden Krankenhauspfleger eine Schwester an die Seite gestellt wurde. Diese hatte jedoch nur stellvertretende Funktionen. Indem die Schwesternschaften an Einfluss verloren, standen Frauen in der Pflege, obwohl sie nach wie vor die Mehrheit des

---

48 Ebd., § 18, Abs. 2.
49 Protokoll der Sitzung des Komitees, 16.4.1977, Archiv der Henriettenstiftung, S-9–3–1. Vgl. auch Kapitel 2.1.
50 Geschäftsordnung des Hausvorstandes von 1977, Archiv der Henriettenstiftung, S-9–3–1.
51 Oberin Pfeiffer an Vorsteher Pastor Helbig, 28.3.1978, Archiv der Henriettenstiftung, S-11–2–2.

Pflegepersonals stellten, vor dem gleichen Problem wie in anderen Berufsfeldern, vor dem Problem nämlich, sich gegenüber Männern behaupten zu müssen.

1.2   Die Mitglieder der Schwesternschaft

Das Diakonissenmutterhaus der Henriettenstiftung rekrutierte seine Mitglieder – dies gilt gleichermaßen für die Schwestern, die vor und nach 1945 der Gemeinschaft beitraten – vor allem aus der Mittel- und Unterschicht. Die größte Gruppe bildeten mit knapp einem Viertel Bauerntöchter[52], gefolgt von Töchtern aus dem Handwerk[53] und der Arbeiterschaft[54]. Die meisten Schwestern stammten demnach aus einem eher bildungsfernen sozialen Milieu, in dem schwere körperliche Arbeit die Basis für den Erwerb des Familienunterhaltes bildete. Die Mitarbeit in der Landwirtschaft, im Familienbetrieb und -haushalt wird den meisten Frauen von Kindheit an geläufig gewesen sein. Die harte körperliche Arbeit und die sehr langen Arbeitszeiten in der Pflege werden vielen als Selbstverständlichkeit erschienen sein. Töchter aus der Oberschicht – dazu gehörte unter anderem die seit dem 19. Jahrhundert besonders begehrte Gruppe der Pastorentöchter[55] – bildeten auch in der zweiten Hälfte des 20. Jahrhunderts unter den Diakonissen nur eine Minderheit.[56] Sie übernahmen in der Henriettenstiftung in der Regel Leitungsfunktionen.

Analog zur sozialen Herkunft war das schulische Bildungsniveau der meisten Diakonissen relativ niedrig. Über 70 Prozent hatten lediglich die achtjährige Volksschule besucht.[57] Bei ihrem Schulabschluss waren die Mädchen demnach erst 14 Jahre alt. Die Etappen auf dem Weg zum Eintritt in die Schwesternschaft gestalteten sich oft ähnlich. In der Regel stammten die Frauen aus einem

---

52 Unter den Frauen, die zu Beginn des Untersuchungszeitraums im Jahr 1945 der Diakonissenschwesternschaft angehörten, kamen 22,4 % aus bäuerlichen Verhältnissen. Bei den Neueintritten nach 1945 lag der Anteil bei 23,7 %. Die Rekonstruktion der sozialen Herkunft der Diakonissen beruht auf den Angaben zum Beruf des Vaters, die nach dem Berufsklassifikationssystem von Reinhard Schüren ausgewertet wurden (vgl. Schüren 1989, 313–361). Angaben zum Beruf der Mutter sind in der Regel nicht überliefert.

53 1945 lag der Anteil von Töchtern aus dem Handwerk bei 24,5 %, bei den Neueintritten nach 1945 bei 18,2 %.

54 1945 kamen 16,6 % der Schwestern aus der Arbeiterschaft, bei den Neueintritten nach 1945 lag der Anteil bei 16,9 %.

55 Das Pfarrhaus, Vorbild christlicher Lebensführung, sollte als gutes Beispiel in der Gemeinde vorangehen und eine Tochter zum Diakonissendienst erziehen (vgl. Schmidt 1998, 122).

56 Der Anteil von Töchtern aus der Oberschicht lag 1945 bei 7,1 % und sank unter den Neueintritten nach 1945 auf 4,1 %.

57 1945 lag der Anteil an Volksschülerinnen unter den Mitgliedern der Schwesternschaft bei 71,6 %, bei den Neueintritten nach 1945 bei 72,7 %.

evangelisch-lutherischen Milieu. Sie besuchten den Konfirmandenunterricht und beteiligten sich an evangelischen Mädchengruppen. Zwei Drittel der Volksschülerinnen absolvierte nach dem Schulabschluss ein Haushaltsjahr[58], gerne in einem Pastorenhaushalt, oder die jungen Frauen arbeiteten als Hilfskraft in einem evangelischen Krankenhaus oder Altenheim und kamen über diesen Weg mit dem Pflegeberuf und der Henriettenstiftung in Kontakt. Doch welche Motive gaben letztlich den Ausschlag dafür, dass sich die jungen Frauen für das Lebensmodell der Diakonisse entschieden, und welche Gründe führten wiederum dazu, dass einzelne Frauen diese Lebensentscheidung revidierten und aus dem Mutterhaus austraten? Um diese Fragen geht es in den folgenden beiden Kapiteln.

1.2.1 Eintrittsmotivationen

Grundsätzlich gilt, dass hinter jeder Eintrittsentscheidung eine Gemengelage aus vielfältigen – bewussten wie unbewussten, erwünschten ebenso wie unerwünschten – Motiven stand. Lag den Frauen daran, mit ihrer Bewerbung Erfolg zu haben, mussten sie das komplexe Motivationsbündel dem Erwartungshorizont des Mutterhauses anpassen. Dieser sah drei legitime und erwünschte Eintrittsbegründungen vor: Allen voran stand die Berufung zur Nächstenliebe. Der Theologische Vorsteher Pastor Weber erläuterte das 1957 so: Eine Diakonisse habe einen Ruf gehört, »der nicht aus ihr selber kommt, aus ihrem Wesen, ihrem Wunsche, ihrer Begabung« (Weber, K. F. 1957, 16), sondern von Gott. Die Frauen waren also gut beraten, wenn sie sich in ihrer Bewerbung als von Gott berufen darstellten. Da die Henriettenstiftung vor allem im Pflegebereich tätig war, hatten die Anwärterinnen außerdem ihre besondere Vorliebe für den Pflegeberuf darzulegen. Auch das Bedürfnis, sich einer Gemeinschaft anzuschließen, zählte zu den erwünschten Eintrittsmotiven, sollten die Frauen doch bereit und in der Lage sein, sich in das schwesternschaftliche Leben einzufügen. Gleichwohl war auch der Mutterhausleitung bewusst, dass das Spektrum von Eintrittsmotiven deutlich breiter gefächert war. 1947 notierte die Probemeisterin Schwester Martha im Falle einer Neubewerbung, bei der Meldung als Diakonissenschülerin spiele »sicherlich die Unterkunftsfrage eine Rolle«.[59] Die Probemeisterin war sich sehr wohl darüber im Klaren, dass unter den prekären

---

58 73 der insgesamt 110 Volksschülerinnen (66,5 %), die nach 1945 in die Henriettenstiftung eintraten, gaben an, nach ihrem Schulabschluss zunächst ein Haushaltsjahr absolviert zu haben.

59 Aktennotiz Schwester Martha Koch vom 11. 6. 1947, Archiv der Henriettenstiftung, S-3 – 301.

Bedingungen der Nachkriegszeit das Versorgungsangebot des Mutterhauses einen Eintritt entscheidend motivieren konnte.

Die folgende Darstellung untersucht, wie die Frauen ihre Entscheidung zum Diakonissenberuf legitimierten: Wie begründeten sie ihre Motivation und welche biographischen Erfahrungen führten sie an? Wie konstruierten sie ihre Berufung und wo ergaben sich möglicherweise Brüche zwischen der vorgegebenen Norm legitimer Eintrittsmotive und anderen lebensgeschichtlichen Beweggründen? Ziel der Darstellung ist es, ein möglichst breites Spektrum den Eintrittswünschen zugrunde liegender Erfahrungen und Motive zu rekonstruieren. Aber bevor dies geschieht, wird zunächst die Quellenlage rekonstruiert.

Bei den Diakonissen, die vor 1945 in das Mutterhaus eintraten, sind keine Originalgesuche zur Aufnahme in die Schwesternschaft überliefert. Die Frauen wurden jedoch 1946 gebeten, ihre Lebenserinnerungen zur Rekonstruktion ihrer Personalakte niederzuschreiben. Manche beschränkten sich auf die Wiedergabe zentraler Lebensdaten. Andere nutzten die Gelegenheit zur Introspektion und entwarfen ihre Lebensgeschichte – nicht nur als Mitteilung an die Mutterhausleitung, sondern, wie in manchen Fällen erkennbar, auch zur Überlieferung an die Nachwelt. Die Darstellung der Eintrittsmotive nimmt in diesen Quellen einen herausragenden Stellenwert ein.

Im Unterschied zu diesen retrospektiven Deutungen können die Motivlagen der 156 Frauen, die nach dem Zweiten Weltkrieg in die Schwesternschaft eintraten, anhand der Originalgesuche rekonstruiert werden. Überliefert sind die Anschreiben und ein ausführlicher Lebenslauf der Anwärterinnen mit der Darstellung ihres bisherigen Werdegangs und der Begründung des Eintrittswunsches, gegebenenfalls auch mit der Mutterhausleitung gewechselte Briefe und Beurteilungen der Probemeisterin. Erhalten sind außerdem die pfarramtlichen Fragebögen, mit denen sich die Henriettenstiftung bei den zuständigen Gemeindepastoren nach der persönlichen und moralischen Eignung der jungen Frauen zum Diakonissenberuf erkundigte. Neben den Selbstdarstellungen der Anwärterinnen sind demnach auch Einschätzungen der Mutterhausleitung und Gemeindepastoren von der Persönlichkeit der jungen Frauen und deren Motivlagen erhalten.

Sowohl bei den Eintritten vor als auch nach 1945 handelte es sich um Frauen, denen der Wertehorizont und die ›Spielregeln‹ der Mutterhausdiakonie in der Regel vertraut waren. Die Frauen, die vor 1945 der Henriettenstiftung beigetreten waren, gehörten beim Abfassen ihrer Lebensgeschichte meist seit vielen Jahren der Schwesternschaft an, und sie hatten in der Zeit gelernt, ihre biographischen Selbstdeutungen dem Erwartungshorizont des Mutterhauses anzupassen. Ihre Lebenserinnerungen folgen deshalb oft ähnlichen Erzählmodi, die auf kollektiven Deutungsmustern von Diakonissenbiographien basieren (vgl. Gause 2005 und Lissner 2005, 42). Die Modifikationen und Abweichungen in den

Erzählstrategien geben jedoch durchaus Hinweise auf die jeweiligen persönlichen Bedeutungs- und Sinnzuschreibungen. Deshalb sind diese retrospektiven Lebensberichte geeignet, neben kollektiven auch individuelle lebensgeschichtliche Deutungen zu rekonstruieren.

In Bezug auf die Aufnahmeverfahren nach 1945 sind ausschließlich erfolgreiche Bewerbungen überliefert. Diesen Frauen waren die Auswahlkriterien des Mutterhauses offenbar so weit bekannt, dass sie sich als geeigneter Nachwuchs darzustellen vermochten. Da die Bewerberinnen die Sozialisation in der Schwesterngemeinschaft noch vor sich hatten, sind die Aufnahmegesuche gleichwohl sehr unterschiedlich gehalten, und die Darstellungsformen reichen von sachlich-nüchternen Bewerbungen bis hin zu in allen Farben schillernden Berufungsgeschichten. Hinzu kam, dass die Mutterhausleitung, um den dringend benötigten Nachwuchs zu gewinnen, die Eignungskriterien beim Eintritt großzügig auslegte und im Zweifelsfall zugunsten einer Aufnahme entschied. Auch Frauen mit einer weniger normgerechten Selbstdarstellung erhielten deshalb die Chance, sich in einem ersten Probejahr zu bewähren.[60] Die Beschreibungen der Eintrittsmotive fallen in den Aufnahmegesuchen nach 1945 deshalb deutlich variantenreicher und mitunter auch heterogener aus als in den retrospektiven Deutungen der langjährigen Diakonissen, die vor allem linear konstruierte Berufungsgeschichten mitteilen.

Nach dieser Charakterisierung der Quellenlage beginnt die Darstellung der Eintrittsmotivationen mit einem lebensgeschichtlichen Thema, das generationenübergreifend von vielen Frauen als zentrales Berufungserlebnis und wesentliches Eintrittsmotiv geschildert wird: die Erfahrung einer schweren Erkrankung und deren erfolgreiche Bewältigung. Doch waren es stets auch zeitgeschichtliche Kontexte, die über die Attraktivität des Lebensmodells der Diakonisse für junge Frauen entschieden. Deshalb wird das Spektrum von Eintrittsmotiven derjenigen Frauen, die sich nach 1945 um Aufnahme in die Schwesterngemeinschaft bemühten, in einem zweiten Abschnitt gesondert untersucht.

Krankheit als Berufungserlebnis und Eintrittsmotivation

Das Erleben einer schweren Erkrankung – sei es am eigenen Leib oder in der Sorge um Angehörige – wird generationenübergreifend von vielen Diakonissen als einschneidendes Kindheitserlebnis und wesentliche Motivation zum Eintritt in die Schwesternschaft erinnert. Durchaus charakteristisch ist die Berufungsgeschichte, die Schwester Waltraud Hase in ihrem 1946 verfassten Lebensbericht

---

60 Ein Fünftel der Frauen schied innerhalb dieses ersten Jahres – teils auf eigenen Wunsch, teils auf Initiative der Mutterhausleitung – wieder aus der Gemeinschaft aus (vgl. dazu genauer Kapitel 1.2.2).

schildert.[61] In diesen Lebenserinnerungen erzählt sie von ihrer Kindheit, in der sie an einer »schweren Drüsenstörung«[62] gelitten hatte, und von ihrer inneren Not im Umgang mit der Krankheit: »Wie gern wollte ich gesund sein wie die andern! Warum mußte ich dieses tragen? Ich wurde fast bitter, bis ich es endlich lernte, nach Gottes Weg mit mir zu fragen. Und Gott hat ihn mir gezeigt.«[63] Ihr Lebensbericht folgt damit einer typischen Erzähldramaturgie, die mit der Krankheitsnot und der Frage: »Warum trifft es ausgerechnet mich?« beginnt. Erst als sie die Krankheit in einen Ausdruck göttlichen Willens umdeutete, eröffnete sich ihr ein Weg der Krankheitsbewältigung. In ihrem Fall sah dieser Weg zunächst sehr praktisch aus: Sie wechselte zu einem neuen Chefarzt der Henriettenstiftung, der ihr operativ helfen konnte. Der lebensgeschichtliche Wendepunkt lag für sie jedoch nicht in der ärztlichen Hilfe, die ihr zuteil wurde, sondern in der Umdeutung der Krankheitsnot in ein Berufungserlebnis:

> »Zu jeder Operation bin ich mit großer Freudigkeit gegangen, war es mir doch schon bei der zweiten ganz klar geworden, warum Gott mir diese Last auferlegt hatte. In Seinem Dienst wollte Er mich haben, darum mußte ich solches tragen. Liebe zu Ihm, der mir nun die Binde von meinen Augen genommen hatte, und Dank für solche Führung ließen in mir den Wunsch groß werden, Ihm zu dienen an den Kranken, Diakonisse zu werden und in das Henriettenstift, dessen Schwestern ich jetzt kennen gelernt hatte, einzutreten.«[64]

Indem Schwester Waltraud die Krankheit als göttlichen Plan und besondere Prüfung in ihren Lebensentwurf integrierte, wurde aus ihrer Not mit der Krankheit eine Auszeichnung. Nicht das Kranksein an sich bildet also den Kern der Berufungsgeschichte, sondern das Erlebnis, mit Hilfe des Glaubens eine schwere Krankheit erfolgreich bewältigt zu haben. Matthias Benad hat dieses Glaubenserleben als »Sterbefrömmigkeit« bezeichnet und als Kern des Selbstverständnisses von Diakonissen im 19. Jahrhundert ausgemacht (vgl. Benad 1997 und 2002). Dieser Typus von Glaubensgewissheit prägte das Selbstverständnis vieler Diakonissen bis weit in die zweite Hälfte des 20. Jahrhunderts. Die Erzählung von Schwester Waltraud zeigt darüber hinaus, dass die Entscheidung zum Eintritt in das Mutterhaus auch von lebenspraktischen Aspekten bestimmt wurde: Erst durch ihre Krankheit kam sie überhaupt mit der Henri-

---

61 Schwester Waltraud Hase wurde 1901 geboren und trat 1933, im Alter von 31 Jahren, der Diakonissenschwesternschaft bei.
62 Eine genaue Krankheitsdiagnose ist nicht überliefert, da die Diakonissen in der Regel nicht in medizinischen Fachtermini über ihre Erkrankungen schrieben (siehe auch Kapitel 3.3.3).
63 Schwester Waltraud Hase, Lebensbericht vom 19. 3. 1946, Archiv der Henriettenstiftung, S-1-0909.
64 Ebd.

ettenstiftung in Berührung und lernte die Schwestern sowie deren Arbeit persönlich kennen.[65]

Zahlreiche Lebensberichte, aber auch überlieferte Bewerbungsschreiben zur Aufnahme in das Mutterhaus, belegen, dass positive Erfahrungen mit der Pflege durch Diakonissen eine wesentliche Voraussetzung für den Eintritt in das Mutterhaus bildeten. Schwester Martha Engel[66] wurde im Alter von 19 Jahren mit Typhus und Lungenentzündung in das Krankenhaus Melle eingeliefert, in dem Schwestern der Henriettenstiftung tätig waren. Dort lernte sie ihrem Lebensbericht zufolge »die Schwestern kennen, lernte auch, wie notwendig die Schwestern sind, aber auch, wie köstlich es ist, dem Herrn an den Kranken und Elenden zu dienen.«[67] Sie kam während ihres Krankenhausaufenthaltes mit Diakonissen nicht nur unmittelbar in Berührung, sondern sie erfuhr am eigenen Leibe die Bedeutsamkeit pflegerischer Arbeit. Daraus lässt sich schließen, dass es diese Bedeutung für andere Menschen und die Aussicht auf die Dankbarkeit von Patienten gewesen ist, die sie selber so stark empfunden hatte, die einen zentralen Aspekt der Berufsmotivation ausmachten.

Eigene Krankheitserfahrungen bildeten zwar eine wichtige, jedoch keinesfalls hinreichende Berufsmotivation. Ein genauerer Blick auf die Lebensläufe der Diakonissen offenbart, dass sich der Entscheidungsprozess zum tatsächlichen Eintritt in der Regel über mehrere Jahre hinzog und weiterer Entscheidungshilfen – etwa im Rahmen des Konfirmandenunterrichts oder der Beteiligung an kirchlichen Mädchengruppen – bedurfte. Manche Frauen arbeiteten nach ihrer Genesung als Aushilfe in dem behandelnden Krankenhaus weiter. Erst nach einigen Jahren der Arbeit in einem von Diakonissen geführten Haus entschieden sie sich dann, in das Mutterhaus einzutreten und eine Pflegeausbildung zu beginnen.[68] Das in den Bewerbungsschreiben und Lebensberichten geschilderte Berufungserlebnis dürfte damit oftmals erst in der rückblickenden Perspektive zu einem Schlüsselereignis verdichtet worden sein, das den Vorstellungen von einer idealtypischen Diakonissenbiographie entsprach.

Positive Erfahrungen des Gepflegt-Werdens konnten im Übrigen auch bei der Zustimmung der Eltern zum Eintritt der Tochter in die Schwesternschaft eine wichtige Rolle spielen. So widersetzte sich der Vater von Schwester Irmtraud

---

65 Zur Bedeutung des konkret erfahrenen Vorbilds bei der Entscheidung zum Eintritt vgl. auch Gause (2005, 160–161).

66 Schwester Martha Engel wurde 1882 geboren und trat 1904 in die Henriettenstiftung ein.

67 Schwester Martha Engel, Lebensbericht vom 28.3.1946, Archiv der Henriettenstiftung, S-1-0850.

68 Schwester Erika Lange zum Beispiel kam 1922 zunächst als Patientin in das Krankenhaus Lüneburg. Anschließend arbeitete sie als Aushilfe auf der Frauenstation und später als Pförtnerin in dem Krankenhaus weiter. 1929 entschloss sie sich zum Eintritt als Diakonissenschülerin. Erika Lange an Oberin Fromme, 4.11.1929, Archiv der Henriettenstiftung, S-1-1026.

Edelmann, die 1963 in das Mutterhaus eintrat, zwar zunächst dem Berufswunsch seiner Tochter. Dies änderte sich jedoch in dem Moment, als er selber erkrankte und durch die Besuche der Gemeindeschwester – so das Bewerbungsschreiben von Schwester Irmtraud – erfuhr, »wie wohltuend es ist, daß sich Menschen um den Andern kümmern.«[69] Die Wertschätzung pflegerischer Tätigkeit wäre demnach eng mit der eigenen lebensgeschichtlichen Erfahrung ihrer Bedeutsamkeit verknüpft.

Eintrittsmotivationen nach 1945

Allein die Entwicklung der Mitgliederzahlen der Diakonissen-Schwesternschaft nach dem Zweiten Weltkrieg zeigt bereits, dass die Eintrittsmotive der Bewerberinnen nicht zuletzt von konkreten ökonomischen und gesellschaftlichen Rahmenbedingungen abhängig waren. Über die Hälfte der Neueintritte nach dem Zweiten Weltkrieg erfolgten in den ersten Nachkriegsjahren zwischen 1945 und 1950. Knapp ein Drittel der neu eingetretenen Frauen stammte aus den ehemaligen Ostgebieten des Deutschen Reiches.[70] Unter den prekären Bedingungen der Nachkriegszeit konnte die Henriettenstiftung ein attraktives Ausbildungs- und Versorgungsangebot machen. So überrascht es kaum, dass viele Anfragen um Aufnahme in die Schwesternschaft vergleichsweise pragmatisch gehalten sind. Häufig scheinen sich die Frauen vor allem gemeldet zu haben, weil sie einen Ausbildungsplatz suchten. So bewarb sich Erika Dreyer 1949 als Schwesternschülerin bei der Henriettenstiftung, ohne sich über den Unterschied zwischen Diakonissen und Verbandsschwestern im Klaren zu sein.[71] Hildegard Bruns zählte zu den wenigen Bewerberinnen mit gehobener Schulbildung und wollte eigentlich Medizin studieren, doch sahen sich die Eltern angesichts der schwierigen ökonomischen Verhältnisse nicht in der Lage, ihr diesen Wunsch zu erfüllen. Deshalb bewarb sie sich 1947 bei der Henriettenstiftung.[72] Auch Hildegard Bruns ging es demnach in erster Linie um eine Ausbildung in einem Gesundheitsberuf und nicht darum, Diakonisse zu werden. Beide Frauen traten im Übrigen binnen weniger Monate wieder aus dem Mutterhaus aus. Ökonomische Gründe und der Wunsch nach einer Ausbildung mögen viele Eintritte mit beeinflusst haben – als primäre Motivation waren sie aber kaum geeignet, auch den weiteren Verbleib in der Gemeinschaft zu sichern.

Neben diesen pragmatisch gehaltenen Bewerbungen sind zahlreiche Auf-

---

69 Schwester Irmtraud Edelmann, Mein Lebenslauf, Anlage zur Bewerbung als Diakonissenschülerin der Henriettenstiftung, Februar 1963, Archiv der Henriettenstiftung, S-1-0252.
70 Nach 1945 traten insgesamt 156 Frauen der Diakonissenschwesternschaft bei, davon 87 im Zeitraum bis 1950, von denen 31 aus den ehemaligen Ostgebieten stammten.
71 Erika Dreyer an Oberin Florschütz, 2.1.1949, und Erika Dreyer an Schwester Alma Sander, 12.1.1949, Archiv der Henriettenstiftung, S-3-120.
72 Hildegard Bruns, Lebenslauf vom 18.3.1947, Archiv der Henriettenstiftung, S-3-225.

nahmegesuche überliefert, in denen die Anwärterinnen von dem Erlebnis einer persönlichen Berufung berichten. Einige Frauen beschreiben die Erfahrung, Bombardierungen im Zweiten Weltkrieg und die Flucht aus den ehemaligen Ostgebieten überlebt zu haben, als göttliche Fügung und als Wink, sich zum Nachweis ihrer Dankbarkeit in »seinen Dienst« zu stellen. Wilhelmine Paul, in Schlesien aufgewachsen, berichtete in ihrer Bewerbung 1949 von den Vergewaltigungen durch russische Soldaten in der Endphase des Zweiten Weltkriegs. Wenn Gott sie aus dieser Situation befreie, habe sie gelobt, dann, so teilte sie in ihrem Lebenslauf mit, »will ich in seinen Dienste treten, mein Leben soll ihm geweiht sein! Und der Herr hat meine Gebete erhört.«[73]

Wie schon bei der Bewältigung von Krankheitserfahrungen beobachtet, bildete das Erlebnis, mit ›Gottes Durchhilfe‹ eine lebensbedrohende Situation überlebt zu haben, den Kern auch dieser Berufungsgeschichte. Die der »Sterbefrömmigkeit« zugrunde liegenden Erfahrungen variierten historisch also durchaus. Auch Herta Schmidt, die 1948 im Alter von 26 Jahren in die Henriettenstiftung eintrat, verortete ihre Berufung im Kontext von Kriegserfahrungen. Herta Schmidt hatte im Zweiten Weltkrieg nicht nur ihren Ehemann, sondern auf der Flucht aus Schlesien auch ihren kleinen Sohn verloren. »Durch all diese Berg und Tal Wanderung, die mich zu Christus geführt hat«, schrieb sie 1948 an die Mutterhausleitung, »hörte ich Gottesruf ›folge mir nach‹. Als ich dadurch keine Ruhe mehr fand, entschloß ich mich, Diakonisse zu lernen.«[74] Die Deutung als Gottesweg bot zweifelsohne eine wichtige Möglichkeit, ihren schmerzlichen Erfahrungen einen höheren lebensgeschichtlichen Sinn zu verleihen. Durchaus typisch ist die Formulierung, der Ruf habe ihr »keine Ruhe« gelassen, bis sie sich schließlich zum Eintritt in die Schwesternschaft entschlossen habe. Viele Berufungsgeschichten folgen einer Dramaturgie, in der auf den »Ruf« ein längerer Entscheidungsprozess folgte, in dessen Verlauf der ›alte‹ Mensch mit dem ›neuen‹ rang. Je nach Ausmaß der erlebten inneren Konflikte und der Veranlagung der Erzählerin zu einer Selbstinszenierungs- und Detailfreudigkeit können diese Geschichten zahlreiche Wendungen im Kampf mit inneren und äußeren Widerständen nehmen.[75]

Widerstand konnte unter anderem von den Eltern ausgehen, indem sie sich gegen den Eintritt stellten, sei es, weil sie das zölibatäre Lebensmodell für ihre Töchter ablehnten und auf Enkelkinder nicht verzichten wollten oder weil sie den Dienst körperlich als zu belastend erachteten.[76] Einige Frauen berichten

---

73 Wilhelmine Paul, Mein Lebenslauf, o. D. [1949], Archiv der Henriettenstiftung, S-3 – 174.
74 Herta Schmidt, Mein Lebenslauf, o. D. [1948], Archiv der Henriettenstiftung, S-3 – 289.
75 Gesine Hahn, Lebenslauf vom 21.10.1951, Archiv der Henriettenstiftung, S-1 – 0393; Grete Heusmann an Vorsteher Pastor Weber, 27.9.1959, Archiv der Henriettenstiftung, S-1 – 0293.
76 Anna Hofmann an Oberin Florschütz, 8.6.1949, Archiv der Henriettenstiftung, S-1 – 0545; Schwester Marga Gunther berichtet sogar, ihr Vater habe sie geschlagen, als er von ihrem

auch, sich im kirchenfeindlichen Klima des Nationalsozialismus vom Glauben abgewandt zu haben und erst nach 1945 den Weg zurück in die Kirche gefunden zu haben. Berta Hildebrandt meldete sich 1947 im Alter von 17 Jahren als Diakonissenschülerin bei der Henriettenstiftung. In ihrem Lebenslauf teilte sie mit, im Nationalsozialismus auf Wunsch ihres Vaters, eines Funktionärs der NSDAP, aus der Kirche ausgetreten zu sein – ein Schritt, der sie in tiefe Zweifel und Scham gestürzt habe. Nach dem Zweiten Weltkrieg habe sie dann wieder Religionsunterricht beim örtlichen Pastor genommen. In ihrem Lebenslauf teilte sie mit:

> »Anfangs ging ich voll Furcht in den Unterricht, denn ich zweifelte daran, daß Gott mir diese Sünde vergeben würde. Doch die Zweifel schwanden. Ich lernte endlich Gottes Güte und Barmherzigkeit und vor allem den Herrn Jesus kennen und lieben. Hat Christus nicht auch an mir ein Wunder getan, daß er mich aus diesem Unglauben löste? Kann ich nicht einen kleinen Teil meiner Schuld dadurch abtragen, daß ich seine Liebe, die ich empfangen habe, an andere Menschen weitergebe?«[77]

Mit der Vorstellung, sich ›versündigt‹ zu haben, griff sie auf ein Grundmuster zurück, das in der Mutterhausdiakonie und religiösen Erweckungsbewegung des 19. Jahrhunderts eine entscheidende Rolle gespielt hatte (vgl. auch Kapitel 1.1). Die Erkenntnis der eigenen Sündhaftigkeit und die aufrichtige Bereitschaft zur Buße galten in diesem Milieu als Grundvoraussetzung, um die Gnade Christi, die »Erweckung«, zu erleben (vgl. Köser 2006, 85). Auch Krankheiten konnten als Folge eines sündigen Lebenswandels interpretiert werden (vgl. Kreutzer/Nolte 2010, 49). Dieser in den Anfängen der Mutterhausdiakonie so zentrale Stellenwert von ›Sünde‹ ist in den Selbstzeugnissen der hannoverschen Diakonissen nach 1945 kaum noch nachweisbar, und auch für die schriftlich dokumentierten Berufungsgeschichten ist er eher untypisch. Allem Anschein nach wurde dieses Motiv vor allem bei der Verarbeitung der nationalsozialistischen Vergangenheit reaktiviert.[78] Da Berta Hildebrandt bei ihrer Bewerbung erst 17 Jahre alt war, ging es hier jedoch kaum um persönliche Schuld im Sinne einer Mittäterschaft im Nationalsozialismus, sondern um ihre zwischenzeitliche Abkehr vom Glauben.

Typisch an der Berufungsgeschichte von Berta Hildebrandt ist die Darstellung eines sehr persönlichen Glaubenserlebnisses und der Eindruck, Jesus regelrecht kennen gelernt zu haben. Diese spezifische Christusfrömmigkeit – das heißt die Liebe zu Christus und das Selbstverständnis, in seiner Nachfolge tätig

---

Eintrittswunsch hörte, Marga Gunther an Schwester Emma Eifert, o. D. [um 1967], Archiv der Henriettenstiftung, S-1-0888.

77 Berta Hildebrandt, Mein Lebenslauf, o. D. [1947], Archiv der Henriettenstiftung, S-3-0144.

78 Auch bei der Erklärung von Krankheitsursachen hatte sich der Begriff von Sünde überholt und das Verständnis von Krankheit als Prüfung Gottes als alleinige Deutung durchgesetzt (vgl. Kreutzer/Nolte 2010, 51).

zu sein – gehörte zu den wesentlichen Merkmalen des Glaubensverständnisses der Diakonissen (vgl. Gause 2005, 154). Viele Anwärterinnen des hannoverschen Mutterhauses berichten von Erlebnissen, in denen sie meinten, Jesus habe direkt mit ihnen gesprochen und sie persönlich in seinen Dienst geholt. »Der Ruf Christi ist an mein Ohr gedrungen, und ich kann es nicht mehr verstopfen«[79], schrieb etwa Luise Kersting in ihrer Bewerbung 1951. Die 18jährige Erna Schäfer schilderte 1947 in ihrer Berufungsgeschichte, wie »ein Herz voll brennender Liebe zu Christus« in ihr wach wurde und wie sie sich entschieden habe, ihm »nach mehr als einem Jahr ehrlichem Ringen ein freudiges ›Ja‹ zu[zu]rufen und in seine Nachfolge [zu] treten.«[80] Gerade bei den jungen Anwärterinnen im Alter von etwa 18 Jahren lesen sich diese Erzählungen häufig auch als alterstypische Geschichten von Jugendlichen, die, sich allein und unverstanden fühlend, nach Beistand und einem Platz in der Welt suchten. Jesus erscheint in diesen Schilderungen als sehr konkrete Person, den sich die Mädchen oder jungen Frauen als Helfer und Begleiter an ihre Seite wünschten.

Die Entscheidung zum Eintritt in das Mutterhaus konnte auch mit einer persönlichen Heilserwartung verknüpft sein. Emmi Bohlmann, die sich 1946 im Alter von 18 Jahren bewarb, berichtet in ihrem Bewerbungsschreiben, in der Vergangenheit Gelegenheit gehabt zu haben, »die Arbeit der Diakonissen und ihr ausgeglichenes Wesen zu beobachten«, und dass daraufhin »der Wunsch ihnen gleich sein zu können«[81], in ihr erwacht sei. Die Hoffnung, mit dem Eintritt in eine religiöse Gemeinschaft ein anderer, der irdischen Nöte entledigter Mensch zu werden, dürfte bei mancher Eintrittsentscheidung eine Rolle gespielt haben. Auch wenn dieses Motiv wohl kaum spezifisch für die Nachkriegszeit war, könnte es in dieser Zeit des gesellschaftlichen Umbruchs eine besondere Bedeutung erhalten haben. Viele der Frauen, die sich um Aufnahme in die Schwesternschaft bewarben, mussten erleben, dass sich ihre Lebensperspektive dramatisch veränderte, berufliche und persönliche Wünsche sich zerschlugen.

Erna Schäfer etwa hatte 1944/45 zwei Ausbildungen, eine im Hauswirtschaftsbereich und eine als Kinderpflegerin, begonnen, die sie beide abbrechen musste, weil die Ausbildungsstätten kriegsbedingt geschlossen wurden.[82] Dies traf sie schwer. Wenige Zeit später lernte sie ihrem Lebensbericht zufolge zwei Mädchen kennen, die »das gleiche Los« teilten: »Die Berufsausbildung war durch den Zusammenbruch zerschlagen. Aber dennoch waren sie zufrieden. Ja sie waren Gotteskinder und sie durften ja Freud und Leid aus der gütigen Va-

---

79 Luise Kersting an Vorsteher Pastor Meyer, 4. 6. 1951, Archiv der Henriettenstiftung, S-1 – 0480.

80 Erna Schäfer, Ergänzung zum Lebenslauf, 14. 8. 1947, Archiv der Henriettenstiftung, S-3 – 003.

81 Emmi Bohlmann, Lebenslauf vom 7. 4. 1946, Archiv der Henriettenstiftung, S-1 – 0049.

82 Erna Schäfer, Mein Lebenslauf, 20. 8. 1946, Archiv der Henriettenstiftung, S-3 – 003.

terhand Gottes nehmen.« Von da an, so Erna Schäfer, habe sie ernstlich ge-
rungen, »auch so froh und glücklich zu werden wie jene jungen Mädchen.«[83] An
die Hinwendung zum Glauben und den Eintritt in eine Glaubensgemeinschaft
mag oft auch die Hoffnung geknüpft worden sein, unter den prekären Bedingungen der Nachkriegszeit persönliche Zufriedenheit zu finden.

In der Kriegs- und Nachkriegszeit zerschlugen sich nicht nur mögliche berufliche Perspektiven für junge Frauen. Aufgrund des kriegsbedingten »Män-
nermangels« verschlechterten sich ihre Heiratschancen zudem dramatisch.[84]
Dass auch die ohnehin geringen Aussichten auf eine Ehe den Eintritt in die
Schwesterngemeinschaft zu einer attraktiven Lebensalternative machten,
kommt in den Bewerbungen jedoch nicht zum Ausdruck. Erwähnt werden allenfalls gescheiterte Partnerschaften, in einem Fall sogar eine unglückliche
Liebe. Die 25jährige Anna Hofmann erläuterte in ihrer Bewerbung 1949:

> »Ich brauchte eine Arbeit die mich so in Anspruch nahm, daß ich keine Zeit für meine
> eigenen Gedanken mehr haben würde. Ich war einem Menschen begegnet, dem ich
> nicht gleichgültig gegenüberstehen konnte. Es gab für mich keinen anderen Ausweg als
> den Schwester zu werden, weil das meiner Meinung nach der einzige Beruf für mich
> war, in dem ich ganz aufgehen konnte.«[85]

Die im Mutterhaus geforderte »Ganzhingabe« an die Gemeinschaft und die
Arbeit am kranken und bedürftigen Menschen bot in diesem Falle die Aussicht
auf Vergessen einer schweren persönlichen Enttäuschung.

Andere Frauen berichten, bereits verlobt gewesen zu sein, den Partner aber
durch Tod verloren zu haben. Gertrud Müller meldete sich im Sommer 1945,
wenige Monate nachdem ihr Verlobter den »Heldentod« gestorben war, wie sie es
formulierte, als Diakonissenschülerin bei der Henriettenstiftung. In ihrem Lebenslauf beschreibt sie, wie schwer sie die Nachricht vom Tode ihres Verlobten
getroffen habe. »Nach Wochen erst«, teilte sie mit, »spürte ich immer mehr, daß
mir der Herr mein Glück ... zerschlagen mußte.« Der Verlobte sei Atheist gewesen, so dass sich ihr erst mit seinem Hinscheiden der Weg zu einem gottge-
fälligen Leben eröffnet habe. Bei einem kirchlichen Jungmädchenabend habe sie
dann gehört, »wie eine innere Stimme sagte: Werde Schwester!«[86] Auch Gertrud
Müller griff damit auf das gängige Muster zurück, lebensgeschichtliche Krisen

---

83 Erna Schäfer, Ergänzung zum Lebenslauf, 14.8.1947, Archiv der Henriettenstiftung, S-
    3 – 003.
84 Gemäß der Volks- und Berufszählung von 1946 kamen in der Altersgruppe zwischen 20 und
    35 Jahren in Niedersachsen auf 100 Männer 169 Frauen, errechnet nach: Niedersächsisches
    Amt für Landesplanung und Statistik Hannover (1949), 40 – 41. Siehe auch Meyer/Schulze
    (1984) und Niehuss (2001).
85 Anna Hofmann, Mein Lebenslauf, 8.6.1949, Archiv der Henriettenstiftung, S-1 – 0545.
86 Gertrud Müller, Mein Lebenslauf, o. D. [Juni/Juli 1945], Archiv der Henriettenstiftung, S-3 –
    155.

als Berufungsereignis zu verarbeiten. Andere Gefühle wie die Angst, nach dieser verlustreichen Erfahrung eine neue Bindung einzugehen, oder die Sorge, angesichts der schlechten Heiratschancen ohne Lebenspartner zu verbleiben, sparte sie in der Selbstdarstellung gegenüber der Mutterhausleitung vielleicht aus.

Nur eine Bewerbung thematisiert die mangelnde Aussicht auf Eheschließung – dies allerdings in einem sehr anders gearteten Kontext. Das Beispiel von Elise Vogelsang, die sich 1954 im Alter von 33 Jahren als Diakonissenschülerin meldete, verweist auf die beträchtlichen Folgewirkungen nationalsozialistischer Rassen- und Bevölkerungspolitik. In einem ausführlichen Lebensbericht schildert Elise Vogelsang ihren Werdegang. Ihr Vater war psychisch versehrt aus dem Ersten Weltkrieg zurückgekehrt. 1925 wurde er in eine Nervenheilanstalt eingeliefert – später sollte eine Schizophrenie diagnostiziert werden. 1942 starb er als Opfer der nationalsozialistischen »Euthanasie«. Als Tochter eines an Schizophrenie Erkrankten zählte sie im Nationalsozialismus zum Kreis der »erblich Minderwertigen«. Dies hatte weitgehende Folgen für ihre Lebensplanung. Nach Abschluss der Mittleren Reife 1937 entschied sie sich, eine Ausbildung zur Kindergärtnerin zu machen mit der Begründung, so ihr Lebensbericht: »Es war mir damals klar, dass ich auf Grund meiner erblichen Anlagen später wohl nicht heiraten dürfte.«[87] In der Tat war die Erlaubnis zur Eheschließung 1935 an den Nachweis der »Erbgesundheit« gekoppelt worden. Da Schizophrenie als Erbkrankheit angesehen wurde, hatte sie kaum eine Chance, das im Nationalsozialismus geforderte »Ehetauglichkeitszeugnis« zu erhalten (vgl. Czarnowski 1991, 175 – 186). Auch wenn Elise Vogelsang diesen Umstand vor allem als Motivation für eine Berufsausbildung anführte, scheint das Stigma der »Erbkrankheit« ihr Selbstbild als dauerhaft ledige Frau weit über die Zeit des Nationalsozialismus hinaus geprägt zu haben. Dass sie sich im Alter von 33 Jahren noch zum Eintritt in das Mutterhaus entschloss, begründete sie damit, sich als unverheiratete Frau nach einer persönlichen Zugehörigkeit zu sehen. »Der Wunsch, noch Schwester zu werden«, erläuterte sie, entspringt »auch dem Verlangen, mit gleichgesinnten Menschen in einer Gemeinschaft zu leben« und der »Sehnsucht nach einer gewissen Geborgenheit, … die ein Mutterhaus seinen Schwestern ja auch wohl geben möchte.«[88]

So lässt sich festhalten, dass die Suche nach einer sozialen Heimat für viele Frauen eine wesentliche Motivation gebildet hat, Diakonisse zu werden. Dies traf auch auf zahlreiche junge Flüchtlingsfrauen zu, die aus den ehemaligen Ostgebieten oft alleine, ohne Angehörige nach Niedersachsen gekommen waren und

---

87 Elise Vogelsang, Mein Lebenslauf, 8.3.1954, Archiv der Henriettenstiftung, S-3 – 0328.
88 Ebd.

sich ein neues zuhause wünschten.[89] Auch noch bei den Eintritten, die in der zweiten Hälfte der fünfziger Jahre und in den sechziger Jahren erfolgten, als der Arbeitsmarkt bereits vielfältige Erwerbsalternativen für Frauen bereithielt, spielte der Wunsch nach einer persönlichen Zugehörigkeit zu einer Gemeinschaft eine maßgebliche Rolle.

1.2.2 Austrittsgründe

Nach 1945 traten insgesamt 172 Schwestern aus der Diakonissengemeinschaft aus. Die kurzlebigste Mitgliedschaft währte gerade einmal zwei Tage, die längste 36 Jahre. Die jüngste der Frauen war bei ihrem Ausscheiden 17 Jahre alt, die älteste hatte das 64. Lebensjahr erreicht. Bereits diese wenigen Angaben lassen erkennen, wie sehr die lebensgeschichtliche Bedeutung und die mit einem Austritt verbundenen Motivlagen variierten. Angesichts einer zweitägigen Mitgliedschaft scheint es sich bei der Eintrittsentscheidung schlicht um einen Irrtum gehandelt zu haben. Ein Austritt nach 36 Jahren der Zugehörigkeit hingegen wird auf einen langen schmerzhaften Ablösungsprozess zurückgegangen sein. Das Ausscheiden bedeutete in diesem Fall nicht nur den Verlust langjähriger sozialer Beziehungen, sondern auch den Verzicht auf lebenslange Versorgung durch das Mutterhaus. Denn die Austritte im fortgeschrittenen Alter konnten gravierende Folgen für die ökonomische Absicherung der einzelnen Frauen haben.

Das folgende Kapitel untersucht die Gründe, die zum Ausscheiden von Schwestern führten. Wie wurden die Austrittsentscheidungen zwischen der Mutterhausleitung und den einzelnen Schwestern verhandelt? Welche Argumente führten die Frauen an, um ihre Entscheidung zu begründen, und wagten sie es, bei dieser Gelegenheit auch Kritik zu äußern? Wie änderten sich die Motivlagen im Laufe der Mitgliedschaft? Die Austritte gingen jedoch nicht immer auf die Initiative der Schwestern selbst zurück. Häufig war es auch die Mutterhausleitung, die den Austritt einer Schwester forcierte und in einigen wenigen Fällen sogar zur Entlassung schritt.[90] Die Darstellung umfasst deshalb auch, wie die Mutterhausleitung die Grenzen zwischen Eignung und Nicht-Eignung für den Diakonissenberuf verhandelte und wie sie den Ausschluss von Schwestern begründete.

---

89 Elisabeth Listner an den Hausvorstand der Henriettenstiftung, 25. 1. 1949, Archiv der Henriettenstiftung, S-1 – 1068.

90 Die Grenzen zwischen ›freiwilligen‹ und anempfohlenen Austritten sowie Entlassungen waren fließend. Die Mutterhausleitung verwendete die Begriffe Austritte und Entlassungen oft synonym und fasste die Frauen unter dem Sammelbegriff »ausgetretene Schwestern« zusammen.

Die Ausführungen basieren auf den Personalakten der ausgetreten Schwestern, die einen eigenen Bestand im Mutterhausarchiv bilden, und in denen die Darstellung der Austrittsmotive einen herausgehobenen Stellenwert einnimmt. Traten die Schwestern bereits im ersten Jahr, dem so genannten Probejahr aus, sind meist keine Ego-Dokumente der Schülerinnen überliefert. Die jungen Frauen wurden im Probejahr ausschließlich im Mutterhauskrankenhaus in Hannover eingesetzt, so dass die Verhandlungen über den Austritt weitgehend mündlich erfolgten. Nur wenn die Probeschwestern zwischenzeitlich das Mutterhaus verließen, ihren Urlaub beispielsweise bei der Herkunftsfamilie verbrachten, und dort ihre Eintrittsentscheidung überdachten, schrieben sie vereinzelt nach Hannover und berichteten von ihren Zweifeln. Zahlreich erhalten sind hingegen die Beurteilungen der für die Betreuung der Schülerinnen zuständigen Probemeisterin, die in regelmäßigen Abständen ihre Einschätzung von der Persönlichkeit der Schülerin, deren Arbeitsleistung, religiöser Haltung und Integrationsbereitschaft festhielt und auch den Prozess der Austrittsentscheidung erläuterte. Die Quellen geben vor allem die Deutung der Probemeisterin und deren Werturteil über die Persönlichkeit und Motive der Schülerinnen wieder. Allerdings zeigte sich die Probemeisterin erkennbar darum bemüht, die Perspektive der Schülerinnen nachzuvollziehen, nicht zuletzt um die jungen Frauen vielleicht doch noch zum Verbleib zu motivieren. Darüber hinaus wandten sich oft noch Jahre nach dem erfolgten Austritt andere Schwesternschaften oder Arbeitgeber an die Henriettenstiftung und erkundigten sich nach den Gründen für das Ausscheiden, weil sich die ehemaligen Schülerinnen dort beworben hatten. Da die Mutterhausleitung in diesen Fällen um ein faires Urteil bemüht war, hatte sie ein Interesse an einer abgewogen dokumentierten Darstellung der Austrittsmotive.

Nach Ende des Probejahres und vor allem nach Abschluss der Krankenpflegeausbildung wurden die meisten Schwestern auf Außenstationen der Henriettenstiftung eingesetzt. Trugen sich Frauen dort mit Austrittsgedanken, sind in der Regel Briefwechsel überliefert, in denen die Schwestern ihre Motive darlegen. Im Falle eingesegneter Diakonissen verlor die Mutterhausleitung bei einem Austritt nicht nur bewährte Arbeitskräfte, sondern auch langjährig vertraute Mitglieder. Oberin und Vorsteher war deshalb sehr daran gelegen, die Austrittsmotive zu erkunden und die Schwestern gegebenenfalls umzustimmen. Außerdem hatte die Mutterhausleitung mit der Einsegnung eine soziale und ökonomische Verantwortung für die Diakonissen übernommen. Oberin und Vorsteher wollten deshalb sicher gehen, dass die Austrittsentscheidung wohl überlegt und im Wissen um die Konsequenzen erfolgte.

Frühe Erkenntnis: Austritte im Probejahr und unmittelbar danach

Das Probejahr war als Zeit gegenseitiger Prüfung konzipiert. Die jungen Frauen lebten und arbeiteten vor Ort im Mutterhausbereich in Hannover und lernten die Glaubens-, Dienst- und Lebensgemeinschaft der Diakonissen intensiv kennen. Auch die Probemeisterin bekam so die Gelegenheit, sich ein Urteil über die Eignung des Nachwuchses zu verschaffen. Ein Ausscheiden – sei es auf Initiative der Probeschwestern oder der Mutterhausleitung – war zu diesem Zeitpunkt relativ einfach und außerdem nicht unüblich. 21 Prozent aller Austritte erfolgten im Probejahr; weitere acht Prozent im darauffolgenden Jahr.[91]

Viele der jungen Frauen – dies legen die Beurteilungen der Probemeisterin nahe – hatten bei ihrem Eintritt in das Mutterhaus kein klares Bild von den Anforderungen des Pflege- und Diakonissenalltags. Schwester Edith Gieseke, notierte die Probemeisterin 1950, »wurde die Arbeit auf der Krankenstation von vornherein recht schwer; sie betonte auch einmal, daß sie mit solch einer körperlichen Belastung nicht gerechnet habe. Sie machte meist einen unfrohen Eindruck.«[92] Auch Schwester Barbara Windt erklärte, dass sie »den Anforderungen hier körperlich nicht gewachsen sei. Sie sei immer sehr müde, und sie fürchte, daß sie um der Gesundheit willen den Diakonissenberuf nicht ausüben könne.«[93] In der Tat zeigten nicht wenige Schülerinnen bereits im ersten Jahr schwere körperliche Überlastungssymptome und wünschten den Austritt.[94]

Ohne Frage waren die körperlichen Anforderungen hoch. Allerdings mag es gegenüber der Probemeisterin oft eher möglich gewesen sein, über körperliche Belastungen des Pflegealltags zu klagen als über das reglementierte Leben in der Diakonissenschwesternschaft. Dies war der Probemeisterin sehr wohl bewusst. 1949 notierte sie, Schwester Erika Dreyer habe in einer Aussprache erklärt, dass ihr die Pflegearbeit »auf die Dauer zu schwer würde.« Auf Nachfragen der Probemeisterin hin habe die Schülerin dann aber eingeräumt, »daß sie keine große Freudigkeit für den Diakonissenberuf habe.«[95]

---

91 Von den 172 ausgetretenen Schwestern kann bei 163 Frauen die Dauer der Mitgliedschaft rekonstruiert werden. Von diesen 163 Schwestern traten 34 im ersten Jahr und 13 im Laufe des zweiten Jahres aus.

92 Schwesternkartei Edith Gieseke, Beurteilung der Probemeisterin vom 16.11.1950, Archiv der Henriettenstiftung, S-3–176.

93 Aktennotiz Schwester Martha Koch, 15.2.1954, Archiv der Henriettenstiftung, S-3–197.

94 Schwester Hildegard Bruns etwa bekam eine »langwierige Nervenentzündung« im Arm und litt unter starken »Beinschmerzen«, deren Ursache damals nicht festgestellt werden konnte. Genauere medizinische Diagnosen werden in den Quellen nicht mitgeteilt. Schwesternkartei Hildegard Bruns, Beurteilung der Probemeisterin, Oktober 1948, Archiv der Henriettenstiftung, S-3–225.

95 Schwesternkartei Erika Dreyer, Beurteilung der Probemeisterin, 17.9.1949, Archiv der Henriettenstiftung, S-3–120.

In den meisten Fällen scheinen sich die jungen Frauen nicht gegen den Pflegeberuf, sondern gegen das Leben als Diakonisse entschieden zu haben.[96] Manche teilten schlicht mit, »unglücklich«[97] zu sein, mitunter übernahmen auch die Eltern die Klärung der Austrittsgründe, wie bei Schwester Martha Weyers, die bereits zwei Tage nach dem Eintritt erkrankte. Die Mutter holte sie daraufhin ab und erklärte, ihrer Tochter sei »der Diakonissenberuf zu eng und zu aufopferungsvoll«[98]. In dem Fall hatte sich die Tochter offenbar nicht getraut, sich klarer zu äußern. Andere Probeschwestern hingegen wagten durchaus, deutliche Kritik vorzubringen. Schwester Gisela Diekmeier kam 1956 zu dem Schluss, so die Notiz der Probemeisterin,

> »daß sie nicht im diakonischen Dienst bleiben möchte. Die engen Grenzen, die ihr im Denken und Handeln gezogen wären, würden ihr immer mehr zur Qual … In der Krankenpflege möchte sie liebend gern weiterarbeiten, aber in einem freien Verband …«[99]

Es waren also vor allem die strengen Reglementierungen im Alltagsleben der Gemeinschaft, die bei Schwester Gisela den Ausschlag zum Austritt gaben. Die Diakonissenschülerinnen unterstanden vor allem im Probejahr einer strengen Aufsicht. Im Mutterhaus war die Kontrolle durch die Schwesternschaft – verglichen mit den Außenstationen; allen voran der selbständig organisierten Gemeindepflege – grundsätzlich am stärksten ausgeprägt, und das Probejahr galt als entscheidende Phase im Prozess der Einsozialisierung in die Gemeinschaft. Das Einüben einer richtigen Haltung und Lebensführung, die kontrollierte regelmäßige Teilnahme an Gottesdiensten und Andachten spielte hier eine besonders große Rolle.[100] Die leidvolle Erfahrung dieser engmaschigen Überwachung dürfte eine der wesentlichen Motivationen bei den frühen Austritten gebildet haben. Als austrittsförderlicher Faktor kam im Fall von Schwester Gisela hinzu, dass der Arbeitsmarkt im Zeichen des Pflegenotstands ab Mitte der fünfziger Jahre wachsende Alternativen bot und das Prinzip freier Schwesternschaften rasant an Respektabilität gewann. Der Wechsel in einen freien Verband wurde deshalb immer attraktiver. Dies bedeutet allerdings im Um-

---

96 Auch die überlieferten Schriftwechsel, die nach den Austritten erfolgten – sei es, weil sich die ehemaligen Schülerinnen mit einem Anliegen an die Mutterhausleitung wandten oder potenzielle Arbeitgeber Erkundigungen einholten –, zeigen, dass viele Frauen nach dem Austritt im Pflegeberuf verblieben, aber in andere »freiere« Schwesternschaften gewechselt waren.

97 Schwesternkartei Erika Billenkamp, Beurteilung der Probemeisterin, Dezember 1945, Archiv der Henriettenstiftung, S-3 – 146.

98 Schwesternkartei Martha Weyers, o. D. [Februar 1953], Archiv der Henriettenstiftung, S-3 – 302.

99 Aktennotiz Schwester Martha Koch, 23.4.1956, Archiv der Henriettenstiftung, S-3 – 339.

100 Schwester Martha Koch an Schwester Mathilde von Rothenstein, 1.7.1958, Archiv der Henriettenstiftung, S-3 – 168.

kehrschluss nicht, dass die Entwicklung der Austrittszahlen der Konjunktur des Arbeitsmarktes folgte. Knapp ein Drittel der Austritte fand in den unmittelbaren Nachkriegsjahren zwischen 1945 und 1949 statt, ein weiteres Drittel noch vor Erreichen der Vollbeschäftigung im Jahr 1955.[101] Stellte sich der Alltag im Diakonissenmutterhaus den Frauen als unerträglich dar, traten sie aus, selbst wenn die Arbeits- und Lebensperspektiven jenseits der Henriettenstiftung mehr als dürftig erschienen.

Nicht nur die Alltagsregulierungen konnten abschreckend wirken. Manche Schülerin mochte sich doch nicht auf den zölibatären Lebensentwurf festlegen und erklärte, später gern heiraten zu wollen.[102] Wenn die Eltern gegen den Eintritt gewesen waren, konnte auch der Druck der Familie die Austrittsentscheidung mit beeinflussen – sei es beispielsweise, weil die Eltern nur die Ehe als wünschenswerte Perspektive betrachteten oder weil sie von ihrer Tochter Unterstützungsleistungen im Alter erwarteten.[103]

Auch die Mutterhausleitung prüfte den Nachwuchs. Nur wer sich im ersten Jahr sowohl bei der Arbeit als auch in der Schwesternschaft bewährte, wurde in das Noviziat eingeführt. Fiel das Urteil nicht eindeutig aus, konnte das Probejahr verlängert werden wie im Fall von Schwester Renate Müller. Diese gab sich zwar Mühe bei der Arbeit und schien auch religiös zureichend motiviert zu sein, wie die Probemeisterin notierte, aber sie »war charakterlich durchaus unklar und nahm auch keine Vermahnung ohne Widerrede hin.«[104] Den Begriff der charakterlichen Unklarheit verwendete die Probemeisterin gerne zur Beschreibung von Diakonissenschülerinnen, die sich nicht hinreichend in die Gemeinschaft der Schwestern einfügten. Oft mangelte es an einem klaren »Ja« zum Diakonissenberuf. So hatte Schwester Renate zwischenzeitlich mit der Alternative geliebäugelt, als Hausgehilfin in die Schweiz zu gehen.[105] Außerdem stammte sie aus einem freikirchlichen Elternhaus und fiel mit ihrer Frömmigkeit kulturell aus dem lutherischen Mutterhaus heraus. Die Oberin beklagte eine Überschwänglichkeit in der religiösen Haltung.[106] Auch wenn sich im Nachhinein nicht mehr rekonstruieren lässt, welche Ausdrucksformen die Oberin dabei genau im Sinn hatte, bestätigen andere Quellen, dass die Mutterhausleitung

---

101 Zwischen 1945 und 1949 sowie 1950 und 1954 traten jeweils 53 Schwestern aus dem Diakonissenmutterhaus aus. Die höchste Zahl von Austritten gab es im Jahr 1946, als 18 Schwestern aus dem Mutterhaus ausschieden.

102 Schwesternkartei Monika Goltermann, Beurteilung der Probemeisterin, 18. 7. 1952, Archiv der Henriettenstiftung, S-3 – 196.

103 Oberin Florschütz an Oberin Erna Middelkamp, Evangelischer Diakonieverein Göttingen, 5. 3. 1951, Archiv der Henriettenstiftung, S-3 – 294.

104 Schwesternkartei Renate Müller, Beurteilung der Probemeisterin, 5. 7. 1952, Archiv der Henriettenstiftung, S-3 – 317.

105 Ebd.

106 Oberin Florschütz an Pastor Rahn, 12. 11. 1954, Archiv der Henriettenstiftung, S-3 – 317.

großen Wert auf eine nüchterne Diszipliniertheit in den Frömmigkeitspraxen legte. Wer zu »gefühlsmäßig«[107] erschien oder gar zur »religiöse[n] Schwärmerei«[108] neigte, wurde ernsthaft zur Raison gerufen. Auch der bei Schwester Renate beklagte Widerspruchsgeist passte kaum in das Gehorsamskonzept der Henriettenstiftung. Da die Schülerin aber für die Pflegearbeit geeignet und grundsätzlich – wenn auch nicht passgenau – religiös motiviert schien, war eine Entlassung nicht angezeigt, und die Probezeit wurde verlängert. Kurze Zeit später trat Schwester Renate selbsttätig aus dem Mutterhaus aus. Letztlich wird auch sie den Eindruck geteilt haben, in der Henriettenstiftung nicht am rechten Platze gewesen zu sein.

Kam die Probemeisterin in der Einschätzung einer Schülerin zu einem negativen Urteil, schreckte sie vor deutlichen Worten nicht zurück. Schwester Erna Benhöfer, hieß es 1951 in einer Beurteilung, sei »bequem und schwerfällig«, entwickele sich in der Pflegearbeit nicht weiter und habe aus Krankheitsgründen bereits längere Zeit aussetzen müssen. Außerdem mangele es ihr an religiöser Einstellung. Die Probemeisterin riet ihr und den Eltern deshalb energisch zum Austritt.[109] Wer weder für die Dienst- noch für die Glaubensgemeinschaft als geeignet erachtet wurde, erhielt in der Regel eine klare Absage. Schwester Erna scheint diese Nachricht mit Fassung getragen zu haben und entschied sich ihrerseits zum Austritt. Zwei Monate später begann sie eine Ausbildung beim Deutschen Roten Kreuz.[110]

Ein nahe gelegter Austritt oder gar eine Entlassung konnten bei den jungen Frauen aber auch tiefe Krisen auslösen. Schwester Ilse Hahnemann musste 1950 aus dem Mutterhaus ausscheiden, weil sie nach Urteil der Probemeisterin »zwar unermüdlich fleißig«, aber »ungeschickt und schwer im Begreifen« war und »sowohl körperlich als auch geistig den Anforderungen einer Probeschwester nicht gewachsen war.«[111] Nachdem die ehemalige Schülerin zu ihrer Familie zurückgekehrt war, erlebte sie einen schweren psychischen Zusammenbruch und wurde mit der Diagnose Depression in eine Heil- und Pflegeanstalt eingewiesen.[112] Die Mutterhausleitung übernahm zwar die Arztkosten und war, als

---

107 Schwester Ingrid Braun an Schwester Martha Koch, 10. 5. 1965, Archiv der Henriettenstiftung, S-3 – 0100.

108 Schwesternkartei Irene Weber, Beurteilung der Probemeisterin, Oktober 1950, Archiv der Henriettenstiftung, S-3 – 015.

109 Schwesternkartei Erna Benhöfer, Beurteilung der Probemeisterin, 4. 1. 1951, Archiv der Henriettenstiftung, S-3 – 126.

110 Schwesternkartei Erna Benhöfer, Aktennotiz der Probemeisterin, 15. 3. 1951, Archiv der Henriettenstiftung, S-3 – 126.

111 Schwesternkartei Ilse Hahnemann, Beurteilung der Probemeisterin, 8. 8. 1950, Archiv der Henriettenstiftung, S-3 – 140.

112 Ernst Hahnemann an Schwester Alma Sander, 11. 12. 1950, Archiv der Henriettenstiftung, S-3 – 140.

sich Ilse Hahnemann in den sechziger Jahren wieder an die Stiftung wandte, bereit, bei der Arbeitsplatzsuche zu helfen.[113] Eine Rückkehr als Diakonissenschülerin stand jedoch zu keinem Zeitpunkt zur Disposition. In einem ähnlich gelagerten Fall erklärte die Oberin 1962 kategorisch, das Mutterhaus müsse darauf bedacht sein, »nur solche Kräfte als Nachwuchs in die Schwesternschaft aufzunehmen, die gesundheitlich voll einsatzfähig sind.«[114] Diese Beispiele zeigen, dass es sich beim Mutterhaus auch um ein Wirtschaftsunternehmen handelte, das sehr wohl die Arbeitsfähigkeit seiner künftigen Mitglieder im Auge hatte, denn schließlich übernahm es mit der Einsegnung die lebenslange Versorgung der Diakonissen.

Eine instabile Gesundheit bildete jedoch nicht in jedem Fall ein Ausschlusskriterium. So erwies sich die Novizin Hildegard Gerke nach ihrer Pflegeausbildung zwar als körperlich den Anforderungen des Berufsfeldes nicht gewachsen. Dennoch wurde sie als Diakonisse eingesegnet und statt in der Pflege in anderen Tätigkeitsfeldern des Mutterhauses eingesetzt – zunächst in der Verwaltung, dann in der Betreuung der Schwesternschülerinnen und schließlich in der Krankenhausaufnahme.[115] Dieser flexible Arbeitseinsatz verweist auf einen entscheidenden Vorzug des Mutterhaussystems: Es bot mit seinem breiten Tätigkeitsspektrum Spielräume zur Integration auch gesundheitlich eingeschränkter Schwestern, die als freie Schwestern dem Prinzip des *hire-and-fire* zum Opfer gefallen wären.

Knapp 30 Prozent aller Austritte erfolgten in den ersten beiden Jahren als Diakonissenschülerin. Wer sich im Laufe dieser Zeit zum Verbleib entschied, blieb dem Mutterhaus in der Regel vorerst erhalten. Im dritten oder vierten Jahr traten nur vereinzelt Schülerinnen aus der Gemeinschaft aus. Erst wenn die Einsegnung zur Diakonisse näher rückte, stieg die Zahl der Austritte wieder signifikant an.

Umkehr vor dem letzten Schritt: Austritte vor der Einsegnung
Mehr als 20 Prozent aller Austritte fanden im fünften und sechsten Jahr der Mitgliedschaft statt – kurz bevor die Einsegnung zur Diakonisse anstand. Die Schülerinnen mussten mit sich über die Ablegung des Diakonissengelübdes ins Reine kommen, die Mutterhausleitung musste über die Gewährung des Ver-

---

113 Schwester Alma Sander an Ernst Hahnemann, 20. 12. 1950; Ilse Hahnemann an Oberin Florschütz, 13. 11. 1961; Oberin Florschütz an die Rotenburger Anstalten, Pastor Unger, 18. 11. 1961; Ilse Hahnemann an Schwester Martha Koch, 13. 5. 1967 und Aktennotiz Schwester Martha Koch, 24. 5. 1967, Archiv der Henriettenstiftung, S-3 – 140.

114 Aktennotiz Oberin Florschütz betr. Gespräch mit der Mutter der Diakonissenschülerin Grete Neuhoff, 10. 2. 1962, Archiv der Henriettenstiftung, S-3 – 145.

115 Nachruf auf Schwester Hildegard Gerke, 22. 12. 2006, Archiv der Henriettenstiftung, S-1 – 0836.

sorgungsversprechens die Entscheidung treffen. Da viele Schülerinnen mittlerweile auf Außenstationen der Henriettenstiftung tätig waren, sind Briefe überliefert, in denen Schwestern ihr Austrittsansinnen erläutern. Die aufgeführten Gründe waren in der Regel nicht neu. Einige wollten heiraten, andere hielten die fortgesetzten Konflikte mit den Eltern über ihre Eintrittsentscheidung nicht aus. Auch die Notwendigkeit, Familienangehörige zu pflegen, oder der Wunsch, Geld zu verdienen, um Verwandte zu unterstützen, bilden häufig genannte Austrittsgründe. Manche Frauen teilen mit, auf Dauer im Diakonissenberuf doch nicht glücklich zu werden, unter anderem weil sie sich in ihrem Alltag größere Freiheitsspielräume wünschten.[116]

Doch fällt in vielen Briefen auch eine neue Art und Qualität von Austrittsbegründungen auf. Manche Novizen schildern eindrucksvoll, wie sich im Laufe der Jahre Enttäuschungen im Alltagsleben des Diakonissenmutterhauses angesammelt hatten. Schwester Ingrid Rohde erklärte 1954 nach knapp sechs Jahren der Mitgliedschaft ihren Austritt, weil sich in ihrer Schwesternzeit eine »Fülle von Bitterkeiten« angehäuft habe. Der Mutterhausleitung warf sie schweres Versagen bei der seelsorgerlichen und fürsorgenden Betreuung der Schwestern vor.[117] Dahinter stand, dass sie sich ein Jahr zuvor in einer tiefen persönlichen und beruflichen Krise Hilfe suchend an das Mutterhaus gewandt hatte, weil sie die ihr zugewiesene Arbeit im Operationsbereich des Krankenhauses nicht aushielt. Weder bei der Probemeisterin noch bei der zuständigen leitenden Krankenhausschwester sei sie mit ihren Nöten auf Verständnis gestoßen.[118] Schwester Ingrid kam deshalb zu dem Schluss, in der Diakonissengemeinschaft gelte man als Schwester »nur dann etwas, wenn man ohne Rücksicht auf die eigene Gesundheit bis zur Selbstaufgabe arbeitet«[119]. In diesem Fall war es also eine tiefe Enttäuschung über die Qualität des persönlichen Miteinanders innerhalb der Schwesternschaft, die den Austritt motivierte. Nun lassen sich die Perspektiven der verschiedenen Beteiligten jedoch im Nachhinein nicht mehr rekonstruieren. Angesichts des stark ausgeprägten Arbeitsethos in der Schwesterngemeinschaft und des chronisch erheblichen Mangels an Pflegepersonal im Operationsbereich könnte es in der Tat so gewesen sein, dass die verantwortlichen Diakonissen übermäßig zu Durchhalteparolen gegriffen und

---

116 Schwester Grete Pellmann an Oberin Florschütz, 29.6.1953, Archiv der Henriettenstiftung, S-3-035; Oberin Florschütz an Oberin Gehring, 8.12.1952, Archiv der Henriettenstiftung, S-3-137; Schwester Hanna Sandlowski an Schwester Alma Sander, 14.9.1950 und 16.10. 1950, Archiv der Henriettenstiftung, S-3-069.

117 Schwester Ingrid Rohde an Oberin Florschütz, 20.8.1954, Archiv der Henriettenstiftung, S-3-159.

118 Schwester Ingrid Rohde an Schwester Martha Koch, 4.11.1953, Archiv der Henriettenstiftung, S-3-159.

119 Schwester Ingrid Rohde an Oberin Florschütz, 20.8.1954, Archiv der Henriettenstiftung, S-3-159.

ihre Fürsorgeverpflichtung ernstlich vernachlässigt hatten. Als Institution christlicher »Liebestätigkeit«, die sich auch dem Wohlergehen der eigenen Mitglieder verpflichtet wisse, hatte die Henriettenstiftung Schwester Ingrid zufolge versagt. Sie entschloss sich deshalb zum Austritt.

In einigen Fällen lässt sich die Genese der Austrittsentscheidung über Jahre so gut verfolgen, dass dabei auch die Vielfalt und Gemengelage der Motive rekonstruiert werden kann. Schwester Sophie Heyne kam aus einer Oberschichtfamilie und fiel qua sozialer Herkunft deutlich aus dem Kreise der Diakonissen heraus, die überwiegend aus einem bäuerlich-kleinbürgerlichen Milieu stammten.[120] Der Vater von Schwester Sophie war Polizei-Inspektor in Oberschlesien gewesen. Dort hatte sie zwei Jahre lang die Oberschule besucht, die Ausbildung aber infolge der kriegsbedingten Flucht vorzeitig beenden müssen, so dass sie statt des vorgesehenen Abiturs lediglich einen Volksschulabschluss erlangte.[121] Während sie unter anderen gesellschaftlichen Rahmenbedingungen vermutlich studiert hätte – sie wollte gerne Religionslehrerin werden –, entschloss sie sich 1951 im Alter von 18 Jahren zum Eintritt in das Diakonissenmutterhaus der Henriettenstiftung.[122] Drei Jahr später wandte sie sich erstmals mit Austrittsgedanken an die Probemeisterin, weil der Vater sie als Hilfe im Haushalt und bei der Pflege der schwer kranken Mutter benötige – eine familiäre Anforderung, die sie zu der Zeit noch als großes »Opfer« bezeichnete.[123] Für die elterlichen Nöte scheint sich zunächst eine andere Lösung gefunden zu haben, doch zwei Jahre später stand das Thema erneut auf der Tagesordnung. Schwester Sophie hatte längere Krankheitsphasen hinter sich und äußerte erneut Austrittsgedanken.[124] Sie hob eigens hervor, dass es nicht »irgendeine ›Freiheit‹« sei, die sie locke, und betonte, wie »lieb« sie das Mutterhaus habe – es sei hauptsächlich der Gedanke an ihre Eltern, der sie zu dem Schritt motiviere.[125]

Auch andere Briefwechsel zeigen, dass die Sorge um die kranken Eltern zu den seitens der Mutterhausleitung als legitim anerkannten Austrittsgründen gehörte.[126] Die Berufung zur Nächstenliebe konnte auf die eigenen Eltern übertragen werden, ohne die Grundlagen der Mutterhausdiakonie in Frage zu stellen. In einem Gespräch mit der Probemeisterin stellte sich jedoch schnell

---

120 Zur sozialen Herkunft der Diakonissen vgl. Kapitel 1.2.
121 Sophie Heyne, Mein Lebenslauf, 4. 3. 1951, Archiv der Henriettenstiftung, S-3 – 024.
122 Schwester Martha Koch an Oberin Florschütz, 16. 8. 1956, Archiv der Henriettenstiftung, S-3 – 024.
123 O. V. [Schwester Martha Koch], Aktennotiz betr. Schwester Sophie Heyne, 26. 3. 1954, Archiv der Henriettenstiftung, S-3 – 024.
124 Schwester Erika Walser an Oberin Florschütz, 25. 3. 1956, und Aktennotiz Schwester Martha Koch, 16. 8. 1956, Archiv der Henriettenstiftung, S-3 – 024.
125 Schwester Sophie Heyne an Schwester Martha Koch, 29. 9. 1956, Archiv der Henriettenstiftung, S-3 – 024.
126 Oberin Florschütz an Oberin Gehring, 8. 12. 1952, Archiv der Henriettenstiftung, S-3 – 137.

heraus, dass die Motive von Schwester Sophie deutlich vielschichtiger waren. Sie fühlte sich körperlich am Rande ihrer Kräfte und in der Gemeinschaft der Diakonissen vereinsamt – es mangelte ihr an aufrichtigem gegenseitigem Interesse unter den Schwestern und außerdem an geistiger und geistlicher Förderung.[127]

Mit dem Aspekt mangelnder religiöser und intellektueller Förderung sprach Schwester Sophie ein Kardinalproblem an, das vor allem Schwestern aus gehobenen Bildungsschichten teilten: Der Arbeitsschwerpunkt des Mutterhauses lag auf der Organisation der Krankenpflege. Intellektuelle und geistliche Weiterbildung, wie sie andere Mutterhäuser boten, fristeten in der Henriettenstiftung ein allenfalls kümmerliches Schattendasein. Schwester Sophie trat auch aus, weil ihr Wunsch nach intellektueller Anregung im Mutterhaus nicht befriedigt wurde. Sie entschloss sich deshalb, ihr Abitur nachzuholen, um studieren zu können.[128]

Aber nicht nur die Schwestern konnten vor der Einsegnung zurückschrecken. Auch die Mutterhausleitung erwog sorgsam, ob sie einer Novizin die endgültige Aufnahme in die Diakonissenschwesternschaft und damit das lebenslange Versorgungsversprechen gewährte. Um das Angebot zur Einsegnung zu erhalten, mussten sich die Schülerinnen als vollwertige Arbeitskräfte und treue Mitglieder der Gemeinschaft erwiesen haben. Wer die sechsjährige Ausbildung als Diakonissenschülerin erfolgreich durchlaufen hatte, wurde in der Regel eingesegnet – doch es gab auch Ausnahmen. Die Entlassung einer Schwester war zu diesem Zeitpunkt jedoch keine einfache Entscheidung, wie das Beispiel von Schwester Margarethe Möller zeigt.

Schwester Margarethe wurde 1957 aus dem Mutterhaus entlassen, nachdem sie insgesamt elf Jahre lang der Gemeinschaft angehört hatte, ohne je eingesegnet worden zu sein. Die leitenden Diakonissen aus den Arbeitsgebieten, in denen Schwester Margarethe eingesetzt wurde, meldeten seit Anfang der fünfziger Jahre immer wieder, dass es zu großen Schwierigkeiten im persönlichen Umgang komme. Schwester Margarethe verhalte sich den Mutterhausschwestern gegenüber »ablehnend«, spreche »kaum das Notwendigste mit ihrer Stationsschwester« und sei auch sonst »bockig«[129]. Pikiert teilte die leitende Schwester im Krankenhaus Clausthal-Zellerfeld 1952 mit, die Novizin verbringe ihre freien Tage ausschließlich im Bett und lese statt einem guten Buch nur

---

127 Schwester Martha Koch an Oberin Florschütz, 16.8.1956, Archiv der Henriettenstiftung, S-3-024.
128 Schwester Sophie Heyne an Oberin Florschütz, 5.3.1957, Archiv der Henriettenstiftung, S-3-024.
129 Fragebogen betr. Novize Margarethe Möller, 12.1.1950, Archiv der Henriettenstiftung, S-3-164.

illustrierte Zeitungen.[130] Auch Schwester Margarethe selbst war sich über ihre Zukunft im Mutterhaus zunächst nicht im Klaren und bat Anfang 1953, von der geplanten Einsegnung zurückgestellt zu werden, weil sie sich zu diesem Schritt noch nicht bereit fühle.[131] Den Weg des Austritts mochte sie aber nicht wählen – als zu groß fühlte sie die innere Verbundenheit.

Ab 1954 spitzte sich die Entscheidung zu. Aus einem Einsatz in der Gemeindearbeit hieß es, Schwester Margarethe behandle Kranke, die sie nicht möge, »lieb- u. herzlos«.[132] Eine Patientin beschwerte sich, Schwester Margarethe habe ihr vorgeworfen, sich die Krankheit lediglich einzubilden.[133] Die Mutterhausleitung entschied daraufhin, die Novizin von ihrem Einsatzort abzuziehen. Schwester Margarethe war jedoch wenig einsichtig und drohte, sich eine Überdosis Morphium zu verabreichen, wenn sie nicht in ihrer angestammten Arbeit verbleiben dürfe.[134] Indem Schwester Margarethe mit Selbstmord drohte, um ihre Interessen durchzusetzen, stellte sie die Geduld der Mutterhausleitung ernsthaft auf die Probe.

Oberin und Vorsteher erwogen zwar eine Entlassung, taten sich mit dem Schritt jedoch schwer.[135] Bei einem persönlichen Gespräch im Mutterhaus zeigte Schwester Margarethe tiefe Reue und erweichte das Herz der Oberin, die sichtlich »bewegt« war und zu dem Schluss kam, es handele sich bei der Novizin um ein »gehemmtes Menschenkind«, dem man mit »besonderer Liebe«[136] entgegenkommen und helfen müsse. Schwester Margarethe wurde daraufhin in eine Außenstation nach Melle versetzt. Wer geschickt an das Mitgefühl der Oberin appellierte, Einsicht und die Bereitschaft zur Läuterung zeigte, bekam in der Regel die Chance, sich noch einmal zu bewähren. Letztlich konnte Schwester Margarethe die Versetzung aber nicht gut verarbeiten. Sie befand, ihr sei schweres Unrecht widerfahren, und die Mitschwestern in Melle waren zuneh-

---

130 Fragebogen betr. Novize Margarethe Möller, 4.1.1952, Archiv der Henriettenstiftung, S-3-164.
131 Schwester Margarethe Möller an Vorsteher Pastor Meyer, 5.2.1953, Archiv der Henriettenstiftung, S-3-164.
132 Schwester Elise Peters an Oberin Florschütz, 10.4.1954, Archiv der Henriettenstiftung, S-3-164.
133 Anna Schmidt an Schwester Elise Peters, o. D. [1954] und Vorsteher Pastor Meyer an die Schwestern Elise Peters, Herta Rose und Barbara Wiechern, 3.4.1954, Archiv der Henriettenstiftung, S-3-164.
134 Aktennotiz Oberin Florschütz, 19.5.1954, Archiv der Henriettenstiftung, S-3-164.
135 Vorsteher Pastor Meyer an die Schwestern Elise Peters, Herta Rose und Barbara Wiechern, 3.4.1954 und Oberin Florschütz an Schwester Elise Peters, 12.5.1954, Archiv der Henriettenstiftung, S-3-164.
136 Oberin Florschütz an Schwester Elise Peters betr. Gespräch mit Schwester Margarethe Möller, 3.4.1954, Archiv der Henriettenstiftung, S-3-164.

mend besorgt, weil sie sich häufig ›sonderbar‹ verhalte.[137] 1955 wurde sie in eine psychosomatische Klinik eingewiesen. Der behandelnde Arzt diagnostizierte eine paranoide Persönlichkeitsstörung.[138]

Nun lassen sich die Dynamik derartiger Entwicklungen und der Beitrag der verschiedenen Beteiligten zur Zuspitzung der Konflikte im Nachhinein nur begrenzt rekonstruieren. Die überlieferten Quellen legen im Falle von Schwester Margarethe nahe, dass diese es im Umgang mit sich selbst und anderen schwer hatte. Sie selbst erklärte 1954, sehr einsam aufgewachsen zu sein und schon als junges Mädchen wenig Kontakt mit anderen gehabt zu haben.[139] Einzelne Schwestern konnten mit ihren Verhaltensdispositionen die Gemeinschaft vor beträchtliche Herausforderungen stellen. Es scheint jedoch, als hätten sich die persönlichen Schwierigkeiten von Schwester Margarethe im Laufe der Mitgliedschaft eher zugespitzt, so dass in ihrem Fall möglicherweise auch der Kontext der Schwesternschaft die Problemdispositionen ihrer Persönlichkeit beförderte.

Nach einem weiteren missglückten Einsatz im Mutterhauskrankenhaus in Hannover entschieden Oberin und Vorsteher endgültig, von einer Einsegnung Abstand zu nehmen.[140] Da Schwester Margarethe zu dem Zeitpunkt bereits seit zehn Jahren der Gemeinschaft angehörte, mochte die Mutterhausleitung keine Entlassung aussprechen, ohne sich um das weitere Auskommen ihrer Novizin zu bekümmern. Die Oberin bemühte sich deshalb, Schwester Margarethe eine andere Beschäftigung jenseits der Henriettenstiftung zu vermitteln. Als die Oberin auf diese Initiativen hin nur abschlägige Antworten erhielt, machte sie einen letzten Versuch und entsandte Schwester Margarethe zur Arbeit in ein Erholungsheim des Mutterhauses im Harz.[141] Dies ist ein beachtliches Beispiel für die große persönliche Verantwortung, die die Mutterhausleitung für lang-jährige Mitglieder übernahm, selbst wenn diese nicht als Diakonisse eingesegnet worden waren. Erst als auch die leitende Schwester des Erholungsheimes bereits nach zwei Monaten wegen Unzuträglichkeiten in der Zusammenarbeit die Ab-lösung von Schwester Margarethe forderte, schritt die Mutterhausleitung end-gültig zur Entlassung.[142]

---

137 Schwester Mieke Wassmann an Oberin Florschütz, 6.12.1955, Archiv der Henriettenstiftung, S-3 – 164.

138 Evangelische Stiftung Krankenhaus Ginsterhof, Klinik für Krankheiten der psychosomatischen und Intern-neurologischen Medizin, Dr. med Hof, an Oberin Florschütz, 4.1.1956,
Archiv der Henriettenstiftung, S-3 – 164.

139 Vorsteher Pastor Meyer an die Schwestern Elise Peters, Herta Rose und Barbara Wiechern,
3.4.1954, Archiv der Henriettenstiftung, S-3 – 164.

140 Aktennotiz Schwester Martha Koch, 11.5.1956, Archiv der Henriettenstiftung, S-3 – 164.

141 Oberin Florschütz an Schwester Sigrid Hoffmann, 3.1.1957, Archiv der Henriettenstiftung,
S-3 – 164.

142 Schwester Dina von Schönemann an Schwester Martha Koch, 13.3.1957 und Vorsteher

Die Entlassung von Schwester Margarethe zog weite Kreise. Aus ihrer ehemaligen Heimatgemeinde wandte sich der örtliche Pastor an die Henriettenstiftung und beschwerte sich bitterlich über die Praxis des Mutterhauses, eine
Schwester nach elf Jahren der Mitgliedschaft zu entlassen. »Warum dann nicht
viel eher?«, fragte er und warnte, wenn ein Elternpaar mit der Möglichkeit
rechnen müsse, dass es seinem Kind nach elf Jahren so gehe wie Margarethe
Möller, dann würden sie sich die Entscheidung zum Eintritt in eine Diakonissengemeinschaft in Zukunft »doppelt überlegen.«[143] Die Entlassung nach einer
derart langen Zeit der Zugehörigkeit drohte in der Tat das Bild des Mutterhauses
als Versorgungsinstitution für junge Frauen ernsthaft zu beschädigen. Dieses
Problem war der Mutterhausleitung sehr wohl bewusst. Deshalb war sie
grundsätzlich bemüht, eine Entlassung möglichst frühzeitig auszusprechen.[144]
Im konkreten Einzelfall war die Entscheidung über den richtigen Zeitpunkt aber
nicht leicht zu treffen.

Austritte von Diakonissen

Ein Drittel aller Austritte erfolgte nach der Einsegnung. Zwar hatten sich die
Frauen per Gelübde dazu verpflichtet, das Amt der Diakonisse als »Lebensberuf«
zu übernehmen; wenn der Wille Gottes sie auf einen anderen Weg rufe, so das
Reglement des Mutterhauses, könne sie die Gemeinschaft jedoch wieder verlassen.[145] Die Berufung zur Nächstenliebe konnte also durch eine Berufung
anderer Art abgelöst werden. Dazu zählte vor allem die Berufung zur Ehe und
zur Pflege der alten oder kranken Eltern. In der Tat spielen eine geplante Heirat
oder die Sorge um Familienangehörige eine prominente Rolle in den Aus-

---

Pastor Weber an Schwester Margarethe Möller, 1. 4. 1957, Archiv der Henriettenstiftung,
   S-3 – 164.

143 Pastor Gewecke an Vorsteher Pastor Weber, 16. 4. 1957, Archiv der Henriettenstiftung, S-3 –
   164.

144 Schwester Erika Bernstein bspw. musste immer wieder aus gesundheitlichen Gründen ihre
   Tätigkeit unterbrechen. Als die Einsegnung 1947 nahte, war sie zwar wieder genesen, die
   Mutterhausleitung befürchtete jedoch einen Rückfall. Statt die Einsegnung aufzuschieben,
   entschieden Oberin und Vorsteher, die Schwester zu entlassen, weil sich andernfalls »wieder
   das allgemeine Gerede erheben [würde], man könne nicht eine Schwester die so und so
   lange bei uns sei, entlassen.« Das Eintrittsdatum von Schwester Erika ist nicht überliefert.
   Aktennotiz Vorsteher Pastor Meyer, 14. 8. 1947, Archiv der Henriettenstiftung, S-3 – 279.
   Anders verlief der Entscheidungsprozess bei Schwester Elisabeth Heusmann, die 1953 aus
   gesundheitlichen Gründen von der Einsegnung zurückgestellt wurde. Da sie zu dem
   Zeitpunkt bereits 41 Jahre alt war, kündigte sie ihrerseits, weil sie angesichts der un-
   sicheren Perspektive im Mutterhaus eine Tätigkeit als freie Schwester bevorzugte.
   Schwester Elisabeth Heusmann an Vorsteher Pastor Meyer, 16. 2. 1953 und an Oberin
   Florschütz, 30. 4. 1953, Archiv der Henriettenstiftung, S-3 – 227.

145 Das Diakonissengelübde, 1943, Archiv der Henriettenstiftung, S-1 – 0004.

trittsbegründungen der Diakonissen.[146] In der Praxis werden die Austritte allerdings eher auf eine Gemengelage von Motiven zurückgegangen sein.

So entschloss sich die Gemeindeschwester Mathilde Schulz 1952 nach 33 Jahren der Mitgliedschaft zum Austritt, nachdem sie einen ehemaligen »Bekannten« – vermutlich eine Jugendliebe – wieder getroffen hatte.[147] Der weitere Briefwechsel zeigt jedoch, dass es nicht nur diese Wiederbegegnung war, die sie zum Austritt motivierte. Vielmehr fühlte sie sich mit ihren 61 Jahren den Aufgaben in der Gemeindearbeit nicht mehr gewachsen, aber sie hatte sich offenbar zunächst nicht getraut, dies gegenüber der Mutterhausleitung zuzugeben.[148] Möglicherweise hatte sich Schwester Mathilde auch schon über einen längeren Zeitraum hinweg innerlich von der Gemeinschaft entfernt, ohne dies bislang zu verstehen gegeben zu haben. Eine Heirat mag dann die Chance geboten haben, einem Leben zu entkommen, zu dem sie nicht mehr »Ja« sagen konnte.

Die meisten Austritte von Diakonissen dürften das Ergebnis einer längeren Phase der Entfremdung von der Mutterhausgemeinschaft gewesen sein. Dieser Prozess konnte mehr oder weniger konfliktbeladen verlaufen. In manchen Fällen scheint es sich um eine schleichende Entfremdung gehandelt zu haben – etwa wenn die Diakonissen lange Zeit auf Außenstationen, seien es Krankenhäuser oder Gemeindestationen, der Henriettenstiftung tätig waren und der Kontakt zum Mutterhaus zwangsläufig lockerer wurde. Dieser sukzessive Distanzierungsprozess konnte sich für alle Beteiligten zunächst unbemerkt vollziehen und wurde erst manifest, als die Henriettenstiftung seit Anfang der fünfziger Jahre verstärkt zur Kündigung von Außenstationen überging. Damit konfrontiert, ihren langjährigen Lebens- und Arbeitsort zu verlassen, zog manche Diakonisse den Austritt vor, weil sie sich der Einrichtung und den Patienten vor Ort mittlerweile stärker verbunden fühlte als dem fernen Mutterhaus.[149] Erst die Kündigung des Gestellungsvertrages führte in diesen Fällen also zum Bruch mit der Henriettenstiftung.

---

146 Schwester Helene Bösche an Oberin Florschütz, 15. 1. 1950, Archiv der Henriettenstiftung, S-3-068; Schwester Waltraut Borchers an Oberin Florschütz, 19. 2. 1956, Archiv der Henriettenstiftung, S-3-239; Oberin Florschütz an Schwester Anna Hagemann, 13. 10. 1947, Archiv der Henriettenstiftung, S-3-253; Schwester Marion Cordes an Schwester Alma Sander, 10. 9. 1945, Archiv der Henriettenstiftung, S-3-132; Schwester Hermine Buchholz an Oberin Florschütz, 25. 11. 1947, Archiv der Henriettenstiftung, S-3-218.

147 Schwester Mathilde Schulz an Oberin Florschütz, 3. 1. 1952, Archiv der Henriettenstiftung, S-1-175.

148 Schwester Mathilde Schulz an Oberin Florschütz, 13. 7. 1952, Archiv der Henriettenstiftung, S-1-175.

149 Schwester Marie Naumann an Oberin Florschütz, 27. 6. 1955, Archiv der Henriettenstiftung, S-3-163; Schwester Erna Ulrich an Vorsteher Pastor Weber, 21. 4. 1959, Archiv der Henriettenstiftung, S-3-337; Schwester Hildegard Grün an Oberin Pfeiffer, 15. 11. 1971, Archiv der Henriettenstiftung, S-3-056.

Der Distanzierungsprozess vom Mutterhaus konnte auch geradezu dramatisch verlaufen. Die leitende Schwester des Außenkrankenhauses in Celle,
Schwester Lina Bruns, entschloss sich 1946 nach langjährigen inneren Auseinandersetzungen zum Austritt. Sie beklagte bitterlich, gerade auf den Außenstationen werde die Betreuung der Schwestern sträflich vernachlässigt. Die
postulierte Glaubens-, Dienst- und Lebensgemeinschaft sei in ihren Augen zur
Farce verkommen und die Forderung des Mutterhauses, regelmäßige Bet- und
Bibelstunden durchzuführen, zu einem inhaltsleeren Zwang, der sie fast um-
werfe.[150] Nach 17 Jahren der Zugehörigkeit zur Diakonissengemeinschaft zog sie
das Resümee, man stünde »doch mit u. ohne Mutterhaus allein!«[151] Während
manche Schwestern die eingeschränkte Kontrolle des Mutterhauses auf den
Außenstationen als besonderen Vorzug genossen, litt Schwester Lina unter dem
losen Kontakt, und sie fühlte sich in ihrer Tätigkeit als leitende Krankenhausschwester offenbar nicht ausreichend unterstützt.

Damit sprach sie zweifelsohne ein Grundproblem des Mutterhauses an:
Angesichts der Vielzahl von Außenstationen blieben die leitenden Schwestern
mit ihren Problemen oft sich selbst überlassen, so dass der Rückhalt des Mutterhauses in der Praxis mitunter schwer erkennbar war. Diese Schwierigkeit
verschärfte sich zusätzlich in der Endphase des Zweiten Weltkriegs und der
ersten Nachkriegszeit, als die Reisetätigkeit weitgehend darniederlag und der
Kontakt zwischen Mutterhaus und Außenstationen nur höchst unregelmäßig
möglich war. Die von Schwester Lina beklagte mangelnde Unterstützung dürfte
demnach auch den spezifischen Bedingungen der Kriegs- und Nachkriegszeit
geschuldet gewesen sein.

Schwester Lina ist nur eine von vielen Diakonissen, die ihren Austritt mit
einer harschen Kritik am Alltagsleben der Mutterhausdiakonie verband. Immer
wieder führten die Diakonissen das mangelnde religiöse Leben und die unzu-
reichende persönliche Fürsorge seitens der Mutterhausleitung als Austritts-
grund an. Seit der zweiten Hälfte der fünfziger Jahre machten sich auch die
veränderten gesellschaftlichen Rahmenbedingungen bemerkbar.

Die erste Diakonisse, die erkennbar die seinerzeit aufkommende Kritik am
Mutterhaussystem aufgriff und über eine Reform der Organisation nachdachte,
war Schwester Edith Mehrmann. Sie hatte vor ihrem Eintritt im Jahr 1940
Theologie studiert und war – abgesehen von Lieselotte Pfeiffer, die 1966 das Amt
der Oberin übernahm – die einzige studierte und auf akademischem Niveau
theologisch ausgewiesene Diakonisse in der Henriettenstiftung nach dem

---

150 Schwester Lina Bruns an Schwester Alma Sander, 28.7.1946, Archiv der Henriettenstiftung,
     S-3–109.
151 Schwester Lina Bruns an Oberin Florschütz, 11.6.1946, Archiv der Henriettenstiftung, S-3–
     109.

Zweiten Weltkrieg. Ab 1958 beschäftigte sich Schwester Edith mit der Frage, ob es richtig sei, dass wir »weiter in dem Stil wie jetzt Mutterhausdiakonie treiben.«[152] Dem Theologischen Vorsteher gegenüber scheute sie sich nicht, klare Worte zu wählen. Die Mutterhausleitung, schrieb sie ihm, verwechsle »Fürsorge und Bevormundung« und sei nicht in der Lage, die Schwestern als »mündige Menschen« ernst zu nehmen. Dadurch entstehe bei den Schwesternzusammenkünften oft eine »beklemmende Atmosphäre«, und die Aufforderung zur Teilnahme an derartigen Veranstaltungen empfinde sie als »innere Vergewaltigung«[153]. Der Vorsteher reagierte mit dem Gestus tiefer persönlicher Enttäuschung bei weitgehender Verständnislosigkeit und erwirkte eine Entschuldigung von Schwester Edith.[154] Die Auseinandersetzungen zwischen dieser und der Mutterhausleitung um die Ausgestaltung des inneren Zusammenhalts der Gemeinschaft zogen sich nichtsdestotrotz über viele weitere Jahre hinweg und führten letztlich zum Ausscheiden von Schwester Edith im Jahr 1973.[155]

Die meisten Diakonissen wagten nicht, eine derart fundamentale Kritik gegenüber der Mutterhausleitung vorzubringen. Die Frauen begründeten ihre Austritte in den sechziger und siebziger Jahren vor allem damit, dass sich ihnen im Alltag der Sinn des Diakonisse-Seins nicht mehr erschließe. Hier wirkte sich nicht zuletzt die Tatsache aus, dass die Diakonissen angesichts der Durchsetzung eines naturwissenschaftlich-technischen Krankheitsverständnisses und der wachsenden Zahl »freier« Schwestern mit ihrer Lebensform und ihrem Pflegeverständnis selbst in den mutterhauseigenen Einrichtungen in eine Minderheitenposition gerieten (vgl. auch Kapitel 2.1. und 3.2.1).

So trat Schwester Clara Dehne 1973 unter anderem aus, weil sie meinte, als Diakonisse im modernen Krankenhausbetrieb fehl am Platz zu sein.[156] Schwester Wilhelmine Kröber erklärte 1966, ihren »klaren Kurs verloren zu haben«[157]. Sie fühle sich in ihrer Tätigkeit vereinsamt und bar jeglichen seelsorgerlichen Beistands. Erschrocken beobachtete sie, dass ihre »Leitung« zum Glauben gestört sei, Gebete und Gottes Wort ihr keinen Trost mehr gäben. Auch bei den Dia-

---

152 Schwester Edith Mehrmann an Vorsteher Pastor Weber, 27.10.1958, Archiv der Henriettenstiftung, S-3-055.

153 Schwester Edith Mehrmann an Vorsteher Pastor Weber, 19.10.1958, Archiv der Henriettenstiftung, S-3-055.

154 Schwester Edith Mehrmann an Vorsteher Pastor Weber, 27.10.1958, Archiv der Henriettenstiftung, S-3-055.

155 Schwester Edith Mehrmann an Oberin Pfeiffer, 12.11.1973, Archiv der Henriettenstiftung, S-3-055. Andere Diakonissen formulierten ihre Kritik zurückhaltender und erklärten, »als freier Mensch« leben und arbeiten zu wollen – so die Formulierung von Schwester Charlotte Hogrefe, die 1971 nach 16 Jahren der Mitgliedschaft ausschied. Schwester Charlotte Hogrefe an Oberin Pfeiffer, 7.10.1971, Archiv der Henriettenstiftung, S-3-156.

156 Aktennotiz Oberin Pfeiffer, 27.3.1970, Archiv der Henriettenstiftung, S-3-002.

157 Schwester Wilhelmine Kröber an Oberin Florschütz, 1.6.1965, Archiv der Henriettenstiftung, S-3-154.

konissen entsprang, wie man daran sehen kann, der Glaube nicht einer unerschöpflichen Quelle, sondern er bedurfte einer Verankerung im Alltagsleben, die mit dem Schrumpfen der Schwesternschaft und der Modernisierung des Krankenversorgungssystems immer weniger gegeben war. Alles in allem hatte Schwester Wilhelmine den Eindruck, zur Angestellten des Mutterhauses verkommen zu sein.[158] Deshalb entschloss sie sich nach 15 Jahren der Mitgliedschaft 1968 zum Austritt. In der Mutterhausdiakonie war für sie die Diskrepanz zwischen Anspruch und erlebter Wirklichkeit zu groß geworden.

Im Untersuchungszeitraum wurden drei Diakonissen von der Mutterhausleitung ausgeschlossen. Zwar hatte die Henriettenstiftung bei der Einsegnung ein lebenslanges Versorgungsversprechen abgegeben; wenn die Frauen ihre Berufspflichten oder die Ordnung der Schwesternschaft ernstlich verletzten, war jedoch eine Entlassung möglich (vgl. Kapitel 1.1). Bei den ausgeschlossenen Diakonissen handelte es sich um Frauen, die schwere Konflikte mit ihren Mitschwestern hatten, bei zweien von ihnen erreichten die Mutterhausleitung gravierende Beschwerden von Patienten bis hin zu Berichten von Misshandlungen. Schwester Henny Lüders musste immer wieder aufgrund massiver Auseinandersetzungen von ihren Einsatzorten versetzt werden. Die Mitschwestern klagten über ihre »unfrohe«[159] und »lieblose Art« sowie über ihren Hang, sich stets »verkannt und zurückgestellt«[160] zu fühlen. Die Patienten, hieß es 1947 aus dem Krankenhaus Bassum, hätten Angst vor ihr und bäten inständigst, nur nicht auf die Station »zu dieser furchtbaren Schwester«[161] zu müssen. In einem Fall hatte Schwester Henny einem fünfjährigen Mädchen, das sich beim Mittagessen auf den Teller übergeben hatte, vor Wut das Essen mitsamt Erbrochenem ins Gesicht geschüttet.[162] Nach mehreren Versetzungen und ernsthaften Ermahnungen entschlossen sich Oberin und Vorsteher 1948, Schwester Henny nach 16 Jahren der Mitgliedschaft zu entlassen.

Verfolgt man den Briefwechsel über die Vielzahl von Konflikte, die Schwester Henny immer wieder mit ihren Mit-Schwestern, den Patienten und den Ärzten

---

158 Ebd. und Vorsteher Pastor Weber an Pastor Wagner, 23. 6. 1966, Archiv der Henriettenstiftung, S-3 – 154. Auch Schwester Undine Schulz erklärte bei ihrem Austritt 1978: »Das, was vor etwa 20 Jahren noch Mutterhaus war, ist für mich nur noch Mutterhausverwaltung.« Schwester Undine Schulz an Vorsteher Pastor Helbig, 11. 10. 1978, Archiv der Henriettenstiftung, S-3 – 246.

159 Schwester Alwine Breymeyer an Oberin Florschütz, 15. 12. 1946, Archiv der Henriettenstiftung, S-3 – 149.

160 Schwester Alwine Breymeyer an Oberin Florschütz, 15. 7. 1946, Archiv der Henriettenstiftung, S-3 – 149.

161 Krankenhaus Bassum, Dr. med. Brücker, an Schwester Alma Sander, 24. 1. 1947, Archiv der Henriettenstiftung, S-3 – 149.

162 Schwester Margot Hinrichs an Oberin Florschütz, 7. 9. 1948, Archiv der Henriettenstiftung, S-3 – 149.

hatte, dann ist man erstaunt, dass Schwester Henny 1938 überhaupt zur Diakonisse eingesegnet worden war. Da in Bezug auf ihre Person keine Dokumente aus der Zeit vor 1944 überliefert sind, kann diese Entscheidung im Nachhinein jedoch nicht mehr rekonstruiert werden. Möglicherweise hatte die Henriettenstiftung unter dem Druck der nationalsozialistischen antikirchlichen Politik und der enorm erschwerten Nachwuchsrekrutierung zum Zeitpunkt der Einsegnung großzügigere Maßstäbe bei der Auswahl von Diakonissen angelegt.

Nach dem Austritt
Viele Schwestern entschieden sich zwar gegen ein Leben als Diakonisse, wollten sich aber keinesfalls vollständig von der Henriettenstiftung lösen, sondern in dem vertraut gewordenen Rahmen weiter tätig bleiben. Sie baten deshalb, in die Verbandsschwesternschaft aufgenommen zu werden. Bis Ende der fünfziger Jahre lehnte die Mutterhausleitung dieses Ansinnen in der Regel strikt ab.[163] Ein problemloser Übergang in diese freiere Form von Schwesternschaft hätte unter Umständen zahlreiche weitere Austritte nach sich ziehen können. Wenn sich eine Diakonisse zum Austritt entschied, sollte sie sich darüber im Klaren sein, gleichzeitig die gesamten sozialen Kontakte innerhalb der Mutterhausgemeinschaft zu verlieren. Außerdem untersagte die Henriettenstiftung den Trägern von Gemeindestationen und Krankenhäusern, mit denen sie Gestellungsverträge unterhielt, die Weiterbeschäftigung ausgetretener Schwestern.[164] Das Ausscheiden aus der Mutterhausgemeinschaft zog deshalb im Allgemeinen einen Wechsel der Arbeitsstelle nach sich.

Ab dem Ende der fünfziger Jahre machte die Henriettenstiftung in diesem Punkt sukzessive Zugeständnisse. Angesichts des dramatischen Pflegenotstands konnte es sich die Mutterhausleitung immer weniger leisten, auf eingearbeitete Schwestern zu verzichten. 1959 erhielten zwei Diakonissenschülerinnen die Möglichkeit, nach dem Austritt in die Verbandsschwesternschaft zu wechseln.[165] Bei dieser Entscheidung sollte es sich jedoch vorerst noch um eine Ausnahme handeln.

Dies änderte sich im Laufe der sechziger Jahre. Mit dem veränderten Zeitgeist im Umfeld von »1968« und den Diskussionen um eine Reform der Schwes-

---

163 Vorsteher Pastor Meyer an Schwester Marie Alvermann, 20.7.1950, Archiv der Henriettenstiftung, S-3–293 und Vorsteher Pastor Meyer an Schwester Marion Cordes, 30.1.1946, Archiv der Henriettenstiftung, S-3–132.

164 Die Gestellungsverträge legten fest, dass »Schwestern, die aus der Stiftung ausscheiden, nicht weiter in der Anstalt arbeiten« dürfen, vgl. u. a.: Gestellungsvertrag zwischen dem Samtgemeinde-Krankenhaus »Albertinenstiftung« in Dissen und der Henriettenstiftung vom 30.9.1957, § 12, Archiv der Henriettenstiftung, 1–09–61.

165 Oberin Florschütz an Schwester Christine Habermann, 20.6.1959, Archiv der Henriettenstiftung, S-3–327.

ternschaft ließ sich eine rigide Haltung gegenüber ›abtrünnigen‹ Diakonissen kaum noch vereinbaren.[166] In den siebziger Jahren konnten Schwestern nach ihrem Austritt in der Regel selbstverständlich in die Verbandsschwesternschaft wechseln.[167] 1976 durfte eine ausgetretene Diakonisse sogar als Stationsschwester im Mutterhauskrankenhaus weiter arbeiten.[168]

Ein Austritt konnte nicht nur weitreichende Folgen für die sozialen Kontakte der Schwestern haben. Insbesondere wenn die Frauen über lange Jahre der Gemeinschaft angehört hatten, konnte ein Austritt gravierende ökonomische Konsequenzen haben. Zwar zahlte die Henriettenstiftung seit Anfang der dreißiger Jahre für die Diakonissen Beiträge an die gesetzliche Rentenversicherung und die Altersversorgungskasse des Kaiserswerther Verbandes.[169] Die Schwestern erhielten zudem nach ihrem Austritt ein Übergangsgeld und für jedes geleistete Arbeitsjahr einen Pauschalbetrag als Kompensation ausgezahlt.[170] Die jeweiligen Sätze waren jedoch zu gering, um für einen auskömmlichen Lebensunterhalt im Alter zu sorgen.

Daran änderte auch die ab 1957 im Angestelltenversicherungsgesetz vorgesehene Möglichkeit der Nachversicherung von Mitgliedern geistlicher Genossenschaften nichts.[171] Die vom Mutterhaus zu leistenden Beiträge zur Nachversicherung waren an die Höhe der vormals empfangenen Geld- und Sachleistungen – sprich: das Taschengeld der Diakonissen und die Ausgaben für Kost und Logis – geknüpft und deshalb so niedrig, dass sie kaum geeignet waren, die Altersversorgungsbezüge der Frauen spürbar zu erhöhen.

Die ausgetretenen Diakonissen konnten im Alter deshalb in bittere finanzielle Not geraten. Aber auch vorher schon, etwa wenn die Schwestern nach ihrem Ausscheiden arbeitsunfähig wurden, traf sie die Logik des Arbeitsmarktes hart.[172] Neben Schwestern, die ihre Loslösung von der Gemeinschaft als Befreiung und gleichsam als »Frühlingssturm«[173] erlebten, gab es deshalb auch andere, die diesen Schritt tief bereuten – nicht nur aus ökonomischen Gründen,

---

166 Zu den Diskussionen um eine Reform der Diakonissen-Schwesternschaften vgl. Kapitel 1.1.
167 Oberin Pfeiffer an Schwester Charlotte Hogrefe, Hannover-Kirchrode, 8.3.1972, Archiv der Henriettenstiftung, S-3-156 und Aktennotiz der Personalabteilung der Henriettenstiftung, Gehrke, 8.12.1978, Archiv der Henriettenstiftung, S-3-246.
168 Aktennotiz Oberin Pfeiffer, 13.2.1976, Archiv der Henriettenstiftung, S-3-255.
169 Zur Altersversorgung der Diakonissen vgl. auch Kapitel 2.2.2.
170 Versorgungsordnung der Henriettenstiftung, 1939, Archiv der Henriettenstiftung, S-8-3-1.
171 Frauke von Ahrens an die Henriettenstiftung, 25.8.1964, Archiv der Henriettenstiftung, S-3-108 und Gottfried Oppinger, Berlin-Lankwitz, an Dr. Helmut Bruckhaus, 30.7.1962, Archiv der Henriettenstiftung, S-3-163.
172 Schwester Gerda Naumann an Schwester Eugenie Gotthardt, 4.5.1952, Archiv der Henriettenstiftung, S-3-025.
173 Schwester Amalie Heidmeier, Ergänzung zum Lebenslauf, 21.6.1974, Archiv der Henriettenstiftung, S-3-247.

sondern auch weil sie des Ausmaßes der inneren Verbundenheit mit der Gemeinschaft mitunter erst nach dem Austritt gewahr wurden.[174]

---

174 Schwester Anneliese Weiß an Oberin Florschütz, 1. 2. 1947, Archiv der Henriettenstiftung, S-3 – 235.

2. Pflegeorganisation: Die Reform evangelischer Krankenpflege im Spannungsfeld von christlichem Ethos, Zweckrationalität und veränderten weiblichen Lebensentwürfen

2.1 Umbrüche im Krankheits- und Pflegeverständnis

Anders als in den öffentlichen Krankenhäusern hat sich das biomedizinische, auf naturwissenschaftlichen Konzepten beruhende Krankheitsverständnis in den konfessionellen Einrichtungen Westdeutschlands vergleichsweise spät durchgesetzt (vgl. Schmuhl 2003). Noch bis weit in die zweite Hälfte des 20. Jahrhunderts dominierte in diesen Häusern ein christlich geprägtes Konzept von Krankheit, das gleichermaßen den Leib und die Seele der Patienten umfasste. Daraus leitete sich ein spezifisches Pflegeverständnis ab: Eine ›gute‹ Schwester hatte sich dem Patienten als Gesamtpersönlichkeit zu widmen und eine persönliche Rundumbetreuung zu übernehmen. Stetigkeit am Krankenbett galt als wesentlicher Heilungsfaktor. Dieses Krankheits- und Pflegeverständnis änderte sich ab der zweiten Hälfte der fünfziger Jahre tiefgreifend. Mit der Technisierung und Spezialisierung der Krankenversorgung wandelten sich der pflegerische Aufgabenbereich und das Anforderungsprofil einer ›guten‹ Schwester. Zugleich verlor das tradierte Arbeitsethos christlichen »Liebesdienstes« unter jüngeren Frauen rasant an Zuspruch. Nicht zuletzt der drückende »Schwesternmangel« forderte eine Reform des Pflegeverständnisses. Besonders weitreichende Konsequenzen hatte zudem die Einführung von Arbeitszeitverkürzungen.

Das folgende Kapitel untersucht am Beispiel der Henriettenstiftung zum einen die Konzeption des überlieferten evangelischen Krankheits- und Pflegeverständnisses und den Stellenwert der Schwestern im System der Krankenversorgung. Zum anderen beleuchtet es den Umbruch von einem christlich geprägten zu einem naturwissenschaftlich-technisch basierten Krankenversorgungssystem in den sechziger Jahren: Mit welchen Schritten verabschiedete sich die Stiftung von ihrer Tradition der Einheit aus Leibes- und Seelenpflege, was waren die dafür ausschlaggebenden Faktoren und welche Konsequenzen ergaben sich daraus für den Pflegebereich? Abschließend wird die Frage behandelt, wie die Kostenseite des Reformprozesses in den siebziger Jahren unter

dem Stichwort einer »Humanisierung des Krankenhauses« auf die Tagesordnung der Stiftung geriet.

Die Einheit von Leibes- und Seelenpflege und die Konzeption evangelischer
Krankenpflege
In der Tradition christlicher Schwesternschaften war die Krankenpflege nicht als
medizinische Hilfstätigkeit, sondern als religiöser Auftrag konzipiert. Das Arbeitsethos des aufopferungsvollen »Liebesdienstes« basierte auf dem christlichen Gebot der Barmherzigkeit. Indem sich die Schwestern den kranken und
bedürftigen Menschen widmeten, legten sie Zeugnis ab von der Liebe Gottes und
nahmen am Aufbau seines Reiches teil. »Den Kranken und Gesunden in ihrem
Leiden helfen und dienen zu können«, schrieb die angehende Diakonissenschülerin Therese Naumann 1947 an das Mutterhaus der Henriettenstiftung,
bedeute für sie, »zugleich auch unserem Herrn und Heiland Liebe zu erweisen.«[1]
Noch in der zweiten Hälfte der fünfziger Jahre warb die Henriettenstiftung in
einer Werbebroschüre für die Ausbildung in der Krankenpflege mit dem Slogan
»Dienet dem Herrn mit Freuden«. Darin erläuterte sie: »Wenn ein kranker
Mensch unter den pflegenden Händen der Schwester zur Genesung kommt,
dann ist es ein schöner Lohn zu wissen, daß man ihm Gottes Handlanger sein
durfte.«[2] Dieser Status einer Erfüllungsgehilfin Gottes auf Erden verlieh den
Schwestern eine herausgehobene und höchst respektable Stellung in der Gesellschaft. Einer Schwester sollte mit »Achtung, Ehre und Dank« (Bellardi
1951, 29) begegnet werden.

Diese Berufungsvorstellung korrespondierte mit einem spezifischen Pflegekonzept. Eine christliche Krankenpflege, wie sie die konfessionellen Schwesternschaften und Wohlfahrtsverbände vertraten, sollte »nie in der äußeren
Pflege stecken … bleiben« (Schwester Clothilde 1952, 282), sondern neben dem
Leib auch die Seele der Kranken berücksichtigen. Jenseits der im engeren Sinne
pflegerischen Funktionen hatten die Schwestern deshalb auch seelsorgerische
Aufgaben zu erfüllen. Die Schwestern führten Andachten auf den Stationen
durch, sie sangen und beteten mit den Patienten. In Abgrenzung zum Aufgabenbereich der Pastoren wurde die seelsorgerische Tätigkeit der Schwestern als
Seelenpflege bezeichnet. Die Einheit aus Leibes- und Seelenpflege bildete den
Kern des evangelischen Pflegeverständnisses. Die Arbeit des Pflegepersonals
basierte folglich auf einem umfassenden Betreuungskonzept, welches sich besonders deutlich in der ambulanten Gemeindepflege manifestierte. Hier über-

---

1 Therese Naumann an Schwester Alma Sander, 6. 12. 1947, Archiv der Henriettenstiftung, S-3 –
   135.
2 Werbebroschüre für die Schwesternschaft des Ev.-luth. Diakonissenmutterhauses Henriettenstiftung Hannover, »Dienet dem Herrn mit Freuden«, o. D. [zweite Hälfte der fünfziger
   Jahre], Archiv der Henriettenstiftung, 4.05: KPS KPHS, 1966 – 1975.

nahmen die Schwestern ein breites Aufgabenfeld kranken- und altenpflegerischer, sozialfürsorgerischer und seelenpflegerischer Tätigkeiten. Die Gemeindeschwestern waren nicht nur für die kranken und alten Menschen, sondern auch für alle »Traurigen und Angefochtenen«[3] zuständig.

Diese christliche Deutung von Krankheit und Bedürftigkeit sicherte den Schwestern in der Krankenversorgung eine eigenständige, religiös fundierte Bedeutung. Die Ärzteschaft in den konfessionellen Krankenhäusern musste bis in die zweite Hälfte des 20. Jahrhunderts für die Durchsetzung ihres biomedizinischen, auf naturwissenschaftlichen Konzepten beruhenden Verständnisses von Gesundheit und Krankheit kämpfen (vgl. Schmuhl 2003). Die große Bedeutung, die dem Pflegebereich zugeschrieben wurde, wird unter anderem dadurch dokumentiert, dass die Henriettenstiftung in ihrer Satzung die Krankenpflege als Hauptaufgabe des Hauses verankert hatte.[4] Das Medizinische, so das Selbstverständnis der Stiftung, galt lediglich als ein Teil der Krankenpflege.[5] Die starke Stellung der Schwestern zeigt sich auch darin, dass die Ärzte bis Ende der siebziger Jahre nicht in der Krankenhausleitung der Henriettenstiftung vertreten waren. Die Leitung des Krankenhauses hatte der Theologische Vorsteher, und vertreten wurde er durch die Oberin.[6] Erst 1980 gab der Vorsteher dem energischen Drängen der Chefärzte nach und ernannte erstmals einen Ärztlichen Direktor, der von nun an die Belange der Mediziner in der Stiftung vertreten sollte.[7] Wenn sich also vor 1980 im Mutterhauskrankenhaus jemand über mangelnden Einfluss beschwerte, dann waren das nicht die Diakonissen, sondern die Ärzte. Dieses Kräfteverhältnis ist nicht weiter erstaunlich, da es schließlich die Diakonissen waren, die diese christliche Einrichtung überhaupt erst aufgebaut hatten (vgl. Kreutzer 2006).

---

3 Nachruf für Schwester Emma Weyers, 14.5.1970, Archiv der Henriettenstiftung, S-1-0093. Zur ambulanten Gemeindepflege vgl. genauer Kapitel 3.2.2.

4 Vgl. Satzung der Henriettenstiftung vom 1.4.1973, § 3, Abs. 2, Schwesternarchiv der Henriettenstiftung, Handakten.

5 Noch Anfang der neunziger Jahre liefen die Chefärzte Sturm, als bei einer Satzungsänderung dieser Passus erhalten bleiben sollte, obwohl die Alltagspraxis im Zeichen des naturwissenschaftlich-technischen Medizinverständnisses dieses tradierte Konzept längst außer Kraft gesetzt hatte. Schreiben der leitenden Krankenhausärzte der Henriettenstiftung an den Vorsitzenden des Stiftungsvorstandes der Henriettenstiftung, Dr. Knüllig, 5.4.1990, Archiv der Henriettenstiftung, Schwesternarchiv, Handakten.

6 Rundschreiben Vorsteher Pastor Helbig an die Mitglieder des Krankenhausausschusses der Henriettenstiftung, 20.3.1980, Archiv der Henriettenstiftung, 2.07. Dienstanweisung für die Leitung des Krankenhauses der Henriettenstiftung, 18.11.1969, Archiv der Henriettenstiftung, S-11-2-3. Vgl. auch Kapitel 1.1.

7 Die genaueren Aufgaben, Rechte und Pflichten des Ärztlichen Direktors sollten in weiteren Gesprächen geklärt werden. Rundschreiben Vorsteher Pastor Helbig an die Mitglieder des Krankenhausausschusses der Henriettenstiftung, 20.3.1980, Archiv der Henriettenstiftung, 2.07: Krankenhausausschuss 1976.

Das Bild der Schwestern als arztabhängige Gruppe trifft damit auf die konfessionelle Pflege der frühen Bundesrepublik keinesfalls zu. Vielmehr galten Ärzte und Schwestern als einander ergänzende Berufsgruppen, die jeweils einen spezifischen und eigenständigen Beitrag zur Heilung der Patienten leisteten. Während die Ärzte als »Sachverwalter des Wissens« (Busse-Kenn 1953, 33) an den Krankheitssymptomen, deren Diagnose und Therapie ansetzten, sollten sich die Schwestern dem Patienten insgesamt widmen. Vor allem die Vermittlung eines Gefühls von »Geborgenheit« wurde als entscheidender Heilungsfaktor angesehen, der den hohen Stellenwert pflegerischer Arbeit ausmachte. Da die Henriettenstiftung zudem großen Wert auf eine evangelische Prägung auch der Ärzteschaft legte, werden die meisten Mediziner ein Verständnis für die Bedeutsamkeit seelenpflegerischer Aufgaben geteilt haben (vgl. auch Kapitel 3.3.2).

Dass sich die persönlichen Merkmale einer ›guten‹ Schwester und eines ›guten‹ Arztes im Kontext evangelischer Krankenversorgung frappierend ähneln konnten, zeigt eindrucksvoll das Beispiel des langjährigen Chefarztes der Chirurgie der Henriettenstiftung, Johannes Oehler. Er hat fast 35 Jahre lang, von 1919 bis 1953, der Chirurgischen Abteilung vorgestanden. 1960 erinnerte sich die Stiftung in ihrer Festschrift seiner Person. Oehler, so erfahren wir, stammte aus einem Pfarrhaus, in dem »der Grund und die Wurzel für seine spätere Entwicklung« (Mutterhaus-Diakonie 1960, 104) gelegt worden seien. Seine »ganze unerschöpfliche Arbeitskraft« habe er allein den Patienten geschenkt. Seine »große Bescheidenheit und Anspruchslosigkeit«, resümierte die Stiftung, liege in seiner »tiefreligiösen Weltanschauung begründet« (ebd., 105). Auch ein ›guter‹ Arzt zeichnete sich für die Henriettenstiftung durch einen tiefen Glauben sowie durch Bescheidenheit und Anspruchslosigkeit aus.

Wichtiges Kennzeichen eines ›guten‹ Arztes war zudem seine Fähigkeit zu einer engen Zusammenarbeit mit den Schwestern. Als 1964 im Krankenhaus Stadthagen ein neuer Chefarzt eingestellt werden sollte, betonte der Vorsteher der Henriettenstiftung, neben »der fachlichen und menschlichen Qualität eines Chefarztes« sei »nichts dringlicher erforderlich als sein Verständnis, ja seine Liebe zur Schwesternschaft.«[8] Der respektvolle Umgang mit dem Pflegepersonal bildete damit eines der zentralen Qualifikationsmerkmale von Chefärzten.[9]

---

8 Vorsteher Pastor Weber an Oberkreisdirektor Nendel am 3.10.1964, Archiv der Henriettenstiftung, 1-09-239.

9 Fritz Dross hat am Beispiel der Geschichte des Fronberg-Krankenhauses der Kaiserswerther Diakonie Anfang des 20. Jahrhunderts gezeigt, dass Universitätszeugnisse von Ärzten zwar bei der Vorauswahl geeigneter Kandidaten zum Tragen kamen. Über die letztendliche Einstellung entschied aber vor allem das gute Zeugnis einer Diakonisse über die vorherige ärztliche Tätigkeit eines Bewerbers (vgl. Dross 2008, 177).

Dieses Auswahlkriterium wird einer Anerkennung pflegerischer Arbeit erheblich zugute gekommen sein.

Das Konzept der Einheit von Leibes- und Seelenpflege setzte einen stetigen persönlichen Kontakt zwischen Pflegenden und Patienten und damit ein hohes Maß zeitlicher Verfügbarkeit der Schwestern voraus. In der Regel waren die Diakonissen für eine bestimmte Anzahl von Patienten zuständig, deren gesamte pflegerische Versorgung sie übernahmen. Der enge Kontakt zwischen Schwestern und Patienten wurde durch die lange Verweildauer der Kranken von durchschnittlich 25 Tagen zu Beginn der fünfziger Jahre zusätzlich verstärkt.[10] Während dieser Zeit wurden die Patienten meist von ein und derselben Schwester betreut. Hauspersonal oder Stationshilfen waren im Allgemeinen nur für Tätigkeiten außerhalb der Krankenzimmer zuständig. Die persönliche Rundumbetreuung, die nicht zwischen qualifizierten und unqualifizierten, pflegerischen und hauswirtschaftlichen Tätigkeiten unterschied, ergab sich aus dem Konzept der Pflege als »Liebesdienst« und prägte das Selbstverständnis der Schwestern. Vor diesem Hintergrund galt es als beträchtliches Manko, wenn sich eine Schwester »keineswegs länger als gerade notwendig am Krankenbett auf [hält]«, ein Zeichen dafür, dass es ihr »an Wärme und Hingabe«[11] fehle.

Das tradierte Betreuungskonzept lediglich unter dem Aspekt fürsorglicher Hinwendung zu diskutieren, würde diesem jedoch nicht gerecht. Kontinuität in der Betreuung der Patienten bildete nämlich über den Aspekt der Fürsorge hinaus eine wesentliche Voraussetzung dafür, dass die Pflegenden die Kompetenz zur Krankenbeobachtung erwarben. Dazu zählte unter anderem die Beobachtung von Stimmungslage, Aussehen, Schlaf und Appetit sowie von Veränderungen von Gewicht, Temperatur, Atmung und Ausscheidungen der Patienten. Eine genaue Beobachtung der Kranken wurde seit dem 19. Jahrhundert bis in die fünfziger Jahre schwesternschaftsübergreifend als spezifische Fähigkeit des Pflegepersonals und als Kern seiner Eigenständigkeit betrachtet.[12] So wies die Arbeitsgemeinschaft Deutscher Schwesternverbände als Dachorganisation sämtlicher Schwesternschaften noch 1952 den Vorschlag, dem Hauspersonal das Verteilen von Essen zu übertragen, entschieden zurück, weil es von größter Wichtigkeit sei, dass die Schwester wisse, was der Kranke zu sich nimmt

---

10 Die Zahlen beziehen sich auf die Allgemeinen Krankenhäuser (vgl. Spree 1996, 65). Siehe aus Kapitel 3.2.1.

11 So formulierte es noch 1967 die leitende Schwester des Außenkrankenhauses in Melle in der Beurteilung einer Diakonissenschülerin, Schwester Wilma Frese, Beurteilung von Schwester Undine Schulz vom 20.4.1967, Archiv der Henriettenstiftung, S-3 – 246.

12 Im anglo-amerikanischen Raum wird der Begriff der Krankenbeobachtung auf Florence Nightingale zurückgeführt, die damit die Notwendigkeit einer soliden Pflegeausbildung begründet habe (vgl. Sandelowski 2000, 135). Ob und wie die Schriften von Nightingale die Geschichte der deutschen Krankenpflege beeinflusst haben, müsste eine Rezeptionsgeschichte klären.

(vgl. Kreutzer 2005, 256 – 257). Solange pflegerisches Handeln sich an den persönlichen Bedürfnissen der Kranken ausrichten und sich durch eine genaue und kontinuierliche Beobachtung der Patienten auszeichnen sollte, war ein arbeitsteiliges Vorgehen nur jenseits der Krankenzimmer denkbar.

Einen besonders hohen Stellenwert im Pflegealltag nahm die Sterbebegleitung ein, die traditionell zum Kern diakonischer Krankenpflege gehörte, galt es doch, die Seele des Sterbenden zu retten.[13] Hatte die Sterbebegleitung im 19. Jahrhundert einen wesentlichen Ansatzpunkt der Inneren Mission gebildet, trat diese Aufgabe im 20. Jahrhundert zwar deutlich zurück. Die Sterbebegleitung behielt jedoch grundsätzlich ihren hohen Stellenwert. Insbesondere hierfür konnten die Schwestern eine spezifische Kompetenz beanspruchen, die weit über das hinausging, was medizinische Hilfe zu leisten vermochte (vgl. Nolte 2006, 166). Ein Pastor wurde allem Anschein nach nur dann hinzugerufen, wenn die Patienten dies ausdrücklich wünschten. Die kontinuierliche Begleitung der Sterbenden hingegen gehörte zum unumstrittenen Kompetenzbereich der Schwestern. So zählte es im Krankenhaus zu den Selbstverständlichkeiten, dass eine Schwester am Bett des sterbenden Menschen ausharrte. Das Diktum: »Bei uns starb niemand alleine« gehörte bis weit in die zweite Hälfte des 20. Jahrhunderts zum elementaren Selbstverständnis der Diakonissen.[14] Eine Kultur des Sterbens, wie sie seit den sechziger/siebziger Jahren von der Hospizbewegung gefordert wird, war bereits zuvor fest in der Geschichte und Alltagspraxis evangelischer Krankenpflege verankert (vgl. Heller 1994, Jordan 2007, 41 – 131).

Für die Deutung sowohl von Krankheit als auch von Sterben bot das Mutterhaus einen klaren Rahmen: Krankheit galt als Ausdruck göttlichen Willens und konnte damit die Funktion einer Glaubensprüfung annehmen. Richtig genutzt, boten Krankheiten deshalb die Chance, im Leben zu einem tieferen Glauben zu kommen. Im Unterschied zum 19. Jahrhundert wurden Krankheiten später allerdings nicht mehr auf einen sündigen Lebenswandel zurückgeführt und als Strafe Gottes begriffen. Vielmehr setzte sich das Verständnis von Krankheit als Prüfstein Gottes als alleinige Deutung durch (vgl. auch Kapitel 3.3.3). Im Prozess der Krankheitsbewältigung waren das Hadern mit der Krankheit und religiöse Zweifel durchaus gestattet. So erkannte die Oberin Florschütz in einem Brief vom 29. Juni 1954 an, dass es in Zeiten der Krankheitsnot »nicht leicht [sei], darin auch Gottes Liebe zu erkennen«[15].

Das Ziel einer gelungenen Krankheitsbewältigung blieb davon jedoch unberührt, die Vorgabe nämlich, sich der Gnade Gottes zu »befehlen« und damit die

---

13 Zur Praxis der Sterbebegleitung vgl. auch Kapitel 3.2.1 und 3.3.3.
14 Interview mit Schwester Else Kuhn am 23. 2. 2005 und Schwester Rosemarie Kaufmann am 25. 1. 2005.
15 Oberin Florschütz an Schwester Julie Osten am 29. 6. 1954, Archiv der Henriettenstiftung, S-1-0779.

Krankheit – im Falle einer lebensbedrohlichen Erkrankung auch den Tod – anzunehmen. Seinen Frieden mit der Krankheit nicht zu finden und im Zorn zu sterben, hatte im Wertehorizont des Mutterhauses keinen Platz. In den normativen Vorgaben zur Frömmigkeit der Diakonissen spielte deshalb das Gott vertrauende Ertragen von Krankheitsnot eine wesentliche Rolle. Sterben und Tod wurden mit positiven Metaphern wie »Heimgehen« oder »Heimgang« ins Reich Gottes umschrieben (vgl. Köser 2006, 362 – 363). Dieses christlich-versöhnliche Verständnis eines guten Todes hat auch weltliche Pflegekonzepte nachhaltig geprägt, so etwa das Fünf-Phasen-Modell von Kübler-Ross, das auf dem Ideal eines friedlichen Sterbens basiert (vgl. Kübler-Ross 1992, 41 – 119, Nolte 2008, 129).

Umbrüche im Krankheits- und Pflegeverständnis in den »langen sechziger Jahren«
Das herkömmliche evangelische Pflegeverständnis geriet ab Mitte der fünfziger Jahre massiv unter Druck. Mit den Fortschritten in der Medizin änderten sich die Anforderungen an das Pflegepersonal. Die Medizingeschichte der Nachkriegszeit ist nicht durch ›große‹ Erfindungen, sondern durch zunehmende Technisierung und Spezialisierung gekennzeichnet (vgl. Seidler/Leven 2003, 240 – 242).

Dies zeigt schon ein Blick auf die Entwicklung der Abteilungsstruktur des Mutterhauskrankenhauses. Nach 1945 bestanden in der Henriettenstiftung zunächst sieben Abteilungen – eine Chirurgische, Medizinische und Innere Abteilung sowie eine Röntgen-, Augen-, Hals-Nasen-Ohren-, Zahn- und Kieferabteilung (vgl. Mutterhaus-Diakonie 1960, 100 und 111). Die Stationen der verschiedenen Abteilungen waren nicht ausschließlich fachspezifisch untergliedert, vielmehr wurden die Patienten zusätzlich nach Geschlecht und Versichertenstatus ausdifferenziert. So gab es eine private chirurgische Frauenstation für alle Patientinnen der Chirurgie, die privat versichert waren. Die Untergliederung der Abteilungen folgte also nicht diagnostisch-therapeutisch begründeten Differenzierungskriterien, sondern zeitgenössischen Auffassungen von Wohlanständigkeit und sozialen Unterschieden. Diakonissen und Verbandsschwestern der Henriettenstiftung wurden auf einer eigenen, einer so genannten Schwesternstation versorgt. Das Pflegepersonal hatte es also auf den einzelnen Stationen stets mit Patienten sehr unterschiedlicher Krankheitsbilder und Erkrankungsgrade zu tun.

Ab Mitte der fünfziger Jahre wurde die Abteilungsstruktur erweitert und ausdifferenziert. 1957 errichtete die Henriettenstiftung eine Neurologische Abteilung, 1964 folgte die Gründung einer Frauenklinik, 1972 die Errichtung einer eigenen Anaesthesieabteilung, zwei Jahre später nahmen die Klinik für medizinische Rehabilitation und Geriatrie und 1979 die Klinik für Nuklearmedizin ihre Arbeit auf (vgl. Helbig 1985, 46). Darüber hinaus differenzierten sich die einzelnen Abteilungen nach Fachdisziplinen aus. Im Rahmen der Chirurgischen Abteilung wurde beispielsweise ab 1953 eine spezielle Thoraxchirurgie aufgebaut, die dem Pflegepersonal ganz neue Aufgaben bescherte. Dazu gehörte unter anderem die Arbeit auf einer neu eingerichteten »Lungenstation«. Speziell ausgebildete Schwestern betreuten hier die Patienten in den ersten Tagen nach der Operation. Diese Nachbehandlung galt – wie die Henriettenstiftung in ihrer Festschrift 1960 betonte – als eigene »Spezialwissenschaft«, die »ebenso wichtig [sei] wie die technische Durchführung der Operation selbst.« (Mutterhaus-Diakonie 1960, 103.) Die Anwendung moderner technischer Apparaturen wurde als wichtige Möglichkeit entdeckt, die Modernität des Berufes zu unterstreichen und dessen Attraktivität zu steigern. Ab Anfang der sechziger Jahre betonte die Stiftung in ihren Werbebroschüren für die Krankenpflegeausbildung, Krankenpflege sei nun ein »moderner Beruf«[16], der als solcher auch »Verständnis für technische Einrichtungen und Beherrschung technischer Handgriffe«[17] erfordere.

Die Technisierung und Spezialisierung der Krankenversorgung gingen aber nicht nur mit einer Erweiterung, sondern auch mit einer Reduzierung des pflegerischen Aufgabenspektrums einher. In der Thoraxchirurgie wurde die Äther-Tropfnarkose, die vormals selbstverständlich vom Pflegepersonal ausgeführt worden war, durch die Intubationsnarkose abgelöst, die im ärztlichen Kompetenzbereich lag (vgl. Mutterhaus-Diakonie 1960, 102). Insgesamt gesehen gaben die Narkoseschwestern ihre Aufgaben sukzessive an die sich etablierende medizinische Spezialdisziplin der Anaesthesisten ab. Eine vergleichbare Entwicklung lässt sich im Bereich der Krankenhausapotheke beobachten, die vormals als Haus- oder Dispensierapotheke selbstverständlich von einer Diakonisse geleitet worden war. Mit der rasanten Ausweitung des Medikamentenspektrums stiegen die Anforderungen an die Beschaffung und Verwaltung der Arzneimittel. 1958 wurde deshalb die Dispensieranstalt der Stiftung in eine Voll-Apotheke umgewandelt und einem approbierten Apotheker unterstellt (vgl. ebd., 108, siehe auch Kapitel 3.2.1).

Im Prozess der Ausdifferenzierung der Stationen entstand ferner ein neuer Stationstypus allein für schwerkranke Patienten. Die erste Station dieser Art bildete die Bestrahlungsstation für krebskranke Patienten, die 1954 als Teil der Röntgenabteilung eingerichtet wurde (vgl. Mutterhaus-Diakonie 1960, 111). 1965 griff die Medizinische Klinik den allgemeinen Trend auf, Patienten nach dem Schweregrad ihrer Erkrankung aufzuteilen, und errichtete die erste In-

---

16 Broschüre »Schwester werden im Henriettenstift«, o. D. [ca. zweite Hälfte der sechziger Jahre], Archiv der Henriettenstiftung, 4.05: KPS KPHS, 1966–1975.

17 Broschüre Krankenpflegeschule der Henriettenstiftung, Hannover, »Es macht Freude …«, o. D. [Anfang der sechziger Jahre], Archiv der Henriettenstiftung, 4.05: KPS KPHS, 1966–1975.

tensivstation der Henriettenstiftung; 1970 folgte die Chirurgische Klinik (vgl. Helbig 1985, 47 – 48).[18] Die fortwährende Konfrontation mit schwerkranken und sterbenden Menschen veränderten die Belastungen für das Pflegepersonal im Stationsalltag tiefgreifend (vgl. Kapitel 3.2.1 und 3.3.3).

Ende der sechziger Jahre gab die Henriettenstiftung das Prinzip getrennter Männer- und Frauenstationen auf zugunsten einer Zuordnung, die der Logik medizinischer Fachdisziplinen folgte.[19] Dies entsprach zweifelsohne dem Geist der Zeit, dem zufolge eine geschlechtersegregierte Versorgungsstruktur zunehmend als prüdes Relikt vergangener Lebenswelten angesehen wurde. Die Neustrukturierung der Abteilungen zeigt gleichzeitig, dass medizinisch-fachliche Argumente in der evangelischen Krankenversorgung der sechziger Jahre rasant an Einfluss gewannen. Auch die Anforderungen an die Ärzte wandelten sich grundlegend. Für die neu eingerichteten Intensivstationen suchte die Henriettenstiftung nun vor allem fachlich hoch qualifizierte Mediziner. Diese sollten zwar »die kirchliche Arbeit« respektieren, ein im Glauben verankertes Arbeitsethos war jedoch nicht mehr gefragt.[20] Auch die vormals so zentrale »Liebe zur Schwesternschaft« hatte sich als Qualifikationsmerkmal offensichtlich erledigt. Der Ärztetypus in den evangelischen Krankenhäusern änderte sich grundlegend.

Die Durchsetzung eines naturwissenschaftlich-technischen Medizinverständnisses hatte tiefgreifende Folgen für den Pflegebereich. Die neue Ärztegeneration war kaum noch an einer religiös geprägten Diakonisse interessiert, sondern forderte vor allem die Mitarbeit von Schwestern, die den fachlichen Standards eines modernen technisierten Krankenhauses entsprachen (vgl. auch Kapitel 3.3.2). Es kam hinzu, dass im Zuge der Technisierung des Krankenversorgungssystems die vormals so hoch geachtete Krankenbeobachtungskompetenz des Pflegepersonals an Bedeutung verlor. Seit den sechziger Jahren gewannen bildgebende Verfahren wie Röntgentechnik, Strahlendiagnose und Ultraschall rasch an Bedeutung (vgl. Eckart, W. 2005, 270 – 277).[21] An die Stelle des genauen Blicks auf den Patienten trat die Untersuchung der Patienten-Daten, und die Ärzte wurden angehalten, vor allem den technisch erhobenen ›harten‹ Fakten zu trauen. Intuitive Einsichten und praktische Erfahrungen, die der Krankenbeobachtung der Diakonissen zugrunde lagen, erhielten damit den Status

---

18 Zur Geschichte der Intensivpflege vgl. auch Fairman/Lynaugh (1998).
19 O. V., Aktenvermerk, 2.5.1969, Archiv der Henriettenstiftung, 2.03: Krankenhaus allgemeiner Schriftwechsel 1954 bis 1975.
20 Protokoll über die Sitzung der Finanzkommission der Henriettenstiftung vom 14.10.1969, Archiv der Henriettenstiftung, Wirtschaft und Versorgung: Interne Verwaltung, Finanzkommission.
21 Zur Technisierung der Medizin siehe auch: Dommann (2003) und Kevles (1996). Speziell zum Verhältnis von Pflege und Technik siehe Sandelowski (2000, 135 – 175).

unwissenschaftlicher Annahmen (vgl. Duden/Zimmermann 2002, 37–39). Die jüngere Ärztegeneration wird deshalb kaum noch an einer kontinuierlichen Betreuung der Patienten durch das Pflegepersonal interessiert gewesen sein, weil die auf diese Weise gewonnen Erkenntnisse und Kompetenzen ihre Aussagekraft verloren hatten.

Neben der Spezialisierung, Technisierung und Verwissenschaftlichung der Krankenversorgung bildete der seit Mitte der fünfziger Jahre dramatisch wachsende Pflegenotstand einen zweiten entscheidenden Reformmotor. Das herkömmliche Verständnis der Krankenpflege als christlicher »Liebesdienst« büßte die Reste seiner Prägekraft ein. Kaum noch eine junge Frau war bereit, ihr gesamtes Leben dem Dienst am Nächsten zu widmen. Angesichts des wachsenden Wohlstands der bundesdeutschen Gesellschaft konnte das Krankenhauswesen zwar deutlich ausgebaut werden.[22] Doch die Eröffnung neuer Kliniken drohte durch den immer größer werdenden Schwesternmangel ernsthaft gefährdet zu werden. Wollten die Krankenhäuser pflegerischen Nachwuchs gewinnen und im Beruf halten, mussten sie die Arbeitsbedingungen den Lebensentwürfen der nachkommenden Frauengeneration anpassen. Auch das veränderte den Kern des tradierten Pflegeverständnisses.

Besonders weitreichende Konsequenzen hatten die ab 1956/57 durchgeführten Reduzierungen der Wochenarbeitszeit.[23] Sie bildeten den Ausgangspunkt für umfassende Rationalisierungsmaßnahmen im Pflegebereich, denn Arbeitszeit entwickelte sich nun zu einem kostbaren Gut, mit dem rationell umgegangen werden musste. Der Verwaltungsleiter des hannoverschen Krankenhauses Annastift, in dem Diakonissen der Henriettenstiftung tätig waren, teilte 1957 in der Zeitschrift »Die evangelische Krankenpflege« mit, die Leitung des Annastifts habe sich nun erstmals ernsthaft mit »dem Gedanken der Rationalisierung« (Arnstorf 1957, 52) auseinandersetzen müssen. Die Einführung der Arbeitszeitverkürzung zeige deutlich, »daß auch bei dem im Krankenhaus arbeitenden Menschen die ihm innewohnende Produktionsreserve voll ausgeschöpft werden muß.« (Ebd., 53) Das Pflegeverständnis änderte sich dadurch fundamental. Aus der Schwester als »Handlangerin« Gottes wurde ein Produktionsfaktor. Indem die Pflege aus dem religiösen Deutungskontext herausgelöst und in den Sinnzusammenhang industrieller Produktionsweise überführt wurde, öffnete sich das Berufsfeld für die Logik ökonomischer Kosten-Nutzenkalkulation.

---

22 Die Zahl der Krankenhausbetten erhöhte sich von 575.300 im Jahr 1956 auf 665.500 im Jahr 1968 (vgl. Krukemeyer 1988, 85 und 98–99).
23 Zur Reform der Arbeits- und Lebensbedingungen vgl. Kapitel 2.3.2, zu den Auswirkungen von Arbeitszeitreformen auf die Gestaltung des Pflegealltags vgl. Kapitel 3.2.1.

Als Rationalisierungsmaßnahmen schlug der Verwaltungsleiter des Anna-stifts den Einsatz technischer Hilfsmittel wie elektrische Bohnermaschinen, die Zentralisierung von Routinefunktionen vor, zum Beispiel durch die Einrichtung einer Zentral-Geschirrspülmaschine. Außerdem sprach er sich für eine Reor-ganisation der Arbeitsabläufe auf den Stationen durch einen vermehrten Einsatz von Hilfskräften aus (vgl. ebd., 53–55). Mit diesen Vorschlägen knüpfte er an den zeitgenössischen Trend an, dem Personalmangel durch eine Rationalisie-rung der Pflege zu begegnen.

Bereits seit 1953 arbeitete das neu gegründete Deutsche Krankenhausinstitut an Konzepten einer modernen (zeit-)rationellen Krankenhausorganisation.[24] 1957 sprach sich die Deutsche Krankenhausgesellschaft als Dachorganisation der Krankenhausträger erstmals für die Schaffung einer neuen Berufsgruppe der »gehobenen Stationshilfe« aus, die zwischen dem Pflege- und Stationshilfsper-sonal angesiedelt sein sollte – ein Vorschlag, der 1965 in die Novelle des Kran-kenpflegegesetzes aufgenommen wurde, als das neue Berufsbild der Kranken-pflegehelferin rechtlich verankert wurde.[25] Das ehemals umfassend konzipierte Aufgabenfeld der Schwestern wurde damit in einen höherwertigen arztnahen und einen niederwertigen hausarbeitsnahen Bereich aufgeteilt. Aus der Schwester als »Betreuerin der Kranken« wurde, in der zeitgenössischen Termi-nologie, die »Gehilfin des Arztes«. Im Zuge dieser Reformen nahm eine Konti-nuität bei der Betreuung der Patienten massiv ab. Statt mit einer Hauptbe-zugsperson hatten die Patienten es nunmehr mit einer Vielzahl von Pflege-kräften zu tun, die jeweils nur noch für bestimmte Tätigkeiten zuständig waren und nach Schichtende die Station verließen.

Dieser Rationalisierungsprozess entzog dem tradierten Konzept der Einheit aus Leibes- und Seelenpflege zunehmend den Boden. Darüber hinaus gerieten die Diakonissen mit ihrem Dienst- und Pflegeverständnis in den Krankenhäu-sern sukzessive in eine Minderheitsposition. Dies bekamen zunächst vor allem die Diakonissen auf den Außenstationen der Stiftung zu spüren, wo sich die Folgen des versiegenden Diakonissennachwuchses früher niederschlugen als im zentralen Mutterhauskrankenhaus in Hannover. Angesichts der wachsenden Zahl freier Schwestern wurde es für die Diakonissen immer schwieriger, ein religiös geprägtes Alltagsleben nicht nur im Kreise der Schwestern, sondern auch auf den Stationen aufrechtzuerhalten. Junge Schwestern, die am Karfreitag provozierend Volkslieder auf den Stationen sangen, forderten das Selbstver-ständnis der Diakonissen heraus und stellten das tradierte Konzept von See-

---

24 Beim Neubau von Krankenhäusern sollte z. B. besonderer Wert auf kurze Arbeitswege gelegt werden (vgl. Kreutzer 2005, 23).

25 Vgl. ebd., 254 und 257–60.

lenpflege massiv in Frage.[26] Über die Situation im Krankenhaus Leer zeichnete 1962 ein Pastor »das Bild einer völligen Vereinsamung unserer Diakonissen, die zu großer Müdigkeit und der Frage: ›warum sind wir überhaupt noch hier‹ führen muß.«[27] Unter dem Druck der Spezialisierung und Technisierung der Krankenversorgung und der wachsenden Kritik sowohl seitens freier Schwestern als auch einer neuen Ärztegeneration, die auf die Einhaltung fachlicher Standards setzte, wurde die Erfüllung des tradierten Konzeptes christlichen »Liebesdienstes« für die Diakonissen immer mehr durch Konflikte erschwert.

Auch wenn die Diakonissen ihren Einfluss im Mutterhauskrankenhaus in Hannover vergleichsweise lang aufrechterhalten konnten, geriet auch hier die herkömmliche Konzeption von Pflege um 1960 stark unter Druck. Dies lässt sich bereits an den baulichen Veränderungen aufzeigen. Im 19. Jahrhunderts hatten Mutterhauskrankenhaus und -kirche in Hannover architektonisch noch eine Einheit gebildet. 1943 wurde das Gebäude stark zerstört. Als schließlich 1960 eine neue Mutterhauskirche eingeweiht wurde, gab es zu dieser vom Krankenhaus keinen direkten Zugang mehr. Dies ist ein sehr konkreter Ausdruck für die Ausdifferenzierung von Leibes- und Seelenpflege. Auch das religiöse Angebot auf den Stationen änderte sich mit dem Neubau der Kirche grundlegend. So führten die Schwestern nun keine Andachten mehr auf den Stationen durch. Stattdessen wurden die Andachten aus der Mutterhauskirche über Lautsprecheranlagen in die Krankenzimmer übertragen.[28] Damit verloren die Diakonissen ein wichtiges Aufgabengebiet, das vormals einen zentralen Aspekt in ihrem Selbstverständnis als evangelische Schwestern gebildet hatte.

Der Bedeutungsverlust der Diakonissen und die Erosion des herkömmlichen Pflegeverständnisses vollzogen sich im Mutterhauskrankenhaus in langsamen Schritten. Ein eindrucksvolles Beispiel für die Konflikte zwischen Tradition und Moderne bilden die Bemühungen um die Reorganisation der Krankenhausverwaltung, die bis 1962 noch in der Hand einer Diakonisse lag. Schwester Hildegard hatte ihr Amt über Jahrzehnte, seit 1928, ausgeführt und dies, wie der Theologische Vorsteher 1962 erklärte:

> »mit großem Fleiß und mit Hingabe. Aber sie hat es auch eigenwillig geführt. Die Krankenhausverwaltung ist ganz auf ihre Person zugeschnitten, und sie ließ niemand recht hineinschauen. Um des lieben Friedens willen haben wir sie darin auch bislang gewähren lassen, und auch unser Wirtschaftsleiter [der gesamten Stiftung, die Verf.], Herr Dr. Mallau, hat sich zurückgehalten.«[29]

---

26 Schwester Mieke Wassmann an Schwester Martha Koch, 9.3.1958, Archiv der Henriettenstiftung, 1 – 09 – 187.

27 Pastor Janßen an Vorsteher Weber, 27.3.1962, Archiv der Henriettenstiftung, 1 – 09 – 173.

28 Interview mit Schwester Else Kuhn am 23.2.2005.

29 Vorsteher Pastor Weber an Pastor Eichstädt, Evangelisches Diakonissenmutterhaus Bremen,

Eine eigenwillige, ganz auf die Person der ausübenden Diakonisse zugeschnittene Amtsführung entsprach indessen nicht mehr den Kriterien modern-rationeller Krankenhausverwaltung. Die Tatsache, dass der Arbeitsstil von Schwester Hildegard um »des lieben Friedens« willen bis Anfang der sechziger Jahre geduldet wurde, verweist nicht nur auf die starke Stellung, die die Diakonissen noch zu diesem Zeitpunkt einnahmen, sondern auch auf das Ausmaß, in dem Rücksichtnahmen auf persönliche Beziehungen das Organisationsleben prägten.

Erst das Ausscheiden von Schwester Hildegard, die aus Altersgründen ihre Tätigkeit aufgab, eröffnete die Möglichkeit zur Reorganisation der Verwaltungsarbeit – mit tiefgreifenden Konsequenzen. Im Januar 1963 beschwerte sich Schwester Hulda aus der Krankenhausaufnahme bitterlich darüber, dass sich der Wirtschaftsleiter in ihre Angelegenheiten einzumischen beginne und bestimmen wolle, »an welchem Platz meine Hilfskräfte sitzen oder was sie tun sollen«. Energisch erklärt sie: »Ich glaube nicht, dass es sich irgend eine Stationsschwester gefallen lässt, wenn Herr Dr. Mallau ihr vorschreibt wie und was ihre Schwestern arbeiten müssen.« Die Eingriffe des Wirtschaftsleiters in den pflegerischen Hoheitsbereich erschienen ihr umso absurder, als dieser »ja gar keine Ahnung [habe] was sich hier bei uns alles abspielt.«[30] Die Vehemenz, mit der Schwester Hulda die Binnenlogik der Krankenversorgung gegen die Eingriffe ökonomisch-verwaltungstechnischer Vernunft zu verteidigen suchte, ist aus heutiger Perspektive höchst bemerkenswert. Ein Wirtschaftsleiter, der es wagte, in pflegerische Arbeitsabläufe einzugreifen, handelte aus der Perspektive der Diakonissen noch Anfang der sechziger Jahre schlicht anmaßend.

Gleichwohl war auch das Diakonissenmutterhaus gezwungen, sich über den zeitrationellen Einsatz des Pflegepersonals Gedanken zu machen, musste es doch die Arbeitszeitverkürzungen umsetzen, um die dringend benötigten freien Schwestern als Arbeitskräfte im Pflegebereich zu halten. Wie schon der Verwaltungsleiter des Annastiftes 1957 vorgeschlagen hatte, begann auch die Henriettenstiftung Anfang der sechziger Jahre, die Stationen von bestimmten Routinefunktionen zu entlasten, unter anderem durch die Einführung einer zentralen Wäscherei und Sterilisation. Außerdem wurden vermehrt Einwegmaterialien genutzt.[31] Ganz im Trend der Zeit erfolgte 1964 die Eröffnung einer Schule für Pflegehelferinnen (vgl. Kapitel 2.3.1). Diese neue Berufsgruppe sollte vor allem Tätigkeiten in der Grundpflege der Patienten übernehmen. Damit

---

am 8. 10. 1962, Archiv der Henriettenstiftung, 2.03: Krankenhaus allgemeiner Schriftwechsel 1954 bis 1975.

30 Schwester Hulda Weinrich an Vorsteher Pastor Weber am 24. 1. 1963, Archiv der Henriettenstiftung, 2.03: Krankenhaus allgemeiner Schriftwechsel 1954 bis 1975.

31 Protokoll der Ausschusssitzung am 19. 11. 1965, Archiv der Henriettenstiftung, 2.03: Krankenhaus allgemeiner Schriftwechsel 1954 bis 1975.

verabschiedete sich das Diakonissenmutterhaus von seinem vormals umfassend konzipierten Pflegeverständnis und setzte sich stattdessen für eine Hierarchisierung von Aufgaben in der Pflege ein.

Die Werbebroschüre, die die Stiftung zur Eröffnung der neuen Schule herausgab, verweist allerdings auf die beträchtlichen Probleme der Diakonissen, dem Trend einer Aufteilung des Berufsbildes in höherwertige und niederwertige Tätigkeiten Folge zu leisten. Dort rechtfertigte die Stiftung diese Aufteilung so:

> »Der Dienst der Pflegehelferin soll dem Kranken ganz unmittelbar zugute kommen. In ihre Hände wird die Verantwortung gelegt für die pflegerischen Hilfen und Dienste, die der Kranke braucht, die ihm aber die Vollschwester oft schuldig bleibt, weil sie sich in zunehmendem Maße diagnostischen und therapeutischen Techniken zuwenden muß.«[32]

Während sich die examinierte Schwester vom Patienten entfernte, war es die Pflegehilfskraft, die die tatsächliche Betreuung der Kranken und damit die Aufgaben übernahm, die den Kern des herkömmlichen Verständnisses der Pflege als Dienst am Nächsten gebildet hatten. So charakterisierte die Stiftung die Aufgaben der Pflegehelferin 1969 als »die eigentliche pflegerische Arbeit«[33].

Eine Reorganisation der Arbeitsabläufe auf den Stationen nach zeitökonomischen Effizienzkriterien rückte 1965 auf die Tagesordnung der Henriettenstiftung. Auf speziellen Arbeitstagungen diskutierten Schwestern, Ärzte, Pastoren und Wirtschaftsleiter mögliche Rationalisierungspotenziale.[34] Ein Maßnahmenkatalog zur Entlastung des Pflegepersonals schrieb eine rationelle Nutzung der Arbeitszeit als neue Leitlinie fest. So sollten »unnötige Wege und Leerlauf« im Pflegealltag vermieden werden, indem zum Beispiel »Nebenarbeiten« nicht abends, sondern in Leerlaufzeiten zu erledigen seien.[35] Ein zentraler Botendienst sollte Wege im Krankenhaus erübrigen und eine drahtlose Suchanlage die Schwestern von dem »ewigen Suchen«[36] entlasten.

Die Bemühungen zur Arbeitszeitverkürzung brachten also eine erhebliche Verdichtung der Arbeitszeit mit sich, weil bisher übliche Pausen und von den Anforderungen des Pflegealltags entlastete Phasen, wie ein Gang über das

---

32 Mitteilung der Henriettenstiftung über die Eröffnung einer Pflegehelferinnenschule am 1. 4. 1964, Archiv der Henriettenstiftung, 4.05: KPS KPHS, 1966–1975.

33 Henriettenstiftung, Die Ausbildung in der Krankenpflegehilfe und Altenpflege, o. D. [um 1969], Archiv der Henriettenstiftung, 4.05: KPS KPHS, 1966–1975.

34 Protokoll der Ausschusssitzung am 19. 11. 1965, Archiv der Henriettenstiftung, 2.03: Krankenhaus allgemeiner Schriftwechsel 1954 bis 1975.

35 Vorsteher Pastor Weber, Oberin Florschütz, Maßnahmen zur Entlastung des Pflegepersonals im Krankenhaus der Henriettenstiftung vom 22. 12. 1965, Archiv der Henriettenstiftung, S-11-2-2.

36 Protokoll der Ausschusssitzung am 19. 11. 1965, Archiv der Henriettenstiftung, 2.03: Krankenhaus allgemeiner Schriftwechsel 1954 bis 1975.

Krankenhausgelände, entfielen. Neu war, dass das Pflegepersonal nun auch in der Henriettenstiftung nicht mehr für Reinigungsarbeiten – mit Ausnahme der Säuberung von Nachttischen und Betten – zuständig sein sollte. Damit wurden Stationshilfen und Hauspersonal erstmals Tätigkeiten im Krankenzimmer übertragen.[37] Auch in dem Diakonissenkrankenhaus setzte sich damit eine funktionale, das heißt tätigkeitsbezogene Arbeitsteilung durch, in der Stationshilfen die Reinigungsarbeiten und Pflegehilfskräfte die Grundpflege der Patienten übernahmen, während die examinierten Schwestern vor allem mit der medizinnahen Behandlungspflege beauftragt wurden.

Mit der Durchsetzung eines naturwissenschaftlichen Krankheitsverständnisses konzentrierte sich das Pflegepersonal zudem verstärkt auf die Leibespflege. Die Aufgaben in der Seelenpflege gingen in den Kompetenzbereich der durch Pastoren wahrgenommenen Krankenhausseelsorge über. Dies beinhaltete gleichzeitig eine Loslösung der Seelenpflege von den Belangen der Leibespflege, mit denen sie zuvor als untrennbar verknüpft galt. Im Unterschied zu den Diakonissen waren und sind die Krankenhausseelsorger jedoch nicht im Stationsalltag verankert. Außerdem betreuen sie eine Vielzahl von Patienten. In der Henriettenstiftung der siebziger Jahre hatten sie neben diversen anderen Tätigkeiten wie dem Abhalten von Gottesdiensten und Aufgaben im Aus- und Weiterbildungsbereich der Stiftung oft mehr als 120 Patienten zu versorgen.[38] Für den einzelnen Kranken wird in der Regel kaum Zeit geblieben sein. Zudem werden die Krankenhausseelsorger, wie Dreßke und Göckenjan in einer Studie gezeigt haben, im Krankenhaus – sofern sie überhaupt gerufen werden – nicht als religiöser, sondern als psychosozialer Dienst angefragt (vgl. Göckenjan/Dreßke 2005, 246).

Die ehemals von Diakonissen praktizierte Seelenpflege hatte damit ihren festen Platz in der Krankenbetreuung verloren – sowohl in der alltäglichen Versorgung der Patienten als auch im Selbstverständnis und in der Organisationslogik nunmehr naturwissenschaftlich ausgerichteter Krankenhäuser.

›Humanisierung der Krankenversorgung‹ und die Verwissenschaftlichung von Zuwendung in den siebziger Jahren
Mit der Kostenseite des Reformprozesses hatte sich die Stiftung in den siebziger Jahren zu beschäftigen. 1971 schied der Theologische Vorsteher Pastor Weber, der seit 1955 die Geschicke des Hauses geprägt hatte, aus dem Amt aus. Mit

---

37 Vorsteher Pastor Weber, Oberin Florschütz, Maßnahmen zur Entlastung des Pflegepersonals im Krankenhaus der Henriettenstiftung vom 22.12.1965, Archiv der Henriettenstiftung, S-11-2-2.
38 Vorsteher Pastor Helbig, Bericht über die Arbeit der Henriettenstiftung, vorgetragen auf der Sitzung des Komitees am 4.12.1974, Archiv der Henriettenstiftung, S-9-3-2; Arbeitsbericht Pastor Schomerus, o. D. [1977/78], Archiv der Henriettenstiftung, S-9-3-2.

seinem Nachfolger, Wolfgang Helbig, übernahm der Vertreter einer neuen Pastorengeneration die Leitung der Henriettenstiftung.[39] In verschiedenen Vorträgen und Arbeitsberichten für das Stiftungskomitee griff er die aufkommende Kritik am »seelenlosen Krankenhaus«[40] auf. Diese bestand darin, dass das Krankenhaus infolge der Technisierungs- und Rationalisierungsprozesse seine »Menschlichkeit« verloren habe und den Patienten zum »Fließbandobjekt«[41] degradiere.

Die Diskussion um die Auswirkungen tayloristisch-fordistischer Arbeitsorganisation und die Forderung nach einer Humanisierung des Arbeitslebens waren Ausdruck des damaligen Zeitgeistes (vgl. Schneider 1989, 333).[42] Die Kritik an einer Industrialisierung der Krankenversorgung traf jedoch in besonderem Maß den Nerv konfessioneller Häuser. Eine evangelische Einrichtung, die ihre »Seele« preisgab, führte sich selbst ad absurdum. Darüber hinaus beruhte das Renommee der Stiftung – wie der Chefarzt der Chirurgie 1975 feststellte – bislang vor allem darauf, »im Pflegebereich Besonderes zu leisten«. Rücke die Stiftung von dieser Praxis ab, warnte er, sei das Diakonissenkrankenhaus »schon von der äußeren Aufmachung«[43] her nicht länger konkurrenzfähig. Bei dem Mutterhauskrankenhaus handelte es sich – wie bei den meisten konfessionellen Einrichtungen – um ein älteres Gebäude, das es schwer hatte, beim Konkurrieren um »Modernität« dem Vergleich etwa mit der 1965 eröffneten hannoverschen Universitätsklinik Stand zu halten. Wollte sich die Henriettenstiftung in der niedersächsischen Krankenhauslandschaft behaupten, musste sie sich auf ihr »Proprium« besinnen.

Die Überlegungen zur Humanisierung des Krankenhauses, die Vorsteher Helbig in den siebziger Jahren formulierte, belegen eindrucksvoll, dass neben einer neuen Ärztegeneration auch ein neuer Typus von Pastoren das Stiftungsleben zu prägen begann. »Wo findet«, fragte Helbig in einem Vortrag 1973

---

39 Auf der Website der Stiftung wird Helbig als »Pionier des Krankenhausmanagements« gewürdigt, der von 1990 bis 2007 auch als Vorsitzender des Deutschen Evangelischen Krankenhausverbandes gewirkt und die Henriettenstiftung zu einem »leistungsfähigen Unternehmen« mit einer eigenen *Corporate Identity* umstrukturiert habe (vgl. Döring o. D., siehe auch Helbig 2002).

40 Vorsteher Pastor Helbig, Bericht über die Arbeit der Henriettenstiftung, vorgetragen auf der Sitzung des Komitees am 4. 12. 1974, Archiv der Henriettenstiftung, S-9-3-2.

41 Vorsteher Pastor Helbig, Vortrag gehalten bei der Feierstunde aus Anlaß der 100-jährigen Zusammenarbeit der Henriettenstiftung und des Landkreises Leer am 16. 11. 1973, Archiv der Henriettenstiftung, 1-09-173.

42 Schon an der Wende vom 19. zum 20. Jahrhundert äußerten sich im Übrigen kritische Stimmen aus der Ärzteschaft, mit der zunehmenden Spezialisierung der Medizin gerieten die Kranken als ganzheitliche Menschen aus dem Blick (vgl. Huerkamp 1985, 182-184).

43 Schreiben Prof. Dr. Käufer an Vorsteher Pastor Helbig, 2. 9. 1975, Archiv der Henriettenstiftung, 2.07: Krankenhausausschuss I 3/1971 – 11/1975.

im Kreiskrankenhaus Leer – einer der letzten Außenstationen der Stiftung – im modernen Krankenhaus »der Träger der Krankheit, der Mensch, seinen Platz?«:

> »... ist die Krankheit nicht oft nur die kleine sichtbare Spitze des Eisbergs ›Lebenskrise‹, der in der Hauptsache unter der Oberfläche bleibt? Wenn dem so ist, stehen wir heute – um des Menschen willen – vor einer neuen, ungeheuren Aufgabe im Krankenhaus!«[44]

Das Krankheitsverständnis wandelte sich auch im theologischen Begründungskontext fundamental. Die herkömmliche religiöse Deutung von Krankheit als Ausdruck göttlichen Willens und Chance zur Glaubensvertiefung wich einem säkularen Verständnis von »Lebenskrise«. Die Tatsache, dass Pastor Helbig die Berücksichtigung persönlicher Lebensumstände als neue und ›ungeheure‹ Aufgabe auffasste, verweist auf einen frappierenden Gedächtnisverlust innerhalb der evangelischen Krankenversorgung binnen kürzester Zeit. Mit dem Generationenumbruch auf der Leitungsebene erlosch offenkundig die Erinnerung an die starke Tradition evangelischer Seelenpflege. So verwundert es nicht, dass Helbig selbst die Sterbebegleitung und palliative Krankenversorgung neu zu erfinden meinte, indem er erklärte:

> »... eine neue Konzeption von Krankheit und Heilung ist nötig, die nicht vor dem chronischen Kranken, dem Unheilbaren und dem Sterbenden die Augen verschließt, ihn ausklammert aus der Aufgabenstellung unserer Bemühungen. Auch Hilfe zur Bewältigung unheilbaren Leidens und Hilfe beim Sterben gehören dazu. Dies ist ein besonders düsteres, oft tabuisiertes Kapitel.«[45]

Dieser Gestus des Innovators und Tabubrechers erstaunt hochgradig, bedenkt man, welch hohen Stellenwert die Begleitung Sterbender in der Konzeption und Praxis evangelischer Krankenpflege vom 19. Jahrhundert bis in die sechziger Jahre des 20. Jahrhunderts einnahm. Erst mit der Durchsetzung eines naturwissenschaftlichen Krankheitsverständnisses hatte die seelenpflegerische Betreuung am Lebensende ihre vormals herausgehobene Bedeutung verloren.[46] Die Tatsache, dass Helbig bereits Anfang der siebziger Jahre diese Entwicklung zu korrigieren suchte, spricht allerdings auch für ein Fortwirken der langen Tradition christlicher Sterbebegleitung – selbst wenn sie dem Theologischen Vorsteher zu diesem Zeitpunkt nicht in dem Maße bewusst war, wie man das hätte erwarten können.

---

44 Vorsteher Pastor Helbig, Vortrag gehalten bei der Feierstunde aus Anlaß der 100-jährigen Zusammenarbeit der Henriettenstiftung und des Landkreises Leer am 16.11.1973, Archiv der Henriettenstiftung, 1–09–173.

45 Ebd.

46 Anfang der sechziger Jahre begannen Angehörige sich zu beschweren, in der Henriettenstiftung fehle mitunter selbst ein Ort zum Sterben, so dass Patienten am Lebensende in Badezimmern abgestellt werden (siehe dazu Kapitel 3.3.3).

Um die persönliche Betreuung der Patienten wieder zu verbessern – die Krankenversorgung also »menschlicher«, »humaner« zu gestalten – setzte Helbig vor allem auf eine Neukonzeptionierung der Aus- und Weiterbildung. *Zum einen* sollte durch ein intensiviertes Schulungswesen die »Bewusstseinsbildung« der Mitarbeiterschaft vorangetrieben und das Personal motiviert werden, sich wieder »mit ganzem Einsatz dem Patienten zu[zu]wenden«.[47] Also nicht die Rahmenbedingungen pflegerischer Tätigkeit bildeten den Ansatzpunkt für Reformbemühungen, sondern das »Bewusstsein« der Beschäftigten. Zwar sollte bei Baumaßnahmen verstärkt darauf geachtet werden, dass das Ergebnis nicht nur hygienisch und rationell, sondern auch »freundlich, einladend, persönlich«[48] sein sollte. Aber die Frage, wie Arbeitsabläufe im Krankenhaus so gestaltet werden können, dass sie die Bedingungen für die Möglichkeit bedürfnisorientierter Pflege bereitstellen, blieb sorgsam ausgespart. Die Stärkung eines Berufsethos patientenorientierter Pflege verkam damit zur motivationsbeschaffenden Ressource ohne Verankerung im Stationsalltag (vgl. auch Remmers 2010, 49 – 50).

Zum anderen sollte das Pflegepersonal wieder stärker angeleitet werden, auf »die subjektiv-persönlichen Aspekte des Kranken« einzugehen. Diese Fähigkeit, so Helbig, basiere auf einer »erlernbaren Methodik«, die dem Pflegepersonal in Seminaren nahe gebracht werden solle. Dass für eine wieder verstärkt patientenorientierte Pflege die »Kunst der Gesprächsführung« erforderlich sei, begründete er folgendermaßen:

> »Pflegesituationen enthalten emotionelle Interaktionsbereiche, die bis heute weitgehend außerhalb reflektierter Wahrnehmung geblieben sind … Wer sich dem Kranken nicht in Kenntnis psychischer Erlebnismechanismen und sozialer Gegebenheiten zuwenden kann, wird falsch reagieren, Aggressionen wecken und zur Regression veranlassen.«[49]

Die Terminologie zeigt eindrucksvoll, dass die ehemals religiöse Sinngebung von Krankheit und das Konzept eines familiär-schwesterlichen Kontaktes zu den Patienten einer psychologisierenden Deutungsperspektive gewichen waren.[50]

---

47 Vorsteher Pastor Helbig, Bericht über die Arbeit der Henriettenstiftung, vorgetragen auf der Sitzung des Komitees am 4.12.1974, Archiv der Henriettenstiftung, S-9 – 3 – 2.

48 Aus der Arbeit der Henriettenstiftung. Bericht für das Komitee, 1.12.1976, Archiv der Henriettenstiftung, S-9 – 3 – 2.

49 Vorsteher Pastor Helbig, Vortrag gehalten bei der Feierstunde aus Anlaß der 100-jährigen Zusammenarbeit der Henriettenstiftung und des Landkreises Leer am 16.11.1973, Archiv der Henriettenstiftung, 1 – 09 – 173.

50 Der Einzug psychologischer Deutungsmuster in die evangelische Seelsorge Westdeutschlands ist bislang nur in Ansätzen untersucht worden, vgl. Kaminsky/Henkelmann (2011). Zur Verwissenschaftlichung und Therapeutisierung katholischer Seelsorge in der Bundesrepublik vgl. Ziemann (2006). Zur Psychologisierung evangelische Seelsorge in den USA vgl. Myers-Shirk (2009).

Die Henriettenstiftung begann nun, Seminare unter anderem zur Gesprächsführung bei Schwerkranken und Sterbenden anzubieten.[51] Diese Therapeutisierung von Zuwendung ist als Teil einer umfassenden »Verwissenschaftlichung
des Sozialen« (Raphael 1996) zu verstehen, wie sie für das 20. Jahrhundert
insgesamt charakteristisch ist. Humanwissenschaftliche Experten – Vertreterinnen und Vertreter so unterschiedlicher Disziplinen wie Medizin, Rechtswis-
senschaften, Ökonomie, Psychologie und Sozialwissenschaften – erlangten die
Deutungshoheit über soziale Wirklichkeit, zwischenmenschliche Beziehungen
und persönliche Befindlichkeiten.

Dieser Verwissenschaftlichungsprozess erreichte nun auch die christliche
Seelsorge.[52] Das tradierte religiös geprägte Konzept von Seele trat hinter dem
modernen wissenschaftlichen Begriff von Psyche zurück. Vermutlich werden die
überkommenen Formen von Andachten und Gebeten in der Henriettenstiftung
zunehmend als Relikt vergangener Zeiten betrachtet und vor allem von jüngeren
Patienten immer weniger nachgefragt worden sein. Auch das säkular geprägte
Pflegepersonal wird den Bedeutungsverlust religiöser Betreuung mit Erleichterung wahrgenommen haben. Gleichwohl hinterließ der Psychologisierungs-
prozess im Pflegealltag eine Lücke in der spirituellen Versorgung der Kranken.
Außerdem änderte sich der Charakter von Zuwendung tiefgreifend. Therapeutische Konzepte privilegieren mit dem gesprochenen Wort die Ebene ko-
gnitiver Wahrnehmung (vgl. Ziemann 2006, 98 – 104). Rituelle, stärker sinnlich
vermittelte Ausdrucksweisen, die für die tradierte Seelenpflege charakteristisch
waren, also Lieder, Gebete, non-verbale religiöse Praktiken, aber auch Momente
der Stille, wurden aus dem Pflegealltag verdrängt. Indem die »Kenntnis psy-
chischer Erlebnismechanismen« zum Schlüsselwissen im Umgang mit Patienten
erklärt wurde, verloren zudem bisher praktisch erworbene, nicht wissenschaftlich fundierte Hinwendungsweisen, für die die Diakonissen standen, ihre
Geltung, ja jegliche Legitimität.

Der Prozess einer Verwissenschaftlichung und Psychologisierung von
Krankheitserleben setzte sich mit der Etablierung der psychosomatischen Medizin fort, die in den siebziger Jahren erstmals als Fach an den bundesdeutschen
Hochschulen verankert wurde.[53] Mitte der siebziger Jahre richtete die Henriettenstiftung die erste Station für psychosomatische Medizin ein, die 1984 als

---

51 Vorsteher Pastor Helbig, Bericht über die Arbeit der Henriettenstiftung, vorgetragen auf der
   Sitzung des Komitees am 4. 12. 1974, Archiv der Henriettenstiftung, S-9-3-2.
52 Zur Verknüpfung von Soziologie und Evangelischer Theologie in der hannoverschen Landeskirche vgl. Pastoralsoziologisches Institut der Evangelischen Fachhochschule Hannover
   (2001).
53 Die Approbationsordnung für Ärzte von 1970 verankerte erstmals die Psychosomatische
   Medizin als festen Bestandteil in der Ärzteausbildung, vgl. Approbationsordnung für Ärzte
   vom 28. Oktober 1970 (Ausgabe 1975), 8 – 9, Anlage 3 und Anlage 10.

eigene Klinik institutionalisiert wurde.[54] Die Herausbildung einer neuen medizinischen Fachdisziplin ist zweifelsohne als notwendige Antwort auf die Technisierung und zu Recht beklagte Dehumanisierung des Krankenversorgungssystems zu verstehen. Dass die Henriettenstiftung bereits Mitte der siebziger Jahre auf diese Entwicklung reagierte, ist ein weiterer Hinweis auf das Fortwirken spezifisch christlicher Pflegetraditionen.

Gleichzeitig forcierte das Aufkommen der psychosomatischen Medizin jedoch eine Delegitimierung tradierter, nicht wissenschaftlich begründeter patientenorientierter Pflege. Die neue medizinische Disziplin mit ihrer Konzentration auf das therapeutische Gespräch beinhaltete zudem eine Professionalisierung des Ohres, dem auf diese Weise das Auge und der Blick auf Körperlichkeit nachgeordnet wurden. Insofern setzte sich hier der Trend zur Ausdifferenzierung des Krankheitsverständnisses in leibliche, seelische und psychische Belange fort, die unterschiedlichen Berufsgruppen – Ärzten, Seelsorgern, Psychologen beziehungsweise psychotherapeutisch weitergebildeten Ärzten – zugeordnet wurden. Die Entstehung einer neuen Spezialdisziplin, der Psychosomatik, die in gesonderte Abteilungen und Kliniken ausgegliedert wurde, lässt sich als Teil dieses Professionalisierungsprozesses verstehen. Patienten hatten fortan in der Regel nur die Wahl, entweder als »organisch Kranke« versorgt oder aber als »psychisch Kranke« psychotherapeutisch betreut zu werden, wie Thure von Uexküll und Wolfgang Wesiack – zwei führende Protagonisten bei der Etablierung der psychosomatischen Medizin in der Bundesrepublik –, in den achtziger Jahren beklagten.[55] Eine Integration in den allgemeinen Krankenhausalltag fand damit nicht statt.

Auffallend ist, dass sich die Kritik an einer Industrialisierung der Krankenversorgung in erster Linie auf die Einbußen bei der Zuwendung zum Patienten konzentrierte. Mit der Einführung eines hochgradig arbeitsteiligen Systems der Krankenversorgung ging jedoch auch ein Verlust an Krankenbeobachtungskompetenz der Schwestern einher, die letztlich nur im Kontakt mit Patienten entwickelt werden kann. Dieser Aspekt blieb in der Diskussion weitgehend ausgeblendet. Vermutlich werden die in den fünfziger Jahren noch so hoch bewerteten Beobachtungen und intuitiven Einsichten des Pflegepersonals mit der Verwissenschaftlichung der Krankenversorgung derartig an Stichhaltigkeit verloren haben, dass ihr Bedeutungsverlust nicht einmal aufgefallen ist.

---

54 Aus der Arbeit der Henriettenstiftung. Bericht für das Komitee, 1.12.1976, Archiv der Henriettenstiftung, S-9-3-2 und vgl. Helbig (1985, 58).

55 Von Uexküll und Wesiack forderten stattdessen eine patientenorientierte Medizin, die psychosoziale und somatische Aspekte gleichrangig berücksichtigen sollte. Zu diesem Zweck sollte das gesamte Pflegepersonal konsequent in psychosozialer Hinsicht aus- und weitergebildet werden. Eine Rehabilitierung tradierten Erfahrungswissens war damit nicht beabsichtigt (vgl. Uexküll/Wesiack 1998, 481–487).

Die Krankenbeobachtung verschwand damit nicht völlig aus dem Aufgaben-
und Kompetenzbereich von Pflegekräften. Liliane Juchli, die mit ihrem seit 1973
in regelmäßigen Neuauflagen publizierten Krankenpflegelehrbuch Generationen von Pflegekräften geprägt hat, hebt Krankenbeobachtung als wesentliche
pflegerische Aufgabe hervor. Sie argumentiert jedoch aus einer erkennbar de-
fensiven Position heraus und sieht sich – so die Ausgabe von 1979 – eigens
genötigt zu begründen, warum neben den technischen Apparaturen auch noch
persönliche Beobachtungen gefragt sein sollten. Juchlis Bemühen, das Erlernen
der Beobachtungskompetenz in Ausbildungseinheiten zu strukturieren und die
auf diese Weise systematisierten Beobachtungen in einen planvollen Pflege-
prozess einzubeziehen, sind ein weiteres Beispiel für die Verwissenschaftlichung
vormals intuitiv erworbener Wissensbestände (vgl. Juchli 1979, 32 – 36, Kreutzer
2013 b).

Mit der Durchsetzung der Genetik, der Epidemiologie und des Risiko-Kon-
zeptes in der Medizin seit den sechziger und siebziger Jahren wird das tradierte
erfahrungsbasierte Konzept der Krankenbeobachtung endgültig als antiquiert
erschienen sein. Das neue Gebot der Risikosteuerung ist bislang vor allem im
Hinblick auf Schwangerschaft und Geburt untersucht worden, da Reprodukti-
onstechnologien eine Vorreiterrolle bei der Etablierung des neuen Verständnisses von Medizin, Gesundheit und Krankheit hatten. Aus einer Medizin, die
eine Krankheit therapierte, die den Patienten zum Arzt geführt hatte, wurde
zunehmend eine Beratungsinstanz zum Aufspüren von Gesundheitsrisiken (vgl.
Armstrong 1995, Duden 2004, 507 – 508). Prävention wurde zum Leitbild einer
Medizin, die Gesundheit als Noch-Nicht-Krank-Sein zu einer Restgröße machte.
Diese Neudefinition von Gesundheit und Krankheit entzog dem intuitiven
Konzept von Krankenbeobachtung, wie es die Diakonissen praktizierten, voll-
ends den Boden, da Krankheit nicht mehr mit einem bestimmten Unwohlsein
verbunden war, sondern sich in Gestalt von Risikofaktoren jeglicher sinnlichen
Wahrnehmung entzog.

2.2   Krise der Mutterhausdiakonie

Über einen Mangel an Diakonissen haben die evangelischen Mutterhäuser seit
ihren Anfängen geklagt. Der Vielzahl möglicher Arbeitsfelder stand nie eine
ausreichende Zahl frommer und zur »Ganzhingabe« bereiter Frauen gegenüber.
Im Nationalsozialismus wurde den Mutterhäusern die Nachwuchsrekrutierung
zusätzlich erschwert. Der Mitgliederstand der Henriettenstiftung ging nach 1934
deutlich zurück; umgekehrt stiegen spätestens in der Endphase des Zweiten
Weltkriegs die Arbeitsanforderungen massiv an, und die Überlastung der
Schwestern entwickelte sich zur permanenten Alltagsrealität. Die Stiftung

konnte also nach 1945 auf einen reichen Erfahrungsschatz im Umgang mit
Personalmangel zurückblicken.

Bei dem in den fünfziger Jahren einsetzenden Pflegenotstand handelte es sich
jedoch nicht allein um eine Phase besonderer Arbeitskräfteknappheit, wie sie die
Henriettenstiftung in unterschiedlichen Formen aus ihrer Geschichte kannte. Er
leitete vielmehr den endgültigen Niedergang des tradierten Konzeptes christlichen »Liebesdienstes« ein. Das folgende Kapitel untersucht in einem ersten
Schritt (Abschnitt 2.2.1), wann die Mutterhausleitung diese neue Qualität des
Schwesternmangels als strukturelles Problem erkannte und wie sie daraufhin
den Einsatz der zunehmend knapper werdenden Arbeitskraft der Diakonissen
neu organisierte. Der Fokus der Darstellung liegt auf den Verhandlungen der
Henriettenstiftung mit den Vorständen der Einrichtungen – Chefärzten, Pastoren sowie leitenden Krankenhausschwestern – um die Bereitstellung von
Schwestern. Der versiegende Diakonissennachwuchs hatte darüber hinaus
weitreichende Konsequenzen für die Kostenrechnung des Mutterhauses, vor
allem für die Finanzierung des Altersversorgungssystems, das bislang wesentlich darauf basiert hatte, dass die jüngeren Diakonissen für die Schwestern im
Feierabend aufkamen. Mit dem ausbleibenden Nachwuchs musste die Henriettenstiftung die Kosten für die Pflegearbeit neu kalkulieren und den Stationsträgern in Rechnung stellen. In einem zweiten Schritt (Abschnitt 2.2.2) werden
deshalb die Verhandlungen mit den Trägern von Krankenhäusern und Gemeindestationen um den »Preis der Pflege« untersucht.

2.2.1 Wahrnehmung und Entwicklung des Schwesternmangels

Die Entwicklung der Eintrittszahlen in den ersten Nachkriegsjahren gab zunächst Anlass zu der Hoffnung, dass sich das Mutterhaussystem stabilisieren
werde. Zwischen 1945 und 1950 traten im Durchschnitt 15 Schülerinnen pro Jahr
in die Diakonissengemeinschaft ein. Vereinzelt konnte die Henriettenstiftung
sogar neue Arbeitsgebiete übernehmen. Angesichts des kontinuierlichen Zu-
gangs an Diakonissennachwuchs verfolgten sowohl Mutterhausleitung als auch
Stationsträger noch Anfang der fünfziger Jahre das grundsätzliche Ziel, den
Pflegebereich in den jeweiligen Einrichtungen ausschließlich mit Schwestern der
Henriettenstiftung, vorzugsweise allein mit Diakonissen, zu besetzen.[56] Auch als
Anfang der fünfziger Jahre der Zustrom an Diakonissennachwuchs zu versiegen
begann – zwischen 1951 und 1955 verzeichnete die Stiftung nur noch durch-
schnittlich acht Neuzugänge pro Jahr –, hoffte die Mutterhausleitung, es handele

---

56 Dr. Dehlinger an Vorsteher Pastor Meyer, 19. 8. 1955, Archiv der Henriettenstiftung, 1 – 09 –
   173.

sich lediglich um eine Phase, die mit Zuwarten und dem Gebet: »Herr sende Arbeiterinnen in deinen Weinberg«[57] überwunden werden könne.

Stattdessen verschlechterte sich die Situation in der zweiten Hälfte der fünfziger Jahre dramatisch. Zwischen 1958 und 1960 meldeten sich gerade einmal zwei Schülerinnen jährlich zur Neuaufnahme. Nicht mehr zu übersehen war, dass die Henriettenstiftung auf längere Sicht nicht mehr in der Lage sein werde, die bisherigen Arbeitsgebiete zu halten. Ersten kleineren Krankenhäusern und Gemeindestationen mussten die Gestellungsverträge gekündigt werden, weil nicht genügend Schwestern zur Verfügung standen.[58] Mit dem zunehmenden Wohlstand der bundesdeutschen Gesellschaft und dem Ausbau des Gesundheitsversorgungssystems begannen zudem die ersten Krankenhäuser mit der Modernisierung und Erweiterung ihrer Einrichtungen (vgl. Kapitel 2.1). Hatte die Henriettenstiftung bereits erhebliche Probleme, die bisherigen Positionen zu besetzen, konnte sie den erhöhten Personalforderungen in der Regel nicht mehr gerecht werden. Oft sah sie keine andere Möglichkeit, als den Gestellungsvertrag zu kündigen.[59]

Der sukzessive Rückzug aus vielen Arbeitsgebieten gestaltete sich als langer und schwieriger Prozess. Mit jeder Kündigung verlor die Stiftung an Präsenz in der Region und damit auch an Potenzial zur Nachwuchsrekrutierung, die wesentlich darauf beruhte, dass die jungen Mädchen Mutterhausdiakonie und deren Bedeutsamkeit in der Praxis erlebten (vgl. Kapitel 1.2.1). Der Henriettenstiftung musste deshalb grundsätzlich daran gelegen sein, möglichst flächendeckend tätig zu bleiben, um nicht aus der Alltagswahrnehmung der evangelischen Bevölkerung zu verschwinden.

Doch auch die Vorstände der Einrichtungen waren meist sehr am Erhalt der Schwesternschaft interessiert. Oft bestanden jahrzehntelange bewährte Kooperationen mit der Henriettenstiftung, welche vergleichsweise kostengünstig die gesamte Organisation des Pflegebereichs übernommen und den Einrichtungen damit ein beträchtliches Maß an Arbeit und Sorgen abgenommen hatte. Die Umstellung auf freies Pflegepersonal drohte nicht nur kostenintensiver, sondern auch erheblich arbeitsaufwändiger zu werden. Zudem fürchteten viele Krankenhausvorstände um den guten Ruf ihrer Einrichtungen, der – wie es ein Chefarzt des Krankenhauses Melle 1960 formulierte – »in erster Linie« auf der Einsatzbereitschaft und Dienstfreudigkeit seiner Schwesternschaft«[60] beruhe. Solange ›weltliche‹ Schwestern nicht als gleichwertiges Pflegepersonal aner-

---

57 Vorsteher Pastor Meyer an den Vorstand der Gemeindepflegestation in Hameln, Superintendent Pellens, am 2.7.1952, Archiv der Henriettenstiftung, 1–09–100.

58 Oberin Florschütz an Schwester Adelheid Friese, 30.12.1958, Archiv der Henriettenstiftung, S-1–0480.

59 Aktenvermerk Vorsteher Pastor Weber, 4.2.1957, Archiv der Henriettenstiftung, S-1–0827.

60 Dr. Pook an Oberin Florschütz, 23.8.1960, Archiv der Henriettenstiftung, 1–09–61.

kannt wurden, drohte der Rückzug des Diakonissenmutterhauses mit einem
Ansehensverlust des Krankenhauses einherzugehen. Auch viele Chefärzte er-
achteten eine »kirchliche Orientierung der Schwestern«[61] als unabdingbare
Voraussetzung ›guter‹ Pflege.

Ein besonderes Interesse am Erhalt der Schwesternschaft hatten die Pastoren,
die – ganz in der Tradition Innerer Mission – bei der Kündigung eines Gestellungsvertrages den Verlust kirchlichen Einflusses vor Ort befürchteten. So bat
der Vorstand der Gemeindestation Hameln 1959 die Henriettenstiftung inständig, von der Kündigung des Gestellungsvertrages Abstand zu nehmen mit
der Begründung, dass »sich die Katholiken jetzt sehr breit dort machten.«[62]
Dieser Hinweis auf die konfessionelle Konkurrenz erwies sich in der Regel als
überaus wirkungsvolles Argument, weil es die Mutterhausleitung besonders
deutlich an ihren religiösen Auftrag erinnerte. Da die Krankenhaus- und Ge-
meindevorstände meist ein starkes Interesse an der Aufrecherhaltung der Gestellungsverträge hatten, zogen Kündigungsabsichten der Henriettenstiftung
nicht selten langwierige Verhandlungen nach sich. Mitunter arbeiteten die
Diakonissen auch nach Ablauf des Kündigungstermins in den Einrichtungen
weiter, wenn die Nachfolge nicht geklärt war.[63]

Um die Kündigung weiterer Gestellungsverträge zu vermeiden, rückte die
Mutterhausleitung ab Mitte der fünfziger Jahre von ihrem Anspruch einer
umfassenden Organisation des Pflegebereichs ab und begann, sich auf die
Übernahme bestimmter Tätigkeiten zu konzentrieren. Das Ziel lautete nun,
Schlüsselpositionen – vor allem die der leitenden Krankenhausschwestern, der
Stationsschwestern und der Unterrichtsschwestern –, die eine zentrale Funktion
bei der Ausbildung des Nachwuchses hatten, mit Diakonissen zu besetzen.
Damit zog sich die Stiftung sukzessive aus der unmittelbaren diakonischen
Tätigkeit zurück und verlagerte ihre Arbeit auf eine gezielte Rekrutierung und
Heranbildung der nachkommenden Schwesterngeneration.[64]

Dass es sich bei diesem Nachwuchs kaum noch um künftige Diakonissen
handele, war der Mutterhausleitung Ende der fünfziger Jahre schmerzlich bewusst. Angesichts der allenfalls sporadischen Neueintritte konnten Oberin und
Vorsteher die Zukunft des Mutterhauses nicht mehr allein auf dem Lebensmodell der Diakonissen aufbauen. Das Ziel lautete nun, zumindest eine evangelische Prägung des Pflegebereichs abzusichern. Die Hoffnungen konzentrierten

---

61 Dr. Dehlinger an Oberin Florschütz, 9.9.1960, Archiv der Henriettenstiftung, 1–09–173.
62 Aktenvermerk Oberin Florschütz, 4.11.1959, Archiv der Henriettenstiftung, 1–09–100.
63 Schwester Alma Sander an Erna Hüchting, 7.6.1952, Archiv der Henriettenstiftung, 1–09–
   100.
64 Schwester Auguste Schneider an Schwester Martha Koch, 19.3.1958, Archiv der Henriettenstiftung, 1–09–173, Vorsteher Pastor Weber an Pastor Dr. Dr. Pall, 4.3.1958, Archiv der
   Henriettenstiftung, S-1–0326.

sich auf den Ausbau der Verbandsschwesternschaft, deren Mitglieder zwar als freies Pflegepersonal arbeiteten, aber eng an das Mutterhaus angeschlossen waren und bis dato intern im Vergleich zu den Diakonissen als Schwestern »zweiter Klasse« behandelt worden waren.[65]

Dies sollte sich nun ändern. 1959 schrieb der Theologische Vorsteher an die leitende Krankenhausschwester in Leer:

> »Wir müssen uns nun gemeinsam mühen, über diese schweren Jahre hinwegzukom-
> men, bis, gebe es Gott, uns junge Verbandsschwestern herangewachsen sind; denn die
> wenigen Diakonissen, die bei uns eintreten, werden in den kommenden Jahren knapp
> für das Mutterhaus reichen. Aber bei den Verbandsschwestern wissen Sie auch selbst,
> wieviele uns wieder abwandern. Es wird uns hier kein großer reicher Strom zufließen,
> sondern es wird tröpfeln. Aber wenn es dann wenigstens von allen Seiten tröpfelt, dann
> wird es doch helfen.«[66]

Die Verbandsschwestern wurden zwar zu *den* Hoffnungsträgerinnen erklärt, die das Überleben des Mutterhauses sichern sollten. Gleichwohl wusste der Vorsteher aus der Praxis, dass das Konzept von Schwesternschaften unter jüngeren Frauen nur geringe Resonanz fand. Der Fokus der Sorge hatte sich mittlerweile verschoben. Während der Mangel an Diakonissen als zwar beklagenswerter, dennoch unveränderbarer Tatbestand hingenommen wurde, galt nunmehr der fehlende Nachwuchs an Verbandsschwestern als das zukunftsbedrohende Problem.[67]

Der Pflegenotstand der sechziger Jahre

Der Mangel an Pflegepersonal spitzte sich Anfang der sechziger Jahre noch einmal zu, und der Anteil ›ganz freier‹ Schwestern, die weder als Diakonisse noch als Verbandsschwester dem Mutterhaus angehörten, wuchs zusehends. 1960 stellte die Henriettenstiftung fest, in den meisten Krankenhäusern stehe »einer kleineren Zahl von Stiftsschwestern eine größere von freien Schwestern und Hilfskräften gegenüber«[68]. Darüber hinaus gab es kaum noch ein Krankenhaus, das nicht mit Ausbau- und Erweiterungsmaßnahmen beschäftigt war und dies in der Regel, wie der Vorsteher der Henriettenstiftung 1962 beklagte, »ohne sich mit uns vorher zu verständigen, ob es denn überhaupt möglich ist, Schwestern in hinreichender Zahl zu beschaffen«.[69] Offenkundig verleitete das System der Gestellungsverträge die Krankenhausträger und

---

65 Zur Verbandsschwesternschaft und deren Reform vgl. Kapitel 1.1.
66 Vorsteher Pastor Weber an Auguste Schneider, 14.10.1959, Archiv der Henriettenstiftung, 1-09-173.
67 Zur Gewinnung von Verbandsschwestern und freien Schwestern vgl. Kapitel 2.3.
68 Pastor Teschner an Landessuperintendent Degener, 29.1.1960, Archiv der Henriettenstiftung, 1-09-187.
69 Pastor Weber an Dr. Dehlinger, 18.6.1962, Archiv der Henriettenstiftung, S-1-0931.

-vorstände dazu, Schwesternpersonal als gleichsam selbstverständlich nachwachsende Naturressource zu begreifen. Über den Chefarzt des Krankenhauses Leer urteilte etwa die dortige leitende Schwester Auguste 1961, er wolle die große Personalnot nicht sehen, und er glaube noch, »daß man nur rufen brauche«.[70] Auch die immer wieder erhobenen Klagen der Chefärzte über das fortgeschrittene Alter der meisten Diakonissen zeigen, dass ihnen das Ausmaß des Pflegenotstands oft nicht bewusst war. Immer wieder wies der Vorsteher die Krankenhäuser auf die Notwendigkeit hin, angesichts des außergewöhnlichen Schwesternmangels

> »jede Schwester, die über eine reiche Erfahrung verfügt und bereit ist, zu arbeiten, so lange zu halten, wie es irgend geht. Selbstverständlich ist es der Wunsch eines jeden Chefarztes, von einem Stab junger und gesunder, vollkräftiger Schwestern umgeben zu sein. Aber dieser Wunsch ist heute einfach nicht zu erfüllen.«[71]

Von den Diakonissen selbst erhielt die Mutterhausleitung zunehmend alarmierende Berichte. Viele der leitenden Krankenhausschwestern waren in der Tat nicht mehr jung und fühlten sich den »dauernden Aufregungen« und »Sorgen um genügend Personal«[72] nicht mehr gewachsen. Auch der ständige Vorwurf, die Diakonissen seien zu alt, war wenig geeignet, die Frauen in ihren Nöten zu unterstützen.[73] »Zur Zeit weiß ich einfach nicht mehr ein noch aus«, schrieb Schwester Auguste 1961 aus Leer: »Dauernd muß ich den Schwestern sagen, daß ich ihre Urlaubswünsche nicht erfüllen kann, das erdrückt einen fast und kostet so viel Kraft.«[74] Die leitende Schwester des Krankenhauses Stadthagen bat dringend um ihre Ablösung, weil sie die Belastungen und »dauernden Nöte der Schwestern«[75] nicht mehr ertragen könne. Im Kinderhospital Lüneburg, vermeldete die leitende Diakonisse, versorge eine einzige Schwester insgesamt 40 Säuglinge: »Sie kann auch nicht mehr, stand heute morgen um 3 Uhr auf. Die Treue u. das Pflichtbewußtsein ist außergewöhnlich aber sie wird es so nicht lange schaffen.«[76]

---

70 Schwester Auguste Schneider an Vorsteher Pastor Weber, 20.8.1961, Archiv der Henriettenstiftung, 1-09-173.

71 Vorsteher Pastor Weber an Dr. Pook, 8.9.1960, Archiv der Henriettenstiftung, 1-09-61.

72 Schwester Auguste Schneider an Oberin Florschütz, 21.6.1963, Archiv der Henriettenstiftung, 1-09-173.

73 Schwester Emma Schmidt an Oberin Florschütz, 16.1.1964, Archiv der Henriettenstiftung, S-1-0039.

74 Schwester Auguste Schneider an Schwester Martha Koch, 18.8.1961, Archiv der Henriettenstiftung, 1-09-173.

75 Schwester Hinrika Schulz an Vorsteher Pastor Weber, 17.9.1960, Archiv der Henriettenstiftung, S-3-0282.

76 Schwester Emma Schmidt an Oberin Pfeiffer, 15.4.1964, Archiv der Henriettenstiftung, S-1-0039.

Die dauerhafte Arbeitsüberlastung bedrohte auch die Gesundheit der Schwestern. Angesichts dieser dramatischen Personallage verlor die Frage der konfessionellen Orientierung und schwesternschaftlichen Zugehörigkeit des Pflegepersonals ihre vormals dominante Rolle. Im Pflegealltag zählte mehr und mehr, überhaupt Personal zur Verfügung zu haben. Zwar klagten die Diakonissen nach wie vor über die aus ihrer Perspektive mangelnde Berufsauffassung freier Schwestern, doch wussten sie sehr wohl, dass sie auf deren Mitarbeit nicht verzichten konnten.[77]

Die Mutterhausleitung reagierte mit Durchhalteparolen an die leitenden Krankenhausschwestern und forderte diese auf, »den Mut nicht sinken [zu] lassen« und den Schwestern vor Ort »gut zuzusprechen, damit sie nicht die Freudigkeit verlieren«[78]. Dass es sich jedoch nicht allein um eine Frage des guten Willens handle, war Oberin und Vorsteher durchaus bewusst. Wenn die Schwestern zumindest ihre Gesundheit erhalten sollten, musste die Arbeitsbelastung verringert werden. Eine formale Regulierung in Gestalt von festen Arbeitszeiten widersprach indes nicht nur dem Selbstverständnis der Mutterhausdiakonie, sondern auch dem Arbeitsethos der einzelnen Diakonissen, die gar nicht in der Lage waren, ihren Dienst zu beenden, solange die von ihnen als erforderlich erachtete Arbeit nicht geleistet war.

Dies galt in besonderem Maße für die Gemeindeschwestern, die ohne Schichtwechsel rund um die Uhr für die Versorgung der ihnen anvertrauten Menschen zuständig waren.[79] Um die Arbeitslast in der ambulanten Pflege zu reduzieren, appellierte der Vorsteher der Henriettenstiftung an die Kirchenvorstände, darauf zu achten, dass die Gemeindeschwester »nicht so überlastet wird, daß sie nachher der Arbeit nicht mehr gewachsen ist und ausfällt.«[80] Damit erinnerte er an das Eigeninteresse der Stationsträger, die Arbeitskraft ihrer Diakonissen zu erhalten. Auch die Pastoren vor Ort erkannten, dass die Dienstbereitschaft der Schwestern eine Grenze haben müsse. So forderte der Superintendent aus Hameln 1960 die Gemeindeschwestern auf,

»nur so viel an Pflege zu übernehmen, wie sie verantworten könnten. Sie müßten auch schon einmal nein sagen und bedenken, daß Gott der Herr einem jedem von uns nur ein bestimmtes Maß von Kraft gegeben hätte.«[81]

---

77 Schwester Emma Schmidt an Oberin Florschütz, 11.1.1963, Archiv der Henriettenstiftung, S-1–0039.
78 Oberin Florschütz an Schwester Emma Schmidt, 27.6.1963, Archiv der Henriettenstiftung, S-1–0039.
79 Zur Gemeindepflege vgl. Kapitel 3.2.2.
80 Vorsteher Pastor Weber an den Kirchenvorstand Hannover-Kirchrode, Pastor Meyer, 26.1.1960, Archiv der Henriettenstiftung, S-1–0470.
81 Superintendent Pellens an Oberin Florschütz, 13.5.1960, Archiv der Henriettenstiftung, 1–09–100.

Unter den Bedingungen des Pflegenotstands konnte verantwortliches Handeln nun also auch bedeuten, einmal »Nein« zu sagen, um seine – von Gott willentlich begrenzten – Kräfte zu schonen. Das Haushalten mit den eigenen Kräften wurde zum Ausdruck göttlichen Willens erklärt – eine Argumentationsfigur, die geschickt an das Glaubensverständnis der Diakonissen anknüpfte und insofern auf durchaus fruchtbaren Boden gestoßen sein dürfte. Ob es den Frauen allerdings in der Praxis tatsächlich gelang, Hilferufe von Gemeindemitgliedern in Not zurückzuweisen, darf bezweifelt werden.

Angesichts des kontinuierlich wachsenden Personalmangels setzte sich die Mutterhausleitung ab Mitte der sechziger Jahre für drastischere Maßnahmen ein und forderte die Krankenanstalten auf, die Bettenbelegung in ihren Einrichtungen zu reduzieren. Die Häuser sollten nur noch so viele Patienten aufnehmen wie von Schwestern versorgt werden konnten.[82] Im Notfall sollten auch ganze Stationen geschlossen werden; ein Schritt, für den sich das Mutterhauskrankenhaus der Henriettenstiftung 1964 selbst entscheiden musste.[83] Damit wurden die dort tätigen Diakonissen von dem permanenten Konflikt entlastet, zwischen den berechtigten Interessen der Patienten und den Grenzen der eigenen Arbeitskraft einen Ausgleich finden zu müssen. Die Tatsache, dass die aufwendig modernisierten Krankenhäuser ihre neu eröffneten Stationen nur kurze Zeit später wegen Schwesternmangels wieder schließen mussten, dokumentierte eindrucksvoll und höchst öffentlichkeitswirksam das Ausmaß, das der Pflegenotstand mittlerweile angenommen hatte.

Insgesamt gesehen setzte die Henriettenstiftung in den sechziger Jahren ihren Rückzug aus den Arbeitsgebieten fort. Wie schon in den fünfziger Jahren begonnen, zog die Stiftung immer mehr Schwestern aus der unmittelbaren diakonischen, vor allem der gemeindlichen Arbeit ab, um »wenigstens die Krankenhäuser zu halten.«[84] Dort sollten die leitenden Schwestern sowie die Schul- und Stationsschwestern dafür Sorge tragen, dass der evangelische Nachwuchs nicht endgültig versiegte. Doch als auch Außenkrankenhäuser nicht länger gehalten werden konnten, konzentrierte sich die Stiftung zunehmend auf die mutterhauseigenen Einrichtungen. 1986 beendete im Kreiskrankenhaus Leer die letzte Diakonisse ihre Tätigkeit.

---

82 Oberin Florschütz an Dr. med Blattgerste, 15.2.1964, Archiv der Henriettenstiftung, 1–09–239.

83 Oberin Florschütz an Oberkreisdirektor Nendel, 29.4.1964, Archiv der Henriettenstiftung, 1–09–239, Pastor Sturhan an die Pastoren in Schaumburg-Lippe, 6.7.1964, Archiv der Henriettenstiftung, 1–09–239.

84 Vorsteher Pastor Weber an Schwester Mathilde von Rothenstein, 14.9.1963, Archiv der Henriettenstiftung, S-1–0472.

2.2.2 Verhandlungen um den Preis der Pflege

Die Kosten für die Entsendung der Schwestern wurden in Gestellungsverträgen festgelegt, die die Henriettenstiftung mit den Trägern der Krankenhäuser und Gemeindestationen abschloss. Neben der Bereitstellung von Kost und Logis hatten die Stationsträger einen Pauschalbetrag für jede entsandte Schwester an das Diakonissenmutterhaus zu entrichten. Dieses so genannte Stations- beziehungsweise Gestellungsgeld war dezidiert nicht als Vergütung der Arbeitsleistung einzelner Schwestern konzipiert. Es wurde vielmehr unabhängig von Tätigkeit, Alter und Status der Schwestern erhoben.[85] Dieses Prinzip eines einheitlichen Stationsgeldes bildete eine wichtige Basis für das Entsendungsprinzip. Nur so konnte die Henriettenstiftung Schwestern versetzen, ohne Auswirkungen auf die Höhe der Gestellungsgelder bedenken zu müssen. Andernfalls wäre es regelmäßig zu Konflikten mit den Stationsträgern gekommen, etwa wenn eine kostengünstigere Diakonisse gegen eine kostspieligere Verbandsschwester hätte ersetzt werden sollen.[86]

Das Stationsgeld war demnach als »Mutterhausbeitrag« konzipiert, mit dem die Henriettenstiftung die Arbeit ihrer Organisation finanzierte. Dazu gehörten unter anderem die Aus- und Fortbildung der Schwestern, der Erhalt von Erholungsheimen und die Versorgung der Diakonissen im Alter. Außerdem zahlte die Stiftung den Diakonissen ein kleines Taschengeld und den Verbandsschwestern ein – zunächst bescheidenes – Gehalt (vgl. Kapitel 2.3.2). Aber auch wenn jeder Stationsträger eine Pauschalsumme pro Schwester entrichtete, war deren Höhe jeweils Verhandlungssache. So war die Henriettenstiftung unter anderem bei sozial schwächeren Gemeinden zu einer Reduzierung der Gestellungssätze bereit und sorgte damit für einen sozialen Ausgleich.

Die Position der Stiftung in den Verhandlungen um den »Preis der Pflege« beruhte auf einigen Voraussetzungen, auf die bereits teilweise eingegangen wurde. Die Kostenkalkulation der Stiftung war nach 1945 massiv unter Druck geraten. Einen neuralgischen Punkt bildete die Versorgung der Diakonissen im Feierabend. Zwar war die Stiftung bereits seit Anfang der dreißiger Jahre bestrebt, möglichst viele Diakonissen über die gesetzliche Rentenversicherung sowie die Altersversorgungskasse des Kaiserswerther Verbandes abzusichern.[87]

---

85 Lediglich für Schwestern, die auf Tuberkulose- und Infektionsstationen tätig waren, forderte die Henriettenstiftung zusätzliche Lebensmittelzuwendungen. Dr. Mallau an den Vorstand des Krankenhauses Einbeck, 13.7.1956, Archiv der Henriettenstiftung, Wirtschaft und Versorgung, Schwesternhonorar, E–L.

86 Die wirtschaftliche Versorgung der Verbandsschwestern, 1956, Archiv der Henriettenstiftung, Wirtschaft und Versorgung, Schwesternbezüge.

87 Rundschreiben Vorsteher Pastor Meyer an die Schwestern der Henriettenstiftung, 5.2.1931,

Dennoch basierte die Gesamtkalkulation des Mutterhauses entscheidend darauf, dass die jüngeren Diakonissen mit ihrer Arbeit für die Schwestern im Feierabend aufkamen. Der bisher praktizierte ›Generationenvertrag‹ wurde jedoch durch das Versiegen des Diakonissennachwuchses in den fünfziger Jahren ausgehebelt. Hatten 1933 acht aktive Diakonissen für eine Schwester im Feierabend gesorgt, waren dies 1957 nur noch 2,3.[88]

Die Stiftung war deshalb gezwungen, vermehrt Gelder für die Altersversorgung der Diakonissen zurückzulegen. Es kam hinzu, dass die Gehaltssätze für Pflegepersonal im öffentlichen Dienst ab 1954 deutlich in Bewegung gerieten, da die Gewerkschaften in regelmäßigen Abständen Tariferhöhungen durchsetzen konnten. Wollte die Henriettenstiftung ihre Verbandsschwestern als Arbeitskräfte halten, musste sie deren Einkommen merklich anheben. Aufgrund all dieser Probleme mussten die Stationsträger zur Kasse gebeten werden.

Verhandlungen um die Erhöhung von Stationsgeldern
Ab Mitte der fünfziger Jahre wandte sich die Henriettenstiftung an die Stationsträger mit der unmissverständlichen Forderung nach einer Kompensation für die steigenden Arbeitskosten. Aus diesem Vorstoß entwickelte sich ein überaus mühseliger Prozess. Die Höhe des Stationsgeldes war Bestandteil der einzelnen Gestellungsverträge, und jede Änderung erforderte die Zustimmung des Stationsträgers. Auf die dynamische Entwicklung der Gehälter ab der Mitte der fünfziger Jahre war dieses Prinzip nicht ausgerichtet. So musste jede Erhöhung mit den einzelnen Stationsträgern ausgehandelt werden, und mit jeder Tariferhöhung im öffentlichen Dienst begannen die Auseinandersetzungen von neuem. Vergleichsweise problemlos verliefen in der Regel die Verhandlungen mit den Krankenhausträgern, die sich deutlich früher als die Gemeinden an das Prinzip von »Berufsschwestern« gewöhnen mussten. Vor allem öffentliche Krankenhausträger, die freie Schwestern beschäftigten und sie nach gewerkschaftlichen Tarifverträgen vergüteten, werden kaum überrascht gewesen sein, wenn das Mutterhaus mit seinen Gehaltsforderungen nachzog.

Auf massiven Widerstand hingegen traf die Henriettenstiftung bei vielen Trägern von Gemeindestationen. Solange die häusliche Krankenpflege noch nicht zu den Pflichtleistungen der Krankenkassen zählte, mangelte es den Stationen an einer verlässlichen Finanzierungsgrundlage.[89] Ob und wie viel Geld

---

Archiv der Henriettenstiftung, Wirtschaft und Versorgung, Diakonissen-Versorgungsordnung.

88 Dies rechnete der Theologische Vorsteher 1957 in einer Auseinandersetzung um Stationsgelderhöhungen vor. Vorsteher Pastor Weber an das Landeskirchenamt Hannover, 30.12.1957, Archiv der Henriettenstiftung, 1.11: Stationsgeld, Versorgung der Diakonissen und Verbandsschwestern, 1956–1971.

89 Die häusliche Krankenpflege wurde erst 1977 zur Pflichtleistung der Krankenkassen (vgl. Hackmann 2009, 198).

die Gemeinden bereit waren, zusätzlich für die Schwesternstation zu zahlen, war deshalb in erheblichem Maße abhängig von den Bedingungen vor Ort. Für manche finanziell schwächere Gemeinde mögen die erhöhten Gestellungsgelder tatsächlich ein Problem dargestellt haben. In den meisten Fällen scheint es den Stationsträgern jedoch an Einsicht gefehlt zu haben, dass die Arbeitsleistung der Schwestern nicht mehr allein für »Gotteslohn« zu haben war.

1956 beklagte sich der Theologische Vorsteher der Henriettenstiftung, Pastor Weber, bitterlich in einem Brief an einen ›Amtsbruder‹:

> »Als unsere Mutterhäuser unlängst ihr Stationsgeld erhöhten, um die Verbandsschwestern anständig besolden zu können, erhob sich ein Sturm der Entrüstung bei vielen Amtsbrüdern, die der Meinung waren, unsere Verbandsschwestern könnten möglichst umsonst arbeiten.«[90]

Offenbar war unter den Pastoren das Bild der aufopferungsvoll tätigen Schwester, die ihr Leben in Armut und Entsagung verbringt, noch fest verankert. Das Konzept christlichen »Liebesdienstes«, das die Mutterhäuser über Jahrzehnte selber genährt hatten, erwies sich nun gleichsam als Bumerang. Empört warf Weber den Gemeindevorständen vor, dass diese selber allzu gerne von den allgemeinen Gehaltserhöhungen und dem wachsenden Wohlstand der bundesdeutschen Gesellschaft profitierten, dass sie aber an der Schwesternstation sparen wollten:

> »Es ist nicht nur die böse Innere Mission, die den Gemeinden untragbare Lasten auferlegt. Es ist vielleicht auch der mangelnde Opfersinn der Gemeinden, die den Dienst ihrer Diakonissen als eine Selbstverständlichkeit nehmen.«[91]

Der Eindruck, die Schwestern seien bislang von vielen Stationsträgern schlicht vernutzt worden, verstärkte sich in der zweiten Hälfte der fünfziger Jahre massiv. Der zunehmende gesellschaftliche Wohlstand und die »beschämend«[92] niedrigen Zuwendungen an die Schwestern gerieten zueinander in einen wachsenden Widerspruch. Pastor Weber betonte 1957, das Mutterhaus habe »nicht nur die Verpflichtung einer vollen, sondern auch einer guten Versorgung«[93] der Diakonissen übernommen. Die Schwestern dürften deshalb nicht von der allgemeinen Erhöhung des Lebensstandards abgekoppelt werden. Eine Diakonisse

---

90 Vorsteher Pastor Weber an Pastor Kropatscheck, 7.8.1956, Archiv der Henriettenstiftung, Wirtschaft und Versorgung, Schwesternbezüge.

91 Vorsteher Pastor Weber an den Vorsitzenden des Kirchenvorstandes Schneverdingen, Pastor Heyken, 11.5.1957, Archiv der Henriettenstiftung, 1-09-229.

92 Vorsteher Pastor Weber an Pastor Ahlert, Lauenförde/Weser, 18.2.1956, Archiv der Henriettenstiftung, S-1-1040.

93 Vorsteher Pastor Weber an das Landeskirchenamt Hannover, 30.12.1957, Archiv der Henriettenstiftung, 1.11: Stationsgeld, Versorgung der Diakonissen und Verbandsschwestern, 1956-1971.

könne zum Beispiel den berechtigten Wunsch haben, ihren Urlaub nicht mehr
nur in den Ferienheimen des Mutterhauses zu verbringen, sondern – wie ein
wachsender Teil der Bevölkerung – auch einmal eine Urlaubsreise zu unternehmen. Dass die Entwicklung der Konsumgesellschaft an den Lebensentwürfen
der Diakonissen nicht spurlos vorüber ging, konnte die Mutterhausleitung nicht
ignorieren.

Die Motive der Stationsträger, sich gegen eine Erhöhung der Gestellungsgelder zur Wehr zu setzen, variierten indes durchaus. So hielt der Gemeinderat
in Lauenförde die geforderte Anhebung des Gestellungsgeldes 1956 zwar für
überhöht, zeigte sich aber dennoch bereit, die zusätzlichen Mittel zur Verfügung
zu stellen, dies jedoch nur unter der Voraussetzung, der Schwester das Stationsgeld direkt auszuzahlen zu dürfen.[94] Offenbar stieß das genossenschaftliche
Prinzip des Diakonissenmutterhauses hier auf erhebliche Vorbehalte. Der Gemeinderat fühlte sich vor allem »seiner« Schwester gegenüber verpflichtet und
wünschte, das Geld solle erkennbar ihr zugute kommen. Nicht die mangelnde
Finanzierungsbereitschaft, sondern das Misstrauen gegenüber der Organisation
des Mutterhauses und der Verdacht, die Stationsgelderhöhungen würden nicht
an die Schwestern weitergereicht, um ihnen beispielsweise eine Urlaubsreise zu
ermöglichen, gaben hier den Ausschlag. Auf die Forderung des Gemeinderats
nach einer dem Prinzip von Einzelarbeitsverträgen vergleichbaren Vergütung
konnte die Henriettenstiftung hingegen nicht eingehen, ohne ihre Organisationsform grundlegend in Frage stellen zu lassen. Nach anhaltenden Konflikten
um die Finanzierung der Schwesternstation zog sich die Stiftung schließlich
1958 aus der Gemeinde Lauenförde zurück.

Angesichts der aufwändigen Verhandlungen, die jede Tariferhöhung im öffentlichen Dienst für die Henriettenstiftung nach sich zog, überarbeitete das
Mutterhaus 1957 seine Gestellungsverträge und legte fest, dass die Stations-
gelder künftig an die allgemeine Erhöhung der Schwesterngehälter anzupassen
seien. Damit sollte die Höhe des Gestellungsgeldes unabhängig gemacht werden
»von der Einsichtigkeit oder auch Uneinsichtigkeit, dem guten Willen oder auch
dem Unwillen, dem Vermögen oder Unvermögen des Vertragspartners«, wie
Pastor Weber dem Gemeindevorstand in Schneverdingen erklärte. Das Mutterhaus, fasste Weber zusammen, habe vielmehr »einen Anspruch auf eine Erhöhung«[95], der nicht zur Disposition stehe. Darüber hinaus schloss sich die
Henriettenstiftung 1957 mit den umliegenden Diakonissenmutterhäusern zusammen, um den Kostenträgern fortan gemeinsam einheitliche Stationsgeld-

---

94 Vorsteher Pastor Weber an das Evangelisch-lutherische Pfarramt Lauenförder/Weser,
   15. 11. 1955, Archiv der Henriettenstiftung, S-09 – 170.
95 Vorsteher Pastor Weber an den Vorsitzenden des Kirchenvorstandes Schneverdingen, Pastor
   Heyken, 11. 5. 1957, Archiv der Henriettenstiftung, 1 – 09 – 229.

erhöhungen mitzuteilen.[96] Damit verloren die Stationsträger die Möglichkeit, die Mutterhäuser in Verhandlungen gegeneinander auszuspielen.

Diese klare Positionierung der Diakonissenmutterhäuser sowie vermehrte Zuschüsse der Landeskirche an die Gemeindestationen mögen dazu beigetragen haben, dass aus den folgenden Jahren nur noch wenige Konflikte über den Umfang der Gestellungsgelder überliefert sind.[97] Die in den sechziger Jahren regelmäßig mitgeteilten Stationsgelderhöhungen scheinen weitgehend selbstverständlich akzeptiert worden zu sein.[98] Auch der sich dramatisch zuspitzende Pflegenotstand wird seine Wirkung nicht verfehlt haben. Vielerorts werden die Stationsträger froh gewesen sein, wenn überhaupt Pflegepersonal zur Verfügung stand.

Ein Tabubruch – Konflikte um die Vergütung von Überstunden
Anfang der sechziger Jahre nahmen die Auseinandersetzungen mit den Stationsträgern um den Preis der Pflege eine neue Wendung. Angesichts des eklatanten Mangels an Pflegepersonal gelang es in der Praxis nur selten, die vorgesehene Begrenzung der Arbeitszeit auf eine 48-Stundenwoche Realität werden zu lassen (vgl. auch Kapitel 2.3.2). Aus dem Kreiskrankenhaus Leer berichtete die leitende Schwester im Januar 1962, um »die freien Schwestern zufriedenzustellen, werden Überstunden bezahlt« und sofort sei »wieder Unruhe drin bei den Verbandsschwestern«[99].

Insbesondere dort, wo Schwestern der Henriettenstiftung mit freiem Pflegepersonal zusammen arbeiteten, konnte der unterschiedliche Umgang mit Mehrarbeit zu erheblichen Konflikten führen. In Anbetracht der gravierenden Nachwuchsprobleme des Diakonissenmutterhauses stellten »Unruhen« unter den Verbandsschwestern ein Warnsignal dar, das die Stiftung nicht ignorieren konnte. Dennoch hielt die Oberin eine Vergütung von Überstunden zunächst für

---

96 Dabei handelte es sich um die nordwestdeutschen Diakonissenmutterhäuser – die Ev. Diakonissenanstalt Marienstift in Braunschweig, das Diakonissenmutterhaus Ariel in Göttingen-Weende, das Ev.-luth. Diakonissenmutterhaus Bethanien, Quakenbrück, das Ev.-luth. Diakonissenmutterhaus Rotenburg und die Diakonissenanstalt Bremen, Rundschreiben der nordwestdeutschen Diakonissenmutterhäuser betr. Mutterhausgeld, 24. 9. 1957, Archiv der Henriettenstiftung, Wirtschaft und Versorgung: Schwesternbezüge.
97 Vorsteher Pastor Weber an die nordwestdeutschen Diakonissenmutterhäuser, 8. 8. 1958, Archiv der Henriettenstiftung, 1.11: Stationsgeld, Versorgung der Diakonissen und Verbandsschwestern, 1956–1971.
98 Eine Auswahl: Wirtschaftsleiter der Henriettenstiftung, Dr. Mallau, an die Vorstände der Gemeindepflegestationen, 16. 6. 1961, 6. 6. 1962 und 30. 8. 1963, Archiv der Henriettenstiftung, Wirtschaft und Versorgung, Stationsgeld (Mutterhausgeld) 1959–1965.
99 Schwester Auguste Schneider an Oberin Florschütz, 6. 1. 1962, Archiv der Henriettenstiftung, 1 – 09 – 173.

abwegig.[100] Eine Schwester, die auf die Uhr schaute und sorgsam zwischen Arbeitszeit, Freizeit und Überstunden unterschied, ließ sich nicht mit dem herkömmlichen Pflegeverständnis vereinbaren. Ein pauschaler Verzicht auf Überstundenvergütungen hingegen drohte nicht nur eine Austrittswelle von Verbandsschwestern zu provozieren, sondern er würde die Schwestern der Henriettenstiftung zudem zu einem hoch willkommenen Puffer bei der Durchsetzung von Arbeitszeitverkürzungen des freien Pflegepersonals machen. So war die Mutterhausleitung in Sorge, dass »ihren« Schwestern ein Übermaß an Arbeitslast aufgebürdet werde.[101]

Vor diesem Hintergrund entdeckte die Henriettenstiftung in den sechziger Jahren die Gehaltspolitik als Möglichkeit, die entsandten Schwestern vor unbilliger Ausnutzung zu schützen. Im Oktober 1962 startete die Mutterhausleitung eine Umfrage in den Krankenhäusern, um den Stand der Arbeitszeitentwicklung zu erkunden. Waren die Häuser nicht in der Lage, die 48-Stundenwoche zu gewährleisten beziehungsweise Mehrarbeit durch Freizeit auszugleichen, forderte die Henriettenstiftung die Vergütung von Überstunden ein und dies auch für die Diakonissen. Dieser Vorstoß war insofern bahnbrechend, als er eine klar begrenzte Arbeitszeit auch bei den Diakonissen voraussetzte.[102] Damit sollten die Krankenhäuser einen finanziellen Anreiz bekommen, auch die Arbeitszeit der auf das Prinzip von »Ganzhingabe« ausgerichteten Diakonissen nicht unbegrenzt in Anspruch zu nehmen.

Die Konflikte um die Vergütung von Überstunden zeigen, auf welch enorme Widerstände das Konzept von Arbeitszeitregulierungen in der evangelischen Krankenpflege der sechziger Jahre stieß – sowohl seitens der Krankenhausträger als auch der Schwestern selbst. Strittig war bereits, welchen Stundenumfang die reguläre Arbeitszeit umfasse. So weigerte sich der Verwaltungsleiter des Evangelischen Krankenhauses Bethel in Bückeburg kategorisch, die 48-Stundenwoche als Regelarbeitszeit anzuerkennen. Er orientierte sich stattdessen an der 51-Stundenwoche.[103] In der Tat bezog sich die 48-Stundenwoche arbeitsrechtlich nur auf die öffentlichen Krankenhäuser. Zwar galt diese Regelung als Messlatte auch für die nicht-tarifgebundenen Krankenhäuser, dennoch waren diese nicht

---

100 Oberin Florschütz an Schwester Auguste Schneider, 10.1.1962, Archiv der Henriettenstiftung, 1–09–173.

101 Wirtschaftsleiter der Henriettenstiftung, Dr. Mallau, an das Kreiskrankenhaus Leer, Amtmann Klaffke, 27.4.1963, Archiv der Henriettenstiftung, Wirtschaft und Versorgung, Arbeitszeit Krankenpflegepersonal.

102 Als reguläre Arbeitszeit der Diakonissen sah der Verwaltungsleiter 208 Stunden pro Monat vor. Dr. Mallau an Krankenhaus Stadthagen, Verwaltungsleiter Martin, 3.1.1963. Archiv der Henriettenstiftung, Wirtschaft und Versorgung, Schwesternbezüge.

103 Aktenvermerk Dr. Mallau betr. Telefonat mit Herrn Kemna, Krankenhaus Bethel, 4.3.1963, Archiv der Henriettenstiftung, Wirtschaft und Versorgung, Schwesternbezüge.

zur Übernahme verpflichtet. Schon die Frage, was denn als reguläre Arbeitszeit gelten solle, ließ sich also keinesfalls eindeutig beantworten.

Manche Einrichtungen warfen der Henriettenstiftung Verrat an den Grundsätzen christlicher Nächstenliebe vor. Der Verwaltungsleiter des Kreiskrankenhauses Leer war der festen Überzeugung, dass die Diakonissen »weder nach der 48-Stunden-Woche fragen noch etwa auf eine Vergütung von Überstunden« Anspruch erheben, sondern ihren Dienst gerne so versehen, »wie es in ihren Kräften steht, ohne dabei auf die dafür verwendete Zeit zu achten.«[104] An derlei Vorwürfe bereits gewöhnt, erklärte der Verwaltungsleiter der Henriettenstiftung gelassen, das Mutterhaus müsse genau aus diesem Grund dafür sorgen, dass das Dienstverständnis der Diakonissen »nicht zu einer arbeits- und kräftemäßigen Überlastung« führe. Zudem habe »eine gern geleistete Mehrarbeit von Diakonissen auch der Versorgung der Schwestern im Mutterhaus zugute« zu kommen und dürfe »nicht zu finanziellen Einsparungen der Krankenhausverwaltungen führen«. Insofern biete eine Vergütung der Überstunden »auch einen gewissen Schutz für die Diakonissen in solchen Häusern, die auf Kosten der Arbeitskraft und Gesundheit ihrer Schwestern Einsparungen vornehmen wollen.«[105]

Manche Krankenhäuser traten in puncto Überstundenvergütung nicht in offenen Konflikt mit der Henriettenstiftung, sondern sie boykottierten das Anliegen in der praktischen Umsetzung. So teilte das Krankenhaus Stadthagen mit, die Stellenbesetzung in seinem Bereich entspreche dem gängigen Schlüssel für das Verhältnis Pflegepersonal-Patienten. Deshalb sei das Problem von Überstunden in seinem Bereich nicht existent.[106] Die Erwägung, dass auch bei Einhaltung des als Berechnungsbasis zudem umstrittenen Schlüssels Mehraufwand entstehen könne, wurde in dieser Argumentation ausgeblendet. Das Krankenhaus Neu-Bethlehem in Göttingen wiederum sah sich außer Stande, einen Nachweis über die Arbeitszeiten der Schwestern zu erbringen, weil eine derartige Dokumentation im Krankenhausalltag nicht vorgesehen sei.

Die Erfassung von Überstunden scheiterte jedoch nicht nur am Widerstand der Krankenhausverwaltungen, sondern auch an dem der Schwestern selbst. So weigerten sich die Diakonissen im Krankenhaus Neu-Bethlehem, das Konzept von Überstunden zu übernehmen und ihre Arbeitszeiten zu notieren. Sie erklärten pauschal, »keine Überstunden«[107] zu leisten. Damit fehlte dem Mutterhaus von vornherein eine Berechnungsgrundlage.

---

104 Krankenhaus Leer, Klaffke, an Dr. Mallau, 15.2.1963, Archiv der Henriettenstiftung, Wirtschaft und Versorgung, Schwesternbezüge.

105 Dr. Mallau an Krankenhaus Leer, Klaffke, 22.4.1963, Archiv der Henriettenstiftung, Wirtschaft und Versorgung, Schwesternbezüge.

106 Krankenhaus Stadthagen, Verwaltungsleiter Martin, an die Henriettenstiftung, 5.4.1963, Archiv der Henriettenstiftung, Wirtschaft und Versorgung, Schwesternbezüge.

107 Krankenhaus Stiftung Neu-Bethlehem, Pastor Mensching, an Dr. Mallau, 14.1.1963 und

Tatsächlich meldete kein einziges Krankenhaus auf einzelne Schwestern bezogene Arbeitszeitnachweise an die Henriettenstiftung. Soweit die Verwaltungsleiter in dieser Frage überhaupt zur Kooperation bereit waren, informierten sie über den Stand der durchschnittlichen Arbeitszeiten im Krankenhaus. Das Vereinskrankenhaus Hannoversch-Münden beispielsweise meldete 1963, sich an eine 51-Stundenwoche zu halten, während das Evangelische Krankenhaus in Melle mitteilte, eine 54-Stundenwoche zu praktizieren.[108]

Die Henriettenstiftung stellte den Krankenhausverwaltungen daraufhin die jeweilige Differenz zur 48-Stundenwoche als pauschale Überstundenvergütung für alle entsandten Schwestern in Rechnung.[109] Ein individueller Blick »auf die Uhr« und eine Vergütung tatsächlich geleisteter Arbeit waren in diesem Prozedere nicht vorgesehen. Weitere Schriftwechsel sind nicht überliefert. Vermutlich werden sich die Krankenhäuser bemüht haben, zumindest auf dem Papier mit den Arbeitszeitverkürzungen im öffentlichen Dienst Schritt zu halten.

2.3 Maßnahmen zur Behebung des Pflegenotstands

Standen bisher die Folgen des Diakonissenrückgangs für die interne Organisation der Henriettenstiftung, für deren Arbeitseinsatzplanung und Kostenrechnung im Mittelpunkt, beleuchtet das folgende Kapitel die Initiativen der Stiftung zur Behebung des Pflegenotstands. Im Mittelpunkt stehen die Maßnahmen zur Gewinnung und Bindung freien Pflegepersonals. In einem ersten Schritt geht es um die Bemühungen, über den Ausbau von Ausbildungsstätten neuen Nachwuchs zu rekrutieren (Abschnitt 2.3.1). Anschließend wird der zähe Prozess untersucht, in dem sich die Henriettenstiftung zu einer grundlegenden Reform der Arbeits- und Lebensbedingungen der Schwestern durchrang und den tradierten »Liebesdienst« zu einem Erwerbsberuf umgestaltete (Abschnitt 2.3.2).

2.3.1 Nachwuchsgewinnung und Ausbau von Ausbildungsstätten

Die Ausbildung des Schwesternnachwuchses erfolgte noch Anfang der fünfziger Jahre fast ausschließlich im Mutterhaus der Henriettenstiftung in Hannover. Nur

---

Krankenhaus Stiftung Neu-Bethlehem, Pastor Mensching, an Dr. Mallau, 14. 1. 1963, Archiv der Henriettenstiftung, Wirtschaft und Versorgung, Schwesternbezüge.

108 Vereinskrankenhaus Hannoversch-Münden, Verwaltung, Ehle, an Dr. Mallau, 3. 5. 1963, Archiv der Henriettenstiftung, Wirtschaft und Versorgung, Schwesternbezüge.

109 Dr. Mallau an Evangelisches Krankenhauses Melle, Verwaltungsleiter Kilian, 30. 5. 1963, Archiv der Henriettenstiftung, Wirtschaft und Versorgung, Schwesternbezüge.

vereinzelt wurden die Schülerinnen zu kürzeren Praxiseinsätzen in die Außen-krankenhäuser der Stiftung entsandt. Den Großteil ihrer praktischen Ausbil-dung sowie den diakonischen und krankenpflegerischen Unterricht erhielten sie jedoch im Mutterhaus. So sollte sichergestellt werden, dass die Schülerinnen auch eine innere Bindung an die Gemeinschaft eingingen. Die Außenkranken-häuser der Henriettenstiftung verfügten deshalb in der Regel nicht über eine eigene Krankenpflegeschule (vgl. Mutterhaus-Diakonie 1960, 80 – 81).

Um die Möglichkeiten der Nachwuchsgewinnung zu erweitern, gab die Stif-tung Mitte der fünfziger Jahre ihr Ausbildungsmonopol auf und eröffnete in den Außenkrankenhäusern – in Kooperation mit deren Trägern – Krankenpflege-schulen. Darüber hinaus folgte sie dem Trend der Zeit und erweiterte das Spektrum an Schulformen. 1956 nahm die erste Vorschule der Henriettenstif-tung im Mutterhaus ihre Arbeit auf. Die Vorschule sollte der Vorbereitung auf die Pflegeausbildung dienen und die strukturell bestehende Lücke zwischen dem Volksschulabschluss im Alter von 14 Jahren und dem Beginn der Kranken-pflegeausbildung mit 18 Jahren überbrücken. So sollte verhindert werden, dass der potenzielle Pflegenachwuchs in der Zwischenzeit in andere Erwerbsbereiche abwanderte. Ab 1964 errichtete die Stiftung außerdem Schulen für Kranken-pflegehilfe, wie sie mit der Novelle des Krankenpflegegesetzes 1965 auch rechtlich verankert wurden (vgl. Kreutzer 2005, 254).

Die folgende Darstellung analysiert den Ausbau von Ausbildungsstätten und die Übernahme von Schulen in den Außenkrankenhäusern der Stiftung unter dem Aspekt der Nachwuchsgewinnung. Während die Krankenhausvorstände vor allem junge Frauen vor Ort für eine Ausbildung und Tätigkeit in der Pflege gewinnen wollten, ging es Oberin und Theologischem Vorsteher darüber hinaus um eine Nachwuchsrekrutierung für die eigenen Reihen, namentlich für die Verbandsschwesternschaft des Diakonissenmutterhauses. Auf Wunsch der Mutterhausleitung sollten die Schülerinnen deshalb im »Henriettenstifts-geist«[110] erzogen werden. Das Kapitel untersucht zum einen, welche Konflikte sich aus den divergierenden Interessen der Mutterhausleitung einerseits und, andererseits, der Krankenhausvorstände ergaben. Zum anderen interessiert, ob es der Henriettenstiftung tatsächlich gelang, über den Ausbau des Schulwesens eine nennenswerte Anzahl von Pflegepersonal zu gewinnen und dauerhaft an die Stiftung zu binden.

Gründung von Krankenpflegeschulen in den fünfziger Jahren

Die Tatsache, dass die Krankenhäuser zur Gewinnung von Pflegenachwuchs dringend eigene Krankenpflegeschulen einrichten müssten, scheint Mitte der

---

110 Aktenvermerk Schwester Martha Koch, 19. 1. 1954, Archiv der Henriettenstiftung, 1 – 09 – 173.

fünfziger Jahre unumstritten gewesen zu sein. Nicht nur der bereits akute Schwesternmangel, sondern auch die Perspektive, dass ab 1959 die geburtenarmen Jahrgänge der Kriegs- und Nachkriegszeit das Aufnahmealter für die Krankenpflegeausbildung erreichten, erhöhten den Handlungsdruck. Mit der Gründung weiterer Krankenpflegeschulen sollte »das Netz der Werbung sehr viel engmaschiger« geknüpft werden, als es bisher der Fall war, schrieb der Vorsteher der Henriettenstiftung 1955 an den Krankenhausvorstand in Hannoversch-Münden und verwies dabei auf vergleichbare Initiativen anderer Mutterhäuser. Den Vorschlag zur Einrichtung einer Krankenpflegeschule verband er mit der Hoffnung,

> »daß es auf diese Weise möglich sein wird, binnen weniger Jahre eine homogene Schwesternschaft in diesen Häusern zu haben, die ausschließlich oder fast ausschließlich aus Diakonissen und Verbandsschwestern der Henriettenstiftung besteht.«[111]

Die Erwartungen der Henriettenstiftung waren damit hoch gesteckt. Die Neugründung von Krankenpflegeschulen sollte nicht nur dazu beitragen, Arbeitskräftelücken beim Pflegepersonal zu schließen, sondern sie sollte auch die konfliktbeladene Zusammenarbeit mit den freien Schwestern beenden. Die optimistische Erwartung basierte auf der Annahme, dass sich die neu gewonnenen Schülerinnen bereitwillig in das Schwesternschaftsmodell der Henriettenstiftung einfügen würden, so dass es sich bei dem derzeit akuten Schwesternmangel nur um ein vorübergehendes Problem handele.[112]

Zwischen 1955 und 1960 übernahm die Henriettenstiftung die Organisation von insgesamt fünf Krankenpflegeschulen in den größeren Außenkrankenhäusern in Bückeburg, Leer, Hannoversch-Münden, Melle und Stadthagen.[113] Die Verhandlungen um die Übernahme der Krankenpflegeschulen gestalteten sich mitunter zäh. Die divergierenden Interessen von Krankenhausvorständen und Mutterhausleitung traten schnell zu Tage. Zwar teilten beide Parteien das

---

111 Vorsteher Pastor Weber an Pastor Brand, 9.9.1955, Archiv der Henriettenstiftung, 4.05: Schwesternschulen 1955–1972.

112 Zur Entwicklung und Wahrnehmung des Schwesternmangels vgl. auch Kapitel 2.2.1.

113 Im Einzelnen übernahm die Henriettenstiftung in folgenden Krankenhäusern die Organisation der Krankenpflegeschulen: Krankenhaus »Bethel«, Bückeburg (1955), Kreiskrankenhaus Leer (1956), Vereinskrankenhaus Hannoversch-Münden (1957), Evangelisches Krankenhaus Melle (1959), Krankenhaus Stadthagen (1960), Annastift, Hannover-Kleefeld (1960). Vgl. Mutterhaus-Diakonie (1960, 83) und Vertrag zwischen dem Annastift e. V., Hannover-Kleefeld und der Henriettenstiftung vom 14.7.1960, Archiv der Henriettenstiftung, 1–09–131. Auch im Krankenhaus Einbeck sollte 1958 eine Krankenpflegeschule eröffnet werden. Da jedoch im gleichen Jahr der Gestellungsvertrag gekündigt wurde, konnte die Stiftung die Schule nicht mehr übernehmen. Vorsteher Pastor Weber an den Leiter des Zweckverbandes Krankenhaus Einbeck, 21.3.1957, Archiv der Henriettenstiftung, 4.05: Schwesternschulen 1955–1972.

grundsätzliche Anliegen, die Schülerinnen zu dezidiert evangelischen Schwestern zu erziehen. Die Politik des Mutterhauses, über die Krankenpflegeschulen auch Nachwuchs für die eigene Verbandsschwesternschaft zu gewinnen, stieß bei den Krankenhausvorständen jedoch auf erhebliche Vorbehalte, weil die Schülerinnen damit dem Reglement des Mutterhauses unterstellt werden sollten. Dies drohte auf den potenziellen Pflegenachwuchs enorm abschreckend zu wirken.

Die Krankenhausvorstände kritisierten vor allem zwei Regelungen. *Erstens* sah die Henriettenstiftung vor, dass die Schülerinnen das dritte Ausbildungsjahr im Mutterhaus in Hannover verbringen sollten, um den Nachwuchs nicht nur in der Pflege auszubilden, sondern auch in die Gemeinschaft einzusozialisieren und für die Schwesternschaft zu gewinnen.[114] *Zweitens* sollten die jungen Frauen als Verbandsschwesternschülerinnen gleichzeitig in ein Ausbildungsverhältnis zur Stiftung treten. Dies beinhaltete, dass sich die Schülerinnen bei Eintritt in die Krankenpflegeschule verpflichten mussten, nach ihrer Ausbildung mindestens ein Jahr im Rahmen der Henriettenstiftung weiterzuarbeiten.[115] Dabei war zwar vor allem ein Einsatz im ursprünglichen Ausbildungskrankenhaus vorgesehen, dennoch sollten auch die »Notwendigkeiten des Mutterhauses«[116] berücksichtigt werden. Die jungen Frauen wären im Anschluss an ihre Ausbildung de facto unter das Entsendungsprinzip des Diakonissenmutterhauses gefallen.

Diese Bestimmungen stießen bei den Krankenhausvorständen auf beträchtlichen Widerstand. Der Chefarzt des Kreiskrankenhauses Leer betonte 1955, ein Großteil der Schülerinnen werde kaum bereit sein, während der Ausbildung für ein Jahr nach Hannover zu gehen. Er befürchtete, wenn die Henriettenstiftung diesen Schritt verpflichtend festschreibe, werde sich kaum eine junge Frau für eine Ausbildung im ansässigen Krankenhaus entscheiden.[117] Der Vorstand des Evangelischen Krankenhauses Melle stellte sogar die geplante Trägerschaft der Schule durch die Henriettenstiftung grundsätzlich in Frage. Er stieß sich insbesondere an der vorgesehenen Anwendung des Entsendungsprinzips und wies darauf hin, dass die Schülerinnen nach ihrer Ausbildung »zwar gerne in Melle als

---

114 Pastor Teschner an Pastor Staakholder, 28.8.1956, Archiv der Henriettenstiftung, 1–09–173.

115 Henriettenstiftung, Aufnahmebedingungen der Kaiserswerther Verbandsschwesternschaft vom Juli 1959, Archiv der Henriettenstiftung, 4.05: Schwesternschulen 1955–1972.

116 Vertragsmuster der Henriettenstiftung zur Einrichtung und Unterhaltung von Krankenpflegeschulen, § 3, o. D. [um 1956], Archiv der Henriettenstiftung, 4.05: Schwesternschulen 1955–1972. Siehe auch: Vertrag zwischen dem Vorstand des Evangelischen Krankenhauses in Melle und der Henriettenstiftung vom 25.3.1958, § 3. Archiv der Henriettenstiftung, 1–09–187, Vertrag zwischen dem Landkreis Leer und der Henriettenstiftung vom 5.4.1956, § 3, Archiv der Henriettenstiftung, 1–09–173.

117 Dr. Dehlinger an Vorsteher Pastor Meyer, 19.8.1955, Archiv der Henriettenstiftung, 1–09–173.

Schwester arbeiten, aber nicht von der Henriettenstiftung an andere Arbeitsstätten entsandt werden möchten«.[118] Wie der Leerer Chefarzt befürchtete er, die Schule werde so keinen Nachwuchs bekommen.[119] Das Ziel der Mutterhausleitung, über die Gründung von Krankenpflegeschulen in den Außenstationen auch die eigene Organisation zu stärken, drohte also die neu zu errichtenden Krankenpflegeschulen bereits vor deren Eröffnung zum Scheitern zu verurteilen.

Zwar zeigten sich Oberin und Vorsteher durchaus bereit, im Einzelfall Rücksicht auf die Wünsche der Schülerinnen und späteren Verbandsschwestern zu nehmen; grundsätzlich aber beharrten sie auf ihrer Position.[120] Die Ausbildung im Mutterhaus galt als unabdingbare Voraussetzung, um eine »bewußt evangelische Schwesternschaft zu bilden, die sich auch gebunden weiß an die Mitschwester, das Mutterhaus und den evangelischen Auftrag.«[121] Auch auf die Möglichkeit der Entsendung wollten Oberin und Vorsteher zu diesem Zeitpunkt noch keinesfalls verzichten, da sie damit ihr zentrales Mittel der Arbeitskräfteorganisation aus der Hand gegeben hätten. Da die Mutterhausleitung in dem Punkt hart blieb, sahen sich die Krankenhausvorstände letztlich zum Nachgeben gezwungen. So drohte die Henriettenstiftung im Falle des Evangelischen Krankenhauses Melle, die Verhandlungen einzustellen und den gesamten Gestellungsvertrag zu kündigen – das heißt, sämtliche Schwestern zurückzuziehen –, wenn der Krankenhausvorstand die Bedingungen des Mutterhauses nicht akzeptiere und die Schule in andere Hände übergehe.[122] Einen Rückzug des Diakonissenmutterhauses aus der gesamten Einrichtung konnte sich der Krankenhausvorstand angesichts des eklatanten Schwesternmangels jedoch nicht leisten.

Dass die Mutterhausleitung bei den Auseinandersetzungen um die Übernahme von Krankenpflegeschulen in den fünfziger Jahren eine sehr starke Position hatte, zeigt auch das Beispiel des Kreiskrankenhauses Leer. Hier war die Situation insofern besonders, als in Leer bereits eine Krankenpflegeschule bestand, die bis 1951 vom Roten Kreuz geleitet wurde. Die Henriettenstiftung wollte die Schule gerne übernehmen, doch genossen die Leerer Schülerinnen in materieller Hinsicht erheblich bessere Bedingungen – zunächst vor allem in

---

118 Vorsteher Pastor Weber an Superintendent Bruns, 12.5.1959, Archiv der Henriettenstiftung, 1-09-187.

119 Schwester Berthilde Carl an Schwester Martha Koch, 10.05.1959, Archiv der Henriettenstiftung, 1-09-187.

120 Vorsteher Pastor Weber an Superintendent Bruns, 12.5.1959, Archiv der Henriettenstiftung, 1-09-187.

121 Vorsteher Pastor Weber an Superintendent Bruns, 8.12.1958, Archiv der Henriettenstiftung, 1-09-187.

122 Vorsteher Pastor Weber an Superintendent Bruns, 12.5.1959, Archiv der Henriettenstiftung, 1-09-187.

Bezug auf die Bereitstellung von Kleidung, Mitte der fünfziger Jahre auch im Hinblick auf die Ausbildungsvergütung –, als sie in der Henriettenstiftung gegeben waren. Oberin und Vorsteher sahen sich jedoch nicht in der Lage, die Krankenpflegeschule zu den bisher üblichen, für die Schülerinnen vorteilhaften Konditionen zu übernehmen, da – wie der Vorsteher 1951 betonte – »es hier [im Mutterhaus, die Verf.] auch bekannt werden würde, wenn wir den Schülerinnen in Leer günstigere Bedingungen einräumen, als wir es hier bisher getan haben.«[123] Eine Schieflage in den Ausbildungskonditionen im Bereich der Henriettenstiftung drohte Begehrlichkeiten in den eigenen Reihen zu wecken und barg damit erhebliche Sprengkraft. Aus diesem Grund überließ das Diakonissenmutterhaus die Trägerschaft der Schule zunächst dem Landkreis und stellte nur die Unterrichtsschwester zur Verfügung. Erst als es der Henriettenstiftung nach langwierigen Verhandlungen gelang, in Leer eine Absenkung der Besoldung der Schülerinnen auf das mutterhausübliche Niveau durchzusetzen, übernahm die Stiftung 1956 die Regie über die Schule. Im Gegenzug versprach der Vorsteher, eine Erhöhung der eigenen Sätze in Betracht zu ziehen.[124] Die Übernahme der Schule durch die Henriettenstiftung führte also vorerst zu einer spürbaren Verschlechterung der materiellen Situation der Schülerinnen und damit auch der Voraussetzungen für eine erfolgreiche Nachwuchswerbung.

Ob sich dieser Schritt tatsächlich negativ auf die Nachwuchsgewinnung auswirkte, ist in den Quellen nicht überliefert, ebenso wenig wie die Gründe, die den Landkreis zu seinem Zugeständnis motivierten. Es scheint, als habe das Mutterhaus im Kreiskrankenhaus Leer einen starken Rückhalt genossen. Die scharfe Konkurrenz zu einem katholischen Krankenhaus vor Ort beförderte offenbar die Einschätzung: Je evangelischer der Charakter des öffentlich-rechtlichen Krankenhauses erschien, desto besser stünden die Chancen, in dem Wettbewerb standhalten zu können.[125] Die Heranbildung von dezidiert evangelischem Pflegenachwuchs ließ eine erhebliche Imagesteigerung des Krankenhauses erwarten, so dass der Landkreis den Bedingungen des Diakonissenmutterhauses folgte, auch auf die Gefahr hin, das Ziel einer vermehrten Nachwuchsgewinnung vorerst zu gefährden.

Organisation der Krankenpflegeschulen unter dem Druck des Schwesternmangels
Die Organisation der Krankenpflegeschulen erwies sich als fortwährender Problemfall. Allein die Bereitstellung einer ausreichenden Zahl geeigneter Un-

---

123 Vorsteher Pastor Meyer an Schwester Martha Huge, 10.3.1951, Archiv der Henriettenstiftung, 1–09–173.

124 Aktenvermerk Vorsteher Pastor Weber, 13.9.1955, Archiv der Henriettenstiftung, 1–09–173.

125 Pastor Schwieger an Vorsteher Pastor Meyer, 16.1.1948, Archiv der Henriettenstiftung, 1–09–173.

terrichtsschwestern stellte die Henriettenstiftung vor große Herausforderungen. Dies kann insofern kaum überraschen, als sich das Diakonissenmutterhaus vor allem aus Volksschülerinnen und Angehörigen bäuerlicher sowie kleinbürgerlicher Schichten zusammensetzte, denen lehrende Tätigkeiten qua familiärer Sozialisation tendenziell fremd waren.[126] Zudem war die Henriettenstiftung ihrem Selbstverständnis nach kein Mutterhaus, das intellektuelle Fähigkeiten der Schwestern förderte.[127] Die Probleme bei der Rekrutierung von Lehrpersonal waren damit vorprogrammiert. Im Kreiskrankenhaus Leer fiel beispielsweise 1952/53, als die Henriettenstiftung schon die Bereitstellung einer Unterrichtsschwester für die Krankenpflegeschule übernommen hatte, weit über ein Jahr lang der Unterricht fast vollständig aus, weil die dortige Lehrkraft schwer erkrankt war. Im Januar 1953 wandte sich der Chefarzt deshalb an die Oberin mit der berechtigten Sorge, dass die »Schülerinnen nicht zum Examen zugelassen werden können.«[128] Die Mutterhausleitung sah sich jedoch nicht in der Lage, eine geeignete Vertreterin zu schicken und bot stattdessen an, die Schülerinnen zur theoretischen Ausbildung in die Krankenpflegeschule der Henriettenstiftung nach Hannover zu holen.[129] Dieser Vorschlag scheiterte daran, dass das Krankenhaus Leer nicht auf die dringend benötigte Arbeitskraft der Schülerinnen verzichten konnte.[130] Erst Ende des Jahres 1953 gelang es der Oberin, eine Unterrichtsschwester nach Leer zu entsenden.[131] Die Tatsache, dass Mutterhaus- und Krankenhausleitung hier nicht nur die Ausbildung der Schülerinnen, sondern auch den Ruf der Schule und damit *die* Basis für eine erfolgreiche Nachwuchsrekrutierung ernsthaft gefährdeten, belegt die enormen Probleme der Stiftung, für die neu zu gründenden Schulen geeignetes Lehrpersonal bereit zu stellen.

Erschwerend kam hinzu, dass die entsandten Unterrichtsschwestern oft vergleichsweise betagt waren. Dies entsprach der Praxis des Diakonissenmut-

---

126 Zur sozialen Zusammensetzung der Schwesternschaft vgl. Kapitel 1.2.

127 1947 wies die Probemeisterin der Henriettenstiftung eine Novizin nach dem Besuch des diakonischen Kurses, der als Teil der Diakonissenausbildung neben religiöser Ausbildungsinhalte auch allgemeinbildende Fächer vorsah, zurecht, sie solle nunmehr »Kunst und Wissenschaft und dergl. beiseite« legen und sich allein Gottes Wort und vor allem der praktischen Arbeit widmen. Die Schülerin antwortete erschrocken, nicht »so von ›Kunst und Wissenschaft‹ abhängig« zu sein, wie es die Probemeisterin vermute, und bekundete ihre Bereitschaft, von nun an alle Interessen aufzugeben, die sie von ihrer Entwicklung zu einer guten Diakonisse abhalten könnten. Schwester Alma Sander an Schwester Margot Meyer, 14.6.1947 und Schwester Margot Meyer an Schwester Alma Sander, 23.6.1947, Archiv der Henriettenstiftung, S-1-0538.

128 Dr. Dehlinger an Oberin Florschütz, 6.1.1953, Archiv der Henriettenstiftung, 1-09-173.

129 Oberin Florschütz an Schwester Magdalene Ohlsen, 28.4.1953, Archiv der Henriettenstiftung, 1-09-173.

130 Dr. Dehlinger an Oberin Florschütz, 29.4.1953, Archiv der Henriettenstiftung, 1-09-173.

131 Oberin Florschütz an Dr. Dehlinger, 18.12.1953, Archiv der Henriettenstiftung, 1-09-173.

terhauses, vor allem ältere Schwestern, die den hohen körperlichen Anforderungen des Pflegeberufs nicht mehr Stand halten konnten, in den Krankenpflegeschulen einzusetzen. Diesen alt gedienten Diakonissen fiel es oft nicht leicht, einen Kontakt zu den jungen Frauen herzustellen.[132] Auch die 1953 nach Leer entsandte Unterrichtsschwester erwies sich rasch als den Anforderungen nicht gewachsen. Knapp zwei Jahre nach deren Arbeitsbeginn in Leer erklärte ein Vertreter des dortigen Landkreises, wenn »er nicht überzeugter Christ sei, so hätte er die Schule längst geschlossen«[133]. Die evangelische Prägung der Schule, die religiöse Haltung der Unterrichtsschwester wogen zu dem Zeitpunkt noch mehr als theoretische Kenntnisse und didaktische Fähigkeiten.

Auch die Ärzte in den Außenkrankenhäusern waren im Übrigen nicht auf eine Lehrtätigkeit vorbereitet und mussten notdürftig von der Unterrichtsschwester, die ihrerseits noch mit der Aneignung der Ausbildungsinhalte beschäftigt war, eingewiesen werden.[134] Vor diesem Hintergrund war die Qualität des theoretischen Unterrichts nicht besonders geeignet, für die Schulen zu werben. Vermutlich, aber das ist nicht dokumentiert, haben die Schulen ihren Nachwuchs vor allem aus dem dezidiert evangelisch geprägten Milieu der Region rekrutiert, so dass die konfessionelle Ausrichtung der Schule für ein Interesse an ihr ausschlaggebend war. Angesichts der hohen Bedeutung praktischer Ausbildung wird zudem eine gute Anleitung auf den Stationen zu den wirkungsvollsten Werbemitteln gehört haben.

Als erhebliches Hindernis bei der Rekrutierung von Nachwuchs erwies sich – wie bereits von den Krankenhausvorständen befürchtet – das vorgesehene Ausbildungsjahr in der Henriettenstiftung. Wenige Monate vor der geplanten Eröffnung der Schule in Melle berichtete der dortige Krankenhausvorstand 1958, es haben sich zwar einige interessierte junge Frauen gemeldet, die jedoch nicht bereit seien, ein Jahr nach Hannover zu gehen. Er sei deshalb »sehr im Gedränge« und bitte inständig um eine Lockerung der Verpflichtung, damit »nicht die Meldungen scheitern und wir gar keine Schule Ostern eröffnen können«[135]. Das Reglement der Henriettenstiftung drohte also bereits die Eröffnung der Schule ernstlich zu gefährden. Derart alarmiert, lenkte die Mutterhausleitung ein und teilte mit, dass die Errichtung der Schule nicht an einem verpflichtenden Ausbildungsjahr im Mutterhaus scheitern dürfe. Stattdessen

---

132 Schwester Auguste Schneider an Oberin Florschütz, 3.1.1959, Archiv der Henriettenstiftung, S-1-0931, Pastor Weber an Schwester Auguste Schneider, 8.1.1959, Archiv der Henriettenstiftung, S-1-0931.
133 Aktenvermerk Vorsteher Pastor Weber, 5.9.1955, Archiv der Henriettenstiftung, 1-09-173.
134 Aktenvermerk Pastor Sturhan, 17.8.1967, Archiv der Henriettenstiftung, 1-09-239.
135 Superintendent Bruns an Vorsteher Pastor Weber, 5.12.1958, Archiv der Henriettenstiftung, 1-09-187.

schlug der Vorsteher vor, die Schülerinnen regelmäßig zu Bibelkursen nach Hannover zu holen, »wo sie dann auch einen lebendigen Kontakt mit uns gewinnen können.«[136]

Selbst die zeitlich begrenzten Bibelkurse erwiesen sich in der Praxis als kaum realisierbar, wie das Beispiel des Kreiskrankenhauses Leer zeigt. Hier sollten die Schülerinnen 1957 für nur fünf Tage zu einem Bibelkurs in das Mutterhaus geholt werden. Die Stiftung hatte eigens einen Pastor Teschner mit der Betreuung der Krankenpflegeschulen beauftragt, der die Bibelfreizeit durchführen sollte. Die leitende Krankenhausschwester in Leer – eine Diakonisse – meldete daraufhin zurück, die Schülerinnen seien »im Einsatz fest mit eingereiht«[137], und es sei leider unmöglich, einem ganzen Ausbildungslehrgang fünf Tage frei zu geben. Letztlich sah sich Pastor Teschner gezwungen, den Kurs nach Leer zu verlegen und ihn auf einen Tag zu reduzieren. Solange die Aufrechterhaltung der Krankenversorgung in hohem Maße auf der Arbeitskraft der Schülerinnen beruhte, stellte jede Freistellung das Krankenhaus vor beträchtliche, unter den Bedingungen des Pflegenotstands zunehmend unlösbare Schwierigkeiten.

Dieses strukturelle Problem wirkte sich auch aus, als 1958 erstmals eine Gruppe von Schülerinnen aus dem Kreiskrankenhaus Leer zur einjährigen Ausbildung nach Hannover geholt werden sollte. Vertraglich hatte sich die Henriettenstiftung verpflichtet, in diesem Fall für zwei Schülerinnen eine examinierte Schwester zu stellen.[138] In Leer selbst war alles vorbereitet, um den Austausch vorzunehmen. Doch die Stiftung war nicht in der Lage, für den vereinbarten Ersatz an Arbeitskräften zu sorgen und musste von ihrem Vorhaben, die Schülerinnen nach Hannover zu holen, Abstand nehmen.[139] Indem die Henriettenstiftung nicht einmal das erste im Mutterhaus vorgesehene Ausbildungsjahr realisieren konnte, führte sie das gesamte Konzept ad absurdum: Warum sollten die notorisch überlasteten leitenden Krankenhaus- und Unterrichtsschwestern in den Außenstationen sich die Mühe machen, die Schülerinnen zum Einsatz in Hannover zu motivieren und vor Ort dafür alles in die Wege zu leiten, wenn im letzten Moment die Mutterhausleitung ihren Teil der Vereinbarung nicht einhalten konnte?[140] 1960 erklärte die Henriettenstiftung in

---

136 Vorsteher Pastor Weber an Superintendent Bruns, 8.12.1958, Archiv der Henriettenstiftung, 1-09-187.

137 Schwester Auguste Schneider an Oberin Florschütz, 17.4.1957, Archiv der Henriettenstiftung, 1-09-173.

138 Vertrag zwischen dem Landkreis Leer und der Henriettenstiftung vom 5.4.1956, § 3, Archiv der Henriettenstiftung, 1-09-173.

139 Oberin Florschütz an den Oberkreisdirektor in Leer, Elster, 14.3.1959, Archiv der Henriettenstiftung, 1-09-173.

140 Aktenvermerk Pastor Teschner, 27.3.1958, Archiv der Henriettenstiftung, 1-09-173.

ihrer Festschrift diesen Ausbildungsmodus offiziell für gescheitert (vgl. Mutterhaus-Diakonie 1960, 82).

Auch die Verpflichtung der Schülerinnen, nach der Ausbildung mindestens ein Jahr im Rahmen der Henriettenstiftung weiterzuarbeiten, konnte die Mutterhausleitung in der Praxis nicht wie erhofft durchsetzen. So meldete das Krankenhaus Stadthagen 1959, die Schülerinnen seien nicht bereit, die Einwilligungserklärung zu unterschreiben. Um den Fortbestand der Schule nicht zu gefährden, verzichtete die Oberin auf diese Regelung.[141] Die Prinzipien der Henriettenstiftung zur Gestaltung der Krankenpflegeschulen scheiterten also nicht zuletzt an einer ›Abstimmung mit den Füßen‹. Unter den Bedingungen des Pflegenotstands wurde jede Schülerin dringend benötigt. Dies erlaubte es Oberin und Vorsteher nicht, starr an ihren ursprünglichen Vorgaben festzuhalten.

Ernüchterung in den sechziger Jahren

Die hochgesteckten Erwartungen, die die Henriettenstiftung mit der Gründung von Krankenpflegeschulen verbunden hatte, wurden weitgehend enttäuscht. *Erstens* blieben die Schulen vergleichsweise klein. Während der mutterhauseigenen Krankenpflegeschule in Hannover 1960 insgesamt 85 Schülerinnen angehörten, zählten die Außenkrankenhäuser lediglich zwischen neun und 16 Schülerinnen (vgl. Mutterhaus-Diakonie 1960, 83).

Anfang der sechziger Jahre hatten dann alle neu gegründeten Schulen mit dramatischen Einbrüchen bei den Schülerinnenzahlen zu kämpfen.[142] Aus dem Vereinskrankenhaus Hannoversch-Münden meldete etwa die dortige Unterrichtsschwester im Februar 1962, sie habe keine einzige Anmeldung für den nach Ostern beginnenden Kurs. Derzeit unterrichte sie noch insgesamt vier Schülerinnen und sei damit so wenig ausgelastet, dass sie inzwischen wieder auf den Stationen mitarbeite.[143] *Zweitens* standen nur wenige der zusätzlich gewonnenen Schülerinnen nach dem Examen den Krankenhäusern weiterhin als Schwestern zur Verfügung. Kaum eine fand sich bereit, der Verbandsschwesternschaft beizutreten. Die Schulen brachten vor allem Arbeitskräfte für die Zeit der Ausbildung, anschließend, beklagte sich der Theologische Vorsteher 1963, heirate ein großer Teil, andere wünschten »sehr schnell, ihre Plätze zu wechseln, zum Teil

141 Oberin Florschütz an Schwester Caroline Schuster, 21.12.1959, Archiv der Henriettenstiftung, 1–09–239.

142 Vorsteher Pastor Weber an Dr. Dehlinger, 18.6.1962, Archiv der Henriettenstiftung, 1–09–173.

143 Schwester Mathilde von Rothenstein an Oberin Florschütz, 4.2.1960, Archiv der Henriettenstiftung, S-1–0472.

auch ins Ausland«[144]. Mitunter bekundete die Mutterhausleitung auch Verständnis für das Verhalten der jungen Frauen. 1962 räumte die Oberin ein,

> »vielleicht müssen wir es ja doch verstehen, daß, wenn sie [die Schülerinnen, die Verf.] die ganze Ausbildungszeit in ein und demselben Haus hinter sich haben, sie auch einmal etwas anderes sehen möchten. Unsere heutige Jugend ist eben so, daß sie das nicht mehr durch andere geschehen lassen wollen, sondern daß sie sich ihren Arbeitsplatz dann gern selbst suchen möchten.«[145]

Letztlich anerkannte die Oberin, dass nicht nur das Arbeits- und Lebensmodell der Diakonisse, sondern auch das Konzept der Verbandsschwesternschaft zum Auslaufmodell geworden war.

Angesichts dieser ernüchternden Bilanz war die Henriettenstiftung kaum noch bereit, weitere Krankenpflegeschulen ins Leben zu rufen. Zwar verhandelte sie Anfang der sechziger Jahre noch einmal mit dem Krankenhaus Dissen über die Errichtung einer Schule, stellte die Gespräche aber 1963 wieder ein in der sicheren Erwartung, aufgrund der abseitigen Lage des Krankenhauses keine Schülerinnen gewinnen zu können.[146] Außerdem war das Krankenhaus mit 80 Betten zu klein, um eine Krankenpflegeschule errichten zu können.[147] Die Pläne zum Ausbau des Hauses waren jedoch zum Scheitern verurteilt, solange nicht geklärt war, wie der zusätzliche Personalbedarf gedeckt werden solle. Dieses unauflösbare Dilemma dürfte charakteristisch gewesen sein für die immensen Probleme gerade kleiner Landkrankenhäuser, sich in dem harten Konkurrenzkampf um die rare Arbeitskraft des Pflegepersonals Anfang der sechziger Jahre zu behaupten.

Erschwerend kam hinzu, dass sich mit der Novelle des Krankenpflegegesetzes von 1965 die Anforderungen an die Krankenpflegeschulen beträchtlich erhöhten. Der gesetzlich festgeschriebene Unterrichtsanteil wurde von 400 auf 1.200 Stunden angehoben.[148] Außerdem mussten die Krankenanstalten, an die die

---

144 Vorsteher Pastor Weber an den Vorstand des Krankenhauses Albertinenstiftung, 5. 4. 1963, Archiv der Henriettenstiftung, 1 – 09 – 61.

145 Oberin Florschütz an Schwester Auguste Schneider, 10. 1. 1962, Archiv der Henriettenstiftung, 1 – 09 – 173.

146 Aktenvermerk Oberkreisdirektor Breyer, 11. 6. 1964, Archiv der Henriettenstiftung, 1 – 09 – 61.

147 Das Krankenpflegegesetz von 1957 legte lediglich fest, dass die Krankenpflegeschulen »einer geeigneten Krankenanstalt« angegliedert werden mussten (vgl. Gesetz über die Ausübung des Berufs der Krankenschwester, des Krankenpflegers und der Kinderkrankenschwester (Krankenpflegegesetz) vom 15. 7. 1957, § 7, Abs. 3. In: BGBl. Teil I, 1957, 716). Genauere Bestimmungen zur Festlegung der Eignung sind im Archiv der Henriettenstiftung nicht überliefert. Vereinzelte Hinweise legen nahe, dass die Krankenhäuser über mindestens 200 Betten verfügen mussten. Vorsteher Pastor Weber an Superintendent Engler am 8. 9. 1960, Archiv der Henriettenstiftung, 1 – 09 – 61.

148 Im Unterschied zum Krankenpflegegesetz von 1957 umfasste die genannte Mindeststun-

Schulen angegliedert waren, eine bestimmte Varianz an praktischen Einsatz-möglichkeiten bieten.[149] Erstmals war zudem eine besonders vorgebildete Un-terrichtsschwester beziehungsweise ein entsprechender Unterrichtspfleger er-forderlich.[150] Kleinere und in ihrer Binnenstruktur wenig ausdifferenzierte Krankenhäuser konnten diesen Anforderungen nicht mehr gerecht werden.

Auch die bereits bestehenden Krankenpflegeschulen der Henriettenstiftung hatten mitunter erhebliche Probleme, den veränderten Ausbildungsstandards – vor allem im Hinblick auf den Anteil theoretischen Unterrichts – zu entspre-chen.[151] Die Bemühungen, zumindest einen Teil des Unterrichts in eine zentrale große Schule zu verlagern, verliefen jedoch im Sande. Im Mutterhaus fehlte es an geeigneten Räumlichkeiten und Unterrichtskräften; die Krankenhäuser wie-derum wollten ihre Schülerinnen nicht als Arbeitskräfte verlieren.[152] Angesichts dieser vielfältigen Probleme und minimalen Erfolgsaussichten stellte die Hen-riettenstiftung Mitte der sechziger Jahre ihre Initiativen zum Ausbau von Krankenpflegeschulen ein.[153]

Erweiterte Rekrutierungswege: Pflegevorschulen und Schulen für Krankenpflegehilfe
Die Bemühungen der Henriettenstiftung richteten sich in den sechziger Jahren vor allem darauf, das Netz von Pflegevor- und Pflegehelferinnenschulen aus-zubauen, um auf diese Weise weiteres Personal zu rekrutieren. Analog zu der bereits 1956 im Mutterhaus gegründeten Pflegevorschule sollten nun ver-gleichbare Einrichtungen auch in den Außenkrankenhäusern eingerichtet wer-den mit dem Ziel, die bereits bestehenden Krankenpflegeschulen besser mit Nachwuchs zu versorgen. In der Henriettenstiftung hatte das Experiment be-

---

denzahl nicht mehr nur theoretischen, sondern auch praktischen Unterricht (vgl. Kreutzer 2005, 253).
149 Allgemeinkrankenhäuser mussten über mindestens drei Fachabteilungen, psychiatrische Krankenhäuser und sonstige Fachkrankenhäuser über mindestens 150 Krankenbetten verfügen. Sie mussten eine »ausreichende theoretische und praktische Ausbildung auf den Gebieten der Inneren Medizin, der Chirurgie und der Gynäkologie oder Psychiatrie ge-währleisten.« (Gesetz zur Änderung des Krankenpflegegesetzes vom 20. 9. 1965, § 7, Abs. 1 a. In: BGBl., Teil I, 1965, 1438.)
150 Ebd. § 7, Abs. 3 a, 1439.
151 Henriettenstiftung an den Landesverband der Inneren Mission, Herrn Dr. Bruckhaus, 14. 10. 1967, Archiv der Henriettenstiftung, 4.05: KPS.
152 Ebd., Ergebnisprotokoll über die Besprechung Evangelischer Krankenpflegeschulen in Niedersachsen am 27. 11. 1967 in Hannover, Archiv der Henriettenstiftung, 4.05: KPS KPHS, 1966 – 1975; Pastor Sturhan an Landesverband für Innere Mission und Hilfswerk am 17. 5. 1968, Archiv der Henriettenstiftung, 4.05: KPS.
153 Eine Ausnahme bildete 1968 die Übernahme einer neu gegründeten Kinderkrankenpfle-geschule am Kreiskrankenhaus Leer, wo die Henriettenstiftung bereits eine Krankenpfle-geschule betrieb. Vertrag zwischen dem Landkreis Leer und der Henriettenstiftung zur Übernahme der Kinderkrankenpflegeschule vom 30. 12. 1968, Archiv der Henriettenstif-tung, 1 – 09 – 173.

achtlich gut funktioniert. 40 Prozent aller Absolventinnen blieben im Anschluss zur weiteren Ausbildung im Diakonissenmutterhaus.[154] 1959, als die Ausbildungsstätten der Außenkrankenhäuser händeringend um Nachwuchs warben, hatte die Krankenpflegeschule des Mutterhauses dank ihres Vorschulwesens mehr Anmeldungen, als sie berücksichtigen konnte.[155]

Vor diesem Hintergrund lag es nahe, auch den Außenstationen die Gründung von Pflegevorschulen anzuempfehlen. Allerdings hatte sich der Charakter der Vorschulen seit 1956 deutlich verändert. Mitte der fünfziger Jahre unterlagen die Schulen nur geringen gesetzlichen Regulierungen, und sie sahen sich deshalb seitens der Gewerkschaft der Kritik ausgesetzt, vor allem billige Arbeitskräfte für den Hauswirtschaftsbereich der Krankenhäuser zu rekrutieren (vgl. Kreutzer 2005, 240). In der Tat errechnete die Henriettenstiftung 1956, durch den Einsatz von 20 Vorschülerinnen insgesamt zehn Arbeitskräfte einsparen zu können.[156] Als die Stiftung 1957 die 54-Stundenwoche einführen wollte, sollten unter anderem die Vorschülerinnen für den nötigen Arbeitskräfteausgleich sorgen.[157] Zwar griff der gewerkschaftliche Vorwurf einer unzulässigen Ausnutzung der Schülerinnen insofern zu kurz, als deren praktischer Einsatz keinesfalls die Kosten des Schulbetriebs deckte.[158] Dennoch stellten die Mädchen in der Zeit des Personalmangels bedeutende Arbeitskräfte dar.

Die Spielräume für den Arbeitseinsatz der Vorschülerinnen verringerten sich ab Ende der fünfziger Jahre spürbar. Angesichts der steigenden Anforderungen an das theoretische Ausbildungsniveau des Pflegepersonals wurden die Vorschulen nun auch als schulische Bildungsinstitutionen entdeckt. 1958 legte der Hannoversche Regierungspräsident den Krankenhäusern die Einrichtung von Vorschulen nahe, um das Allgemein- und Fachwissen des Pflegenachwuchses zu verbessern.[159] In den sechziger Jahren wurde die Vorschulausbildung als Möglichkeit zur Erlangung der Mittleren Reife für sozialpflegerische Berufe ausge-

---

154 Zwischen 1956 und 1971 besuchten 663 Schülerinnen die Pflegevorschule, davon legten 579 die Prüfung mit Erfolg ab, von denen wiederum 231 sich im Anschluss für eine Ausbildung in der Henriettenstiftung entschieden. Pflegevorschule, Stand März 1971, Archiv der Henriettenstiftung, 4.07: PfVS, 1950–1972.

155 Vorsteher Pastor Weber an den Regierungspräsidenten Hannover – Medizinal-Abteilung, Herrn Regierungs-Obermedizinalrat Dr. Lodemann, 24.3.1959, Archiv der Henriettenstiftung, 4.07: PfVS, 1950–1972.

156 Schwester Eugenie Gotthardt, Arbeitseinsatz der Schwestern-Vorschülerinnen, Juni 1956, Archiv der Henriettenstiftung, 4.07: PfVS, 1950–1972.

157 Sitzung der Finanzkommission der Henriettenstiftung vom 21.2.1957, Archiv der Henriettenstiftung, Bestand: Wirtschaft und Versorgung: Interne Verwaltung, Finanzkommission. Zu den Arbeitszeitverkürzungen vgl. Kapitel 2.3.2.

158 Dr. Mallau, Zusammenstellung der Gesamtkosten für die Schwesternvorschule, 4.1.1956, Archiv der Henriettenstiftung, 4.07: PfVS, 1950–1972.

159 Rundschreiben des Regierungspräsidenten Hannover an die Krankenpflegeschulen, 13.1.1958, Archiv der Henriettenstiftung, 0.06.03: Krankenpflegegesetz 1957–1966.

baut. Das Krankenpflegegesetz von 1965, das eine abgeschlossene Mittelschulbildung als Eingangsvoraussetzung für die Pflegeausbildung festlegte, erkannte den Besuch einer Pflegevorschule als gleichwertigen Bildungsabschluss an (vgl. Kreutzer 2005, 253). 1969 bot die Henriettenstiftung in ihrer Vorschule 28 Wochenstunden theoretischen Unterricht an.[160]

Die Initiativen der Henriettenstiftung zur Gründung von Vorschulen auf den Außenstationen lassen sich so wenig wie bei den Krankenpflegeschulen als Erfolgsgeschichte beschreiben. Nur die Krankenhäuser in Stadthagen und Melle sowie das Annastift in Hannover fanden sich überhaupt zur Einrichtung bereit. In Bezug auf das Annastift ist wegen der räumlichen Nähe zur Henriettenstiftung kaum Schriftverkehr zur Pflegevorschule erhalten. Die Überlieferungen zu den Krankenhäusern in Stadthagen und Melle zeigen, dass sich die Rekrutierungsprobleme der Krankenpflegeschulen bei den Vorschulen wiederholten. So meldeten sich 1963 nur vier Mädchen im Krankenhaus Stadthagen für die geplante Vorschule an, deren Eröffnung daraufhin um ein Jahr verschoben werden musste.[161] 1967 teilten sämtliche Stadthagener Vorschülerinnen mit, sie seien nicht bereit, anschließend in die Krankenpflegeschule überzuwechseln, »weil ihnen dort zu wenig geboten würde.«[162] Auch wenn die Hintergründe für diese ablehnende Haltung nicht rekonstruiert werden können, war es den Diakonissen offenbar nicht gelungen, die jungen Frauen angesichts der Vielzahl anderer attraktiver Ausbildungsplätze zum weiteren Verbleib zu motivieren.

Die Vorschule im Mutterhaus wird ihren großen Erfolg nicht zuletzt ihrer zentralen Lage in der niedersächsischen Landeshauptstadt und dem großen Stiftungskrankenhaus mit seinen vielfältigen Ausbildungsmöglichkeiten zu verdanken gehabt haben. In den kleinen Außenkrankenhäusern ließ sich dieser Erfolg nicht einfach reproduzieren. Das wichtigste Ziel der Vorschule, Nachwuchs für die Krankenpflegeausbildung zu gewinnen, konnte nicht erreicht werden. Da die Schülerinnen mit der Ausweitung des theoretischen Unterrichtsanteils zudem immer weniger als Arbeitskräfte auf den Stationen zur Verfügung standen, wurde auch das Kalkül, über die Vorschulen zusätzliche

---

160 Protokoll über eine Besprechung unserer Pflegevorschule am 18.8.1969, Archiv der Henriettenstiftung, 4.07: PfVS, 1950–1972. Das Niedersächsische Sozialministerium legte 1960 erstmals einen Mindestumfang theoretischen Unterrichts von 14 Stunden fest, vgl. Krankenpflegevorschulung. Runderlass des Niedersächsischen Sozialministeriums vom 4.10.1960, Sonderdruck aus dem »Niedersächsischen Ministerialblatt« Nr. 39 vom 14.10.1960, 714, Archiv der Henriettenstiftung, 4.07: PfVS, Stadthagen, Anerkennung PfVS Henriettenstiftung.
161 Pastor Sturhan an Oberkreisdirektor Nendel, 5.2.1963, Archiv der Henriettenstiftung, 1–09–239.
162 Aktenvermerk Pastor Sturhan, 17.8.1967, Archiv der Henriettenstiftung, 1–09–239.

Hilfskräfte zu gewinnen, enttäuscht.[163] Der Krankenhausvorstand in Melle beschloss deshalb 1973, die Vorschularbeit aufzugeben, da diese vor allem Kosten verursache, die sich ein kleines Haus nicht leisten könne.[164]

In dem Bemühen, weiteres Pflegepersonal zu gewinnen, folgte die Henriettenstiftung dem zeitgenössischen Trend und richtete Schulen für Krankenpflegehilfe ein. 1964 – kurz bevor die Novelle des Krankenpflegegesetzes 1965 den Pflegehilfsberuf als zweiten Ausbildungsweg festschrieb – nahm die erste Pflegehelferinnen-Schule der Stiftung ihren Betrieb im Mutterhaus auf. Weitere Schulen folgten 1967/68 in den Außenkrankenhäusern in Melle und Bückeburg sowie 1970 in Stadthagen. In einjährigen Ausbildungsgängen sollte Personal vor allem für grundpflegerische Aufgaben herangebildet werden.[165] Neu war, dass die Mutterhausleitung erstmals versuchte, ältere und verheiratete Frauen für eine Ausbildung in der Pflege zu gewinnen. Das Höchstalter zur Aufnahme in die Pflegehelferinnen-Schule wurde auf 50 Jahre festgelegt – im Unterschied zu 35 Jahren bei der Krankenpflegeausbildung. Als besondere Zielgruppe für das neue Ausbildungsangebot visierte die Stiftung einerseits Hauspersonal und Stationshilfen der Krankenhäuser an, die auf diese Weise eine Aufstiegsmöglichkeit erhielten. Aber auch Frauen nach der Familienphase sollten für die Pflegehelferinnenausbildung interessiert werden.[166] Damit hatte die Stiftung also Frauen mit hauswirtschaftlicher und pflegerischer Erfahrung im Blick, die eine zusätzliche Schulung erhalten sollten.

Auch die Schulen für Krankenpflegehilfe scheinen nicht besonders geeignet gewesen zu sein, den drängenden Pflegenotstand spürbar zu lindern. So meldeten sich 1968 im Krankenhaus Bückeburg ganze drei Personen für den neuen Ausbildungsgang an.[167] Darüber hinaus hatten die Krankenhäuser bei der Einrichtung und Organisation der Schulen mit erheblichen Problemen zu kämpfen. Zum einen legte die Mutterhausleitung großen Wert darauf, den Unterricht der Schulen für Krankenpflegehilfe so wenig wie möglich mit den Krankenpflegeschulen zu koppeln, da andernfalls »die Funktion der pflegerischen Vollkraft

---

163 Schwester Hiltrud Lange an den Chefarzt des Kreiskrankenhauses Stadthagen, 6.9.1970, Archiv der Henriettenstiftung, 1-09-239.

164 Pastor Meinberg an Oberin Pfeiffer, 7.8.1973, Archiv der Henriettenstiftung, 1-09-187.

165 Beim Start der Schule im Jahr 1964 gliederte sich die Ausbildung in einen sechsmonatigen Lehrgang mit Examen und anschließendem halbjährigem Praktikum; ab 1965 galten die Regelungen des Krankenpflegegesetzes, das eine einjährige Ausbildung mit 250 Unterrichtsstunden vorsah (vgl. Kreutzer 2005, 254).

166 Mitteilung der Henriettenstiftung über die Eröffnung einer Pflegehelferinnenschule am 1.4.1964, Archiv der Henriettenstiftung, 4.05: KPS KPHS, 1966–1975, Pastor Sturhan an Oberkreisdirektor Eckmann, Stadthagen, 23.6.1966, Archiv der Henriettenstiftung, 1-09-239.

167 Stand unserer Schulen am 1.4.1968, Archiv der Henriettenstiftung, 4.05: Schwesternschulen, 1955-1972.

und der Hilfskraft nicht klar genug auseinandertreten.«[168] Diese Devise führte vor allem kleinere Außenkrankenhäuser an den Rand ihrer Leistungsfähigkeit.[169]

Zum anderen begannen die neu gegründeten Schulen in Konkurrenz um den raren Pflegenachwuchs zu treten. Dies zeigte sich deutlich im hannoverschen Mutterhaus. Hier hatte die Stiftung 1960 eine Altenpflegeschule eingerichtet, um dem nicht minder gravierenden Pflegenotstand in den Alten- und Pflegeheimen zu begegnen. Diese verlor jedoch mit der Errichtung der Pflegehelferinnen- schule 1964 rapide an Attraktivität. Die Pflegehelferinnenausbildung hatte den Vorteil, im Unterschied zu der zweijährigen Altenpflegeausbildung nur ein Jahr zu dauern, außerdem für ein breiteres Tätigkeitsfeld vorzubereiten und ab 1965 mit einem staatlich anerkannten Abschluss zu enden, statt wie im Falle der Altenpflegeschule lediglich mit einem Hausexamen.[170] Die Ausdifferenzierung von Ausbildungsstätten für nah verwandte Tätig- keiten drohte also die Existenz von »Minischulen« zu fördern, die sich gegen- seitig den Nachwuchs abwarben. Deshalb beschloss die Henriettenstiftung 1969, die Ausbildung in der Krankenpflegehilfe als Grundausbildung für die Alten- pflege festzulegen, an die sich dann ein spezieller altenpflegerischer Aufbau- lehrgang anschließen sollte.[171] Auf diese Weise versuchte die Stiftung, ihre Ausbildungskapazitäten zu bündeln und gleichzeitig die Durchlässigkeit zwi- schen den pflegerischen Berufen zu fördern. Auf die weitere Entwicklung der Altenpflege und ihrer Ausbildungsstätten kann an dieser Stelle nicht genauer eingegangen werden.

Festzuhalten bleibt, dass dem eklatanten Personalmangel im Pflegebereich nicht allein durch den Ausbau von Ausbildungsstätten angemessen begegnet werden konnte. Wollten die Krankenhäuser Pflegepersonal gewinnen und hal- ten, mussten sie die Ausbildungs-, Arbeits- und Lebensbedingungen den Wünschen der nachkommenden Frauengeneration anpassen. Von dieser Not- wendigkeit wurden die konfessionellen Mutterhäuser in besonderem Maße be- troffen.

---

168 Pastor Sturhan an Pastor Koch, 11.8.1966, Archiv der Henriettenstiftung, 1–09–187.

169 Schwester Julia Illner an Oberin Pfeiffer, 22.3.1969, Archiv der Henriettenstiftung, S-1–0223.

170 Ev.-luth. Diakonissenmutterhaus Henriettenstiftung in Hannover, Aufnahmebedingungen für die Altenpflegerinnenschule, November 1962, § 2, Archiv der Henriettenstiftung, 4.05: KPS KPHS, 1966–1975.

171 Der Aufbaulehrgang wurde mit sechs Monaten angesetzt und sollte 230 Unterrichtsstunden umfassen. Pastor Sturhan, Ein neuer Weg in der Altenpflege-Ausbildung, o. D. [um 1969], Archiv der Henriettenstiftung, 4.05: KPS KPHS, 1966–1975.

2.3.2 Reform der Arbeits- und Lebensbedingungen

Die evangelischen Mutterhäuser nahmen arbeitsrechtlich eine Sonderstellung ein, weil die Diakonissen nicht als Arbeitnehmerinnen galten und damit unter keinerlei arbeits- und tarifrechtliche Regulierungen fielen. Diese Tatsache hatte gravierende Folgen auch für die freien Schwestern, die für einen Mutterhausverband tätig waren. So unterlagen die Verbandsschwestern zwar der Sozialversicherungspflicht, nicht aber der geltenden Arbeitszeitordnung von 1924, die die maximale Wochenarbeitszeit auf 60 Stunden begrenzte. Selbst wenn die Verbandsschwestern vom Mutterhaus in ein öffentliches Krankenhaus entsandt wurden, profitierten sie nicht von den gewerkschaftlich ausgehandelten Tarifverträgen.

Evangelischer »Liebesdienst« am Nächsten – darin bestand das tradierte Selbstverständnis nicht nur der Mutterhausdiakonie sondern der gesamten Inneren Mission – ließ sich nicht in ein Korsett arbeitsrechtlicher Regulierungen pressen. In den wenigsten konfessionellen Krankenhäusern wurden überhaupt schriftliche Arbeitsverträge abgeschlossen (vgl. Kreutzer 2005, 154). Die Gestaltung der Arbeits- und Lebensbedingungen basierte vielmehr auf dem Prinzip der Fürsorgeverantwortung, die Oberin und Theologischer Vorsteher in ihrer Funktion als »Eltern« gegenüber den Diakonissen als »Töchtern« des Mutterhauses hatten. Dazu gehörte unter anderem, dass die Henriettenstiftung in ihren Gestellungsverträgen allerdings vage formulierte Mindeststandards in der Gestaltung der Arbeits- und Lebensbedingungen festlegte. So sollten die »Schwestern freie Wohnung, Feuerung, Licht und Wäsche sowie angemessene Beköstigung«[172] erhalten, Arbeitszeiten sollten »nicht über die Zeit zwischen 7 und 20 Uhr« ausgedehnt und »die Einrichtung täglicher und wöchentlicher Freizeiten sowie ein Jahresurlaub von vier Wochen«[173] sichergestellt werden.

Der genauere Umfang der Freizeit wurde nicht spezifiziert und sollte von den leitenden Krankenhausschwestern in Dienst- und Freizeitplänen festgelegt werden.[174] In der Praxis werden sich die Arbeitszeiten vor allem an den Anfor-

---

172 Muster eines Gestellungsvertrags der Henriettenstiftung, o. D. [um 1936], § 10, Archiv der Henriettenstiftung, 1–09–173.

173 Ebd. § 12.

174 Ebd. § 9, Abs. c. Die Gestellungsverträge mit Gemeindestationen sahen einen Jahresurlaub von 28 Tagen vor und verzichteten auf jede weitere Form von Arbeitszeitbegrenzung. Zu berücksichtigen ist, dass die Gestellungsverträge in zeitgenössischer Perspektive mit vier Wochen einen vergleichsweise langen Urlaub vorsahen. Der Mutterhausleitung war also sehr wohl bewusst, dass sie den Schwestern als Ausgleich zu den langen Arbeitszeiten spürbare Erholungsphasen einräumen musste. Zu diesem Zweck betrieb die Henriettenstiftung – ebenso wie andere Diakonissenmutterhäuser – eigene Erholungsheime (vgl. Mutterhaus-Diakonie 1960, 129–130). Zur Geschichte der Freizeit in den fünfziger Jahren vgl. Schildt (1995).

derungen der Krankenhausorganisation und Patientenversorgung orientiert haben (vgl. Kapitel 3.2.1). Für diesen umfassenden Arbeitseinsatz bezogen die Verbandsschwestern ein kleines Gehalt, das die Mutterhäuser in Eigenregie festlegten. Die Diakonissen erhielten ein Taschengeld und die Zusicherung lebenslanger Versorgung. Der eigentliche Lohn pflegerischer Tätigkeit sollte als »Gotteslohn« vor allem immaterieller Art sein, das heißt, er bestand darin, in der Nachfolge Jesus Christus tätig sein und am Reich Gottes mitarbeiten zu dürfen. Die hohe soziale Anerkennung karitativ tätiger Schwestern erweiterte das religiöse Konzept des »Gotteslohns« um eine durchaus irdische, aber ebenfalls kostenlose Auszeichnung (vgl. auch Meiwes 2000, 172, Schmidt 1998, 151 – 252).

Diese herkömmliche Organisation von Pflegearbeit verlor in den fünfziger Jahren dramatisch an Zuspruch. Wollte die Henriettenstiftung freies Personal hinzugewinnen, musste sie die Arbeits- und Lebensbedingungen den Lebensentwürfen der nachkommenden Frauengeneration anpassen. Das folgende Kapitel untersucht die Schritte, mit denen die Henriettenstiftung diesen Anpassungsprozess vollzog. Der Schwerpunkt liegt auf der Gestaltung der Arbeits- und Lebensbedingungen des freien Personals – sowohl der Verbandsschwestern, die für das Mutterhaus arbeiteten und von dort aus entsandt wurden, als auch der ganz freien Schwestern, die keine formale Bindung an das Mutterhaus eingingen. Im Mittelpunkt der Darstellung stehen zunächst die Gehalts- und Arbeitszeitreformen. Wie sich die antiautoritäre Rebellion im Umfeld von »1968« auf die Neukonzeption des Berufsbildes auswirkte, wird anschließend untersucht.

Erste Ansätze zur Regulierung christlicher »Liebestätigkeit« und Abschied vom
»Gotteslohn«

In den ersten Nachkriegsjahren wurde in der Henriettenstiftung nur sehr vereinzelt Kritik an den Arbeits- und Lebensbedingungen im Pflegebereich laut. Zwar klagten die Schwestern in ihren Briefen mitunter über beträchtliche Arbeitsüberlastungen, sie lasteten diese aber vor allem den besonderen Bedingungen der Nachkriegszeit an. Die Ausgestaltung christlichen »Liebesdienstes« selbst stand noch nicht zur Disposition. Vermutlich war das tradierte Arbeitsethos unter den evangelischen Schwestern noch relativ fest verankert. Auch die große Not der Nachkriegsjahre, der anhaltend niedrige Lebensstandard und die mangelnden Alternativen auf dem Arbeitsmarkt werden dazu beigetragen haben, dass die meisten Schwestern die gegebenen Bedingungen des Mutterhauses als Selbstverständlichkeit hinnahmen.

Das Konzept christlichen »Liebesdienstes« geriet dann aber Anfang der fünfziger Jahre unter Druck. Kritik kam zunächst von außen. So titelte die Frauenzeitschrift »Constanze« 1950: »Werden Krankenschwestern ausgebeutet?« und stellte das Selbstverständnis der Mutterhausverbände grundsätzlich in

Frage (vgl. von Oertzen 2001, 16). Die hehren Ideale des »Liebesdienstes« gerieten nun unter Verdacht, Ausbeutungsverhältnisse zu kaschieren.

Auch die Gewerkschaft ÖTV blies zum Angriff und forderte die konfessionellen Wohlfahrtsverbände zur Aufnahme von Tarifverhandlungen auf. Zwar argumentierten Innere Mission und Caritasverband erfolgreich, dass sie nicht als Tarifpartner in Frage kämen.[175] Dennoch blieben die gewerkschaftlichen Bemühungen zur Regulierung christlicher »Liebestätigkeit« nicht folgenlos. 1950 erließ die Innere Mission Richtlinien für Arbeitsverträge in Anstalten der Gesundheitsfürsorge sowie eine Vergütungsordnung, die jedoch lediglich empfehlenden Charakter hatten. Die Henriettenstiftung sah vorerst keine Veranlassung, diese Richtlinien für den Pflegebereich zu übernehmen; zu selbstverständlich war offenbar das Dienstkonzept der Diakonissen noch als Leitbild in der Stiftung verankert. Als sich 1951 eine Verbandsschwester in der Gemeinde Lüneburg über ihre kärgliche Unterkunft und Besoldung beklagte, wurde dies sowohl seitens des Gemeindevorstands als auch der Mutterhausleitung und der Mitschwestern noch als unerhörte Ausnahme verbucht.[176]

Diese Einschätzung änderte sich innerhalb nur kurzer Zeit grundlegend. Im Mittelpunkt der Reformdiskussion stand zunächst das Einkommen der Verbandsschwestern. Den Anfang machte der Wirtschaftsleiter der Stiftung, der sich um die Alterssicherung dieser Schwesterngruppe sorgte. Eine Verbandsschwester, die »Zeit ihres Lebens fleißig gearbeitet habe«, rechnete er 1952 vor, verfüge im Alter nicht einmal über das Geld zur Unterbringung in der dritten Klasse eines Altenheims. Dies bringe »unerträgliche Schwierigkeiten«[177] mit sich, zumal die Diakonissen selbstverständlich in den Feierabendhäusern des Mutterhauses nach dem Standard der zweiten Klasse versorgt wurden. Auch das Bundesinnenministerium bestätigte 1955, dass die Mutterhausschwestern im Alter oder bei frühzeitiger Berufsunfähigkeit eine erheblich bessere Versorgung genossen als die freien Schwestern (vgl. Kreutzer 2005, 207). Offenbar endete die Fürsorgeverantwortung der Henriettenstiftung gegenüber den Verbandsschwestern, sobald diese nicht mehr arbeitsfähig waren. Die (drohende) Al-

---

175 Innere Mission und Caritasverband führten zwei Argumente ins Feld: Zum einen seien sie satzungsgemäß kein Arbeitgeberverband, da die einzelnen Krankenhäuser in eigener Regie geführt würden und die Dachorganisationen keinen Einfluss auf die Ausgestaltung der Arbeitsbedingungen haben. Deshalb kämen Innere Mission und Caritas nicht als Tarifpartner in Frage. Außerdem seien Tarifverträge nicht mit dem Selbstverständnis konfessioneller Einrichtungen vereinbar. Die Träger christlicher Institutionen verstünden sich nicht als Arbeitgeber, sondern als Dienstgeber mit einer Fürsorgeverantwortung gegenüber den Dienstnehmern. Diese Fürsorgeverantwortung lasse sich nicht arbeitsrechtlich fixieren (vgl. Kreutzer 2005, 152–153).

176 Senior Kulp an Oberin Florschütz, 11.6.1951, Archiv der Henriettenstiftung, 1–09–181.

177 Dr. Oehlmann an Pastor Eichstädt, Evangelische Diakonissenanstalt Bremen, 6.12.1952, Archiv der Henriettenstiftung, Wirtschaft und Versorgung, Schwesternbezüge.

tersarmut der Verbandsschwestern wird nicht nur eine beträchtliche Unzufriedenheit unter dieser für das Fortbestehen des Mutterhauses zunehmend bedeutsamen Schwesterngruppe genährt haben. Sie stellte außerdem einen gravierenden Verstoß gegen das Fürsorgegebot der Mutterhausleitung dar und bestätigte de facto den seinerzeit aufkommenden Vorwurf, konfessionelle Einrichtungen betrieben »Spekulation mit Nächstenliebe« – wie es die katholische Zeitschrift »Michael« 1952 provokativ formulierte (vgl. ebd., 21). Einer erfolgreichen Nachwuchsgewinnung waren diese Diskussionen nicht zuträglich.

Die Gehaltssätze der Verbandsschwestern rückten 1954/1955 endgültig auf die Tagesordnung des Mutterhauses. Die Henriettenstiftung war immer weniger in der Lage, genügend Schwestern für die Arbeit auf den Außenstationen bereitzustellen, so dass die Krankenhäuser vermehrt freie Pflegekräfte zur Ergänzung ihres Personalbestandes anwerben mussten. Als besonders effektives Werbemittel erwies sich eine bessere Bezahlung. Deshalb gingen die Krankenhäuser dazu über, Gehaltssätze analog zum öffentlichen Dienst zu zahlen. Dies führte aber, wie das Vereinskrankenhaus Goslar 1954 mitteilte, zu erheblichen Einkommensunterschieden von bis zu 30 Prozent zwischen freien Schwestern, die nach den Sätzen des öffentlichen Dienstes vergütet wurden, und Verbandsschwestern, die die Gehaltssätze der Henriettenstiftung erhielten. Der Krankenhausvorstand betonte, dies sei

> »ein unhaltbarer Zustand, der auf die Dauer zu Unzuträglichkeiten führen muss. Gerade die Mutterhausschwestern sind unsere wertvollsten Mitarbeiterinnen. Sie sind an den verantwortungsvollsten Posten eingesetzt, es widerspricht daher unserem Gerechtigkeitsgefühl und sozialem Empfinden, diese Schwestern schlechter zu stellen als die anderen.«[178]

Noch galt eine klare Hierarchie des Pflegepersonals mit den Diakonissen an der Spitze, gefolgt von den im Mutterhaus sozialisierten Verbandsschwestern und den freien Schwestern, die als eine Art Notlösung am unteren Ende rangierten. Nach der Logik dieser Schwesternhierarchie war es in der Tat ungerecht, die am geringsten geachtete Gruppe am besten zu vergüten. Allerdings wird sich der Krankenhausvorstand nicht nur aufgrund seiner Gerechtigkeitsvorstellungen zu Wort gemeldet haben, ihn wird dazu auch die sehr pragmatische Sorge bewegt haben, dass die eklatante Einkommenskluft zwischen freiem Pflegepersonal und Verbandsschwestern einer Zusammenarbeit im Krankenhausalltag nicht zuträglich war.

Wollte die Henriettenstiftung ihre Verbandsschwesternschaft als attraktives Arbeits- und Lebensmodell aufrechterhalten und weiterentwickeln, musste sie

---

178 Vereins-Krankenhaus Goslar an den Hausvorstand der Henriettenstiftung, 9.7.1954, Archiv der Henriettenstiftung, Wirtschaft und Versorgung, Schwesternbezüge.

die Vergütungssätze an die Bedingungen im öffentlichen Dienst anpassen. Ab Oktober 1954 zahlte die Stiftung deshalb zumindest »tarifähnliche Bezüge«[179]. Außerdem erhöhte sie das Taschengeld der Diakonissen.[180] Die von den Mutterhäusern und der Inneren Mission auch weiterhin reklamierte Autonomie gegenüber gewerkschaftlichen Tarifverträgen wurde in der Praxis doch sehr zurückgenommen.

Doch die Gehaltsentwicklung im öffentlichen Dienst war mittlerweile erheblich in Bewegung gekommen. Angesichts des wachsenden Wohlstands der bundesdeutschen Gesellschaft und des Erreichens der Vollbeschäftigung im Jahr 1955 konnten die Gewerkschaften eine kontinuierliche Anhebung der Einkommen der Beschäftigten im öffentlichen Dienst erwirken (vgl. Nachtmann 1996, 323). Bereits im August 1955 stellte die Henriettenstiftung fest, dass die Vergütungssätze der Verbandsschwestern erneut weit abgeschlagen, nämlich ca. 20 Prozent unter dem Gehaltsniveau des öffentlichen Dienstes lagen.[181] Diese Differenz verschärfte sich weiter, als die Gewerkschaften im Dezember 1955 erstmals einen Tarifvertrag aushandelten, der überdurchschnittliche Gehaltserhöhungen für das Krankenpflegepersonal vorsah. Damit erkannten sowohl Arbeitnehmer- als auch Arbeitgebervertretung, dass die Pflegetätigkeit im Vergleich zu anderen Berufsgruppen des öffentlichen Dienstes bislang gravierend unterbewertet worden war (vgl. Kreutzer 2005, 220). Der Central-Ausschuß der Inneren Mission passte daraufhin seine Vergütungsordnung den Neuregelungen des öffentlichen Dienstes an.[182]

Auch die Arbeitsgemeinschaft deutscher Schwesternverbände – die Dachorganisation mutterhausgebundener und freier Schwesternschaften – erkannte, dass eine Verbesserung der Einkommen im Pflegebereich dringend erforderlich war.[183] 1955 beklagte sie, der Pflegeberuf verliere in der Öffentlichkeit erheblich an Ansehen, weil hier die Arbeits- und Lebensbedingungen weit unter der Norm anderer Frauenberufe lägen. Die Arbeitsgemeinschaft setzte sich deshalb für eine »zeitgemäße« Vergütung ein (vgl. Kreutzer 2005, 221). Auch wenn sich die

---

179 Vergütungsordnung für die Verbands- und Johanniter-Schwestern vom 9.6.1955, Archiv der Henriettenstiftung, 4.05: Schwesternschulen 1955–1972.

180 Protokoll der Sitzung des Komitees der Henriettenstiftung am 30.9.1954, Archiv der Henriettenstiftung, S-9-3-1.

181 Vergleichsaufstellung zwischen den Vergütungen, die die Stiftung an ihre Verbands-, Johanniter- und freien Schwestern leistet, und den Gehältern, die öffentliche Rechtsträger nach der Kr.d zahlen, vom 8.8.1955, Archiv der Henriettenstiftung, 4.05: Schwesternschulen 1955–1972.

182 Kaiserswerther Verband deutscher Diakonissen-Mutterhäuser, Rundschreiben Nr. 6 betr. Verbandsschwesternbesoldung, 3.4.1956, Archiv der Henriettenstiftung, Wirtschaft und Versorgung, Schwesternbezüge.

183 Die Zusammenarbeit von freien und mutterhausgebundenen Schwesternschaften endete 1957. Von da an vertrat die Arbeitsgemeinschaft deutscher Schwesternverbände nur noch die Belange der Mutterhausschwesternschaften (vgl. Kreutzer 2005, 145).

sehr heterogen zusammengesetzte Dachorganisation nur auf das vage Ziel einer »zeitgemäßen« Vergütung einigen konnte, offenbart diese Forderung, wie weitgehend sich die Kriterien zur Bewertung von Pflegearbeit Mitte der fünfziger Jahre verschoben. Das tradierte Konzept von »Gotteslohn« galt nun nicht mehr als Beleg außerordentlicher christlicher Hingabe und damit als besondere Auszeichnung, sondern ganz im Gegenteil als Zeichen mangelnder Wertschätzung.

Vor diesem Hintergrund empfahl 1956 der Kaiserswerther Verband deutscher Diakonissenmutterhäuser der Henriettenstiftung – ebenso wie allen anderen angeschlossenen Mutterhäusern –, die Gehaltssätze an die Vergütungsordnung der Inneren Mission anzupassen, »um Schwierigkeiten im Einsatz von Verbandsschwestern neben freien Schwestern … zu verhindern.«[184] Eine vollständige Angleichung hatte er damit jedoch nicht im Sinn. Vor allem ein Aspekt bereitete Probleme: Wie im öffentlichen Dienst üblich, sahen die Arbeitsvertragsrichtlinien der Inneren Mission eine Differenzierung der Einkommen abhängig von der ausgeübten Tätigkeit vor.[185] Dieses Konzept von ›Leistungslohn‹ widersprach diametral dem Selbstverständnis und der Organisationslogik der Mutterhausdiakonie, die in der Krankenpflege keine Unterscheidung in höherwertige und niederwertige Tätigkeiten kannte. Die Einkommen der Verbandsschwestern stiegen zwar mit den Dienstjahren, nicht jedoch abhängig von der Art der ausgeübten Tätigkeit. Dieses Prinzip des ›Einheitsgehaltes‹ bildete eine wesentliche Voraussetzung für das Entsendungsprinzip. Nur so konnte die Mutterhausleitung die Schwestern in neue Tätigkeitsfelder versetzen, ohne Auswirkungen auf das Einkommen bedenken zu müssen.

Eine vollständige Angleichung an die Vergütungsregelungen des öffentlichen Dienstes war also nicht möglich, wollten die Mutterhäuser nicht Grundsätze ihrer Organisation gefährden. Um einen Ausgleich zu einer tätigkeitsbezogenen Eingruppierung zu schaffen, schlug der Kaiserswerther Verband vor, die Gehälter in den höheren Dienstjahren stärker ansteigen zu lassen.[186] Dies benachteiligte aber wiederum jüngere Verbandsschwestern, die Leitungsfunktio-

---

184 Kaiserswerther Verband deutscher Diakonissen-Mutterhäuser, Rundschreiben Nr. 6 betr. Verbandsschwesternbesoldung, 3.4.1956, Archiv der Henriettenstiftung, Wirtschaft und Versorgung, Schwesternbezüge.

185 Die Einstufung in Vergütungsgruppen erfolgte gemäß Arbeitsvertragsrichtlinien abhängig vom Ausbildungsstand und der Wahrnehmung von Leitungstätigkeiten. Vorgesehen waren außerdem Funktionszulagen für Stations- und Funktionsschwestern, das heißt u. a. für Pflegepersonal in der Operationsarbeit. Merkblatt zu den Arbeitsvertragsrichtlinien der Inneren Mission vom 1.8.1954, 16–17, Archiv der Henriettenstiftung, Wirtschaft und Versorgung, Tarife, AVR.

186 Kaiserswerther Verband deutscher Diakonissen-Mutterhäuser, Rundschreiben Nr. 6 betr. Verbandsschwesternbesoldung, 3.4.1956, Archiv der Henriettenstiftung, Wirtschaft und Versorgung, Schwesternbezüge.

nen oder andere als besonders qualifiziert angesehene Tätigkeiten übernahmen. Da die Henriettenstiftung vor allem an der Gewinnung und Bindung junger Schwestern interessiert war, konnte sie am Prinzip des ›Einheitsgehaltes‹ also nicht länger festhalten. Aber wann genau die Stiftung ihr Vergütungssystem endgültig den Regelungen der Inneren Mission und des öffentlichen Dienstes anpasste, ist den Quellen nicht zu entnehmen. Die Tatsache, dass das Diakonissenmutterhaus Anfang der sechziger Jahre seine Werbung zur Ausbildung in der Krankenpflege mit der Aussicht auf interessante Aufstiegsmöglichkeiten verknüpfte, legt nahe, dass die Stiftung zu diesem Zeitpunkt bereits vom Konzept des ›Einheitsgehaltes‹ abgerückt war.[187]

Wie sich die Einkommen von Verbandsschwestern der Henriettenstiftung im Einzelnen weiterentwickelten, ist nicht dokumentiert. Offenkundig ist jedoch, dass die Vergütungspraxis der Stiftung vor allem unter dem Primat der Nachwuchsrekrutierung stand. Das Prinzip der Fürsorgeverantwortung spielte eine eher nachgeordnete Rolle. Die Stiftung hatte zunächst erhebliche Probleme, die erhöhten Gehaltssätze aufzubringen, schließlich musste sie die Kostenträger von den erforderlichen finanziellen Mehraufwendungen überzeugen (vgl. Kapitel 2.2.2). Deshalb entschied sie, vorerst nur die Einkommen der jüngeren Verbandsschwestern zu verbessern mit der Begründung, »daß manches junge Mädchen heiraten möchte und sich Ersparnisse dafür zurücklegen will.«[188] Die Tatsache, dass die älteren Schwestern dringend Rücklagen für ihre Alterssicherung benötigten, blieb dagegen zunächst ausgeblendet. So liegt der Verdacht nahe, dass Gehaltsverbesserungen primär als Anreizsystem für junge Schwestern eingesetzt wurden, während ältere Verbandsschwestern aufgrund ihrer langjährigen Verbundenheit mit dem Diakonissenmutterhaus als vergleichsweise ›sichere‹ Arbeitskräfte galten. Auch wenn die Henriettenstiftung irgendwann die Gehaltssätze auch der älteren Verbandsschwestern angehoben haben wird, blieb die Alterssicherung dieser Gruppe ein ungelöstes Problem. Es sind keine Diskussionen überliefert, wie die Stiftung, beispielsweise über kräftige Nachzahlungen in die Altersversorgungskasse des Kaiserswerther Verbandes, die Altersarmut dieser hoch verdienten Gruppe von Mitarbeiterinnen abwenden könne.

Gehaltsfragen berührten zweifelsohne zentrale Aspekte des Berufsbildes wie die Bewertung von Pflegetätigkeit und die ökonomische Absicherung freiberuflicher Krankenpflege. Sie nahmen aber vorerst kaum Einfluss auf die Ge-

---

187 Broschüre der Krankenpflegeschule der Henriettenstiftung, Hannover, »Es macht Freude …«, o. D. [ca. Anfang der sechziger Jahre], Archiv der Henriettenstiftung, 4.05: KPS KPHS, 1966–1975.

188 Vorsteher Pastor Weber an Pastor Kropatscheck, 7. 8. 1956, Archiv der Henriettenstiftung, Wirtschaft und Versorgung, Schwesternbezüge.

staltung des Pflegealltags. Anders verhielt es sich mit der Debatte um Arbeitszeitverkürzungen, die im Folgenden genauer analysiert wird.

Abschied von der »Ganzhingabe«

Eine Reform der Arbeitszeiten rückte erst 1957 auf die Tagesordnung der
Henriettenstiftung. Wichtige Impulse kamen erneut von außen. 1956 verkürzten
die kommunalen Krankenhäuser erstmals die Arbeitszeiten in der Pflege und
führten die 56-Stundenwoche ein (vgl. Kreutzer 2005, 26). Dies setzte alle anderen Krankenhausträger massiv unter Druck. Verschärfend kam hinzu, dass
das Bundesinnenministerium ein Arbeitsschutzgesetz für Krankenanstalten
vorbereitete (vgl. Kayser 1957).

Um den drohenden staatlichen Eingriff in die Gestaltung konfessioneller
Krankenhäuser abzuwenden, erließ der Central-Ausschuß der Inneren Mission
im Januar 1957 erstmals Richtlinien für den Arbeitsschutz in den Kranken- und
Pflegeanstalten und forderte die Mutterhäuser auf, entsprechende Bestimmungen in die Gestellungsverträge aufzunehmen.[189] Kern der Richtlinien bildete die
54-Stundenwoche. Erstmals sollten Bereitschaftsdienste – wenn auch nur teilweise – als Arbeitszeit anerkannt werden. Dienstbereitschaft sollte grundsätzlich
zu einem Achtel und der Zeitraum tatsächlicher Inanspruchnahme als volle
Arbeitszeit angerechnet werden.[190] Eine über die Begrenzung von Arbeitszeiten
hinausgehende Reform des Berufsbildes hatte der Central-Ausschuß nicht im
Sinn. Die Richtlinien gingen selbstverständlich davon aus, dass die Schwestern
weiterhin im geteilten Dienst mit einer langen Mittagspause arbeiteten. Diese
mehrstündige Pause konnten die Schwestern in der Regel nur dann zu ihrer
Erholung nutzen, wenn sie in den Schwesternunterkünften der Krankenhäuser
lebten.[191] Geteilter Dienst und zölibatäre Lebensführung waren deshalb eng
miteinander verknüpft.

Der Kaiserswerther Verband begrüßte die Richtlinien als wichtige Unterstützung, um »die Hingabebereitschaft unserer Schwestern vor Missbrauch und
Ausnutzung zu bewahren.«[192] Auch die Diakonissenmutterhäuser entwickelten
ein virulentes Eigeninteresse an verbindlichen Arbeitszeitbegrenzungen, wollten sie doch sicherstellen, dass die evangelischen Schwestern mit ihrer hohen

---

189 Richtlinien für den Arbeitsschutz der dem Central-Ausschuß für die Innere Mission der
 Deutschen Evangelischen Kirche angeschlossenen Kranken- und Pflegeanstalten vom
 1.1.1957, Archiv der Henriettenstiftung, 1–09–61.
190 Ebd., § 2, Abs. 1 und 2, Archiv der Henriettenstiftung, 1–09–61.
191 Die Richtlinien legten u. a. fest, dass die Mittagspause mindestens zwei Stunden dauern
 solle (ebd., § 3, Abs. 1).
192 Kaiserswerther Verband deutscher Diakonissen-Mutterhäuser e.V., Rundschreiben Nr. 2
 vom 2.2.1957 an die Vorstände der Mutterhäuser des Kaiserswerther Verbandes in der
 Bundesrepublik, Archiv der Henriettenstiftung, Wirtschaft und Versorgung, Arbeitszeit
 Krankenpflegepersonal.

Arbeitsbereitschaft nicht als Puffer bei der Bewältigung des Pflegenotstands vernutzt wurden. Die Henriettenstiftung folgte den Vorgaben der Inneren Mission sowie des Kaiserswerther Verbandes und übernahm die Richtlinien für den Arbeitsschutz in ihre Gestellungsverträge.[193] Außerdem führte sie zum 1. 4. 1957 in den mutterhauseigenen Einrichtungen die 54-Stundenwoche ein.

Angesichts des eklatanten Personalmangels wird die Arbeitszeitverkürzung in der Praxis jedoch häufig nur auf dem Papier gestanden haben. Gerade im Mutterhauskrankenhaus wird die Umsetzung von Arbeitszeitverkürzungen zudem nicht selten am Widerstand der nach wie vor dominanten Diakonissenschwesternschaft gescheitert sein, der das Konzept einer zeitrationellen Arbeitsorganisation fremd blieb. Anders wird sich die Situation in den Außenkrankenhäusern mit einer großen Zahl freier Pflegekräfte dargestellt haben. Hier waren die Krankenhäuser sehr viel stärker darauf angewiesen, den Arbeits- und Freizeitwünschen jüngerer Schwestern zu entsprechen und eine Begrenzung der Arbeitszeiten Realität werden zu lassen, wollten sie die Aufrechterhaltung der Krankenversorgung nicht ernstlich in Gefahr bringen.[194]

Auffallend ist, dass sich sämtliche Bemühungen um eine Reduzierung der Arbeitszeiten ausschließlich auf den Krankenhausbereich bezogen. Die Gemeindepflege blieb davon vollständig unberührt, obwohl die Arbeitszeiten in der ambulanten Pflege erheblich länger waren als in der stationären Krankenpflege.[195] Im Bundesinnenministerium, das die Initiativen zur Arbeitszeitverkürzung angestoßen hatte, wird die ambulante Pflege noch nicht als zu gestaltendes Politikfeld betrachtet worden sein. Dass weder der Kaiserswerther Verband noch die Henriettenstiftung die Arbeitszeitbestimmungen auf den Gemeindebereich ausweiteten, zeigt, dass die Mutterhausdiakonie bei der Regulierung von Arbeitsbedingungen letztlich nur auf Druck von außen reagierte.

Anfang der sechziger Jahre setzte sich der Trend zur Arbeitszeitverkürzung fort. Bereits 1958 hatten die Gewerkschaften eine Begrenzung der Wochenar-

---

193 Vgl. u. a.: Gestellungsvertrag zwischen dem Samtgemeinde-Krankenhaus »Albertinenstiftung« in Dissen und der Henriettenstiftung vom 30. 9. 1957, § 7, Archiv der Henriettenstiftung, 1 – 09 – 61, Vertrag zwischen dem Vorstand des Evangelischen Krankenhauses in Melle und der Henriettenstiftung vom 1. 4. 1957, § 7, Archiv der Henriettenstiftung, 1 – 09 – 187.

194 So berichtete eine Interviewpartnerin, die 1957 in einem von freien Schwestern dominierten Außenkrankenhaus der Stiftung tätig war, dass die Arbeitszeiten dort spürbar kürzer und geregelter waren. Als wesentlichen Grund nannte sie, dass die Stationsschwester auf eine zügige Arbeitsorganisation achtete und Wert darauf legte, dass die Tagschicht zwischen 19:30 Uhr und 20 Uhr endete (vgl. dazu genauer Kapitel 3.2.1).

195 Vgl. beispielsweise: Gestellungsvertrag zwischen dem Vorstand der Kirchengemeinde in Hameln und der Henriettenstiftung vom 1. 4. 1957, Archiv der Henriettenstiftung, 1 – 09 – 100; Vertrag zwischen dem Vorstand der Kirchengemeinde Schneverdingen und der Henriettenstiftung vom 1. 4. 1957, Archiv der Henriettenstiftung, 1 – 09 – 229. Vgl. auch Kapitel 3.2.2.

beitszeit des Pflegepersonals im öffentlichen Dienst auf 51 Stunden ausgehandelt, 1960 folgte eine weitere Reduzierung auf 48 Stunden, die zur Messlatte auch für die nicht-tarifgebundenen Krankenhäuser wurde (vgl. Kreutzer 2005, 26). Für die Henriettenstiftung spitzte sich die Lage dadurch noch einmal zu: Einerseits musste sie sich der Politik von Arbeitszeitverkürzungen anschließen, wollte sie dem Pflegenotstand wirkungsvoll begegnen und Nachwuchs gewinnen. Andererseits verschärfte jede Begrenzung der Arbeitszeiten den Schwesternmangel weiter. Darüber hinaus musste die Stiftung dafür Sorge tragen, dass die Arbeitszeitverkürzungen des freien Pflegepersonals sich für die Diakonissen und Verbandsschwestern nicht als arbeitszeitverlängernd auswirkten. Immer wieder beklagte die Mutterhausleitung, dass die Diakonissen

>»bis zur Erschöpfung ihrer Kräfte da einsprangen, wo andere Mitarbeiter sich auf die 48-Stunden-Woche beriefen und infolge des Personalmangels ein Notstand eintrat. Die entsprechenden Verwaltungen haben unsere Diakonissen vor Überarbeitung und damit Ausnutzung ihrer Kräfte leider nicht geschützt.«[196]

Demnach ließ die Fürsorgeverantwortung der Krankenhausvorstände gegenüber den Schwestern in der Praxis erheblich zu wünschen übrig.

Auch das Niedersächsische Sozialministerium begann, aufmerksam die Arbeitszeitentwicklung in den nicht-tarifgebundenen Krankenhäusern zu beobachten, und beauftragte 1961 die Gesundheitsämter, die Einhaltung der 48-Stundenwoche auch in diesen Einrichtungen dringlich anzumahnen. Andernfalls, so die Warnung, bestehe »die Gefahr, dass bei ständiger Überforderung und Übermüdung Fehlleistungen und Schädigungen der Kranken eintreten können.«[197] Die überlangen Arbeitszeiten drohten inzwischen auch das Wohlergehen der Patienten zu gefährden.

Die Henriettenstiftung stellte zunächst klar, dass sie nicht an die Einhaltung tarifvertraglich verankerter Arbeitszeitbestimmungen gebunden sei, betonte aber zugleich, grundsätzlich um die Einführung der 48-Stundenwoche bemüht zu sein.[198] Die Praxis gestaltete sich freilich ganz anders. Die Stationen des Mutterhauskrankenhauses waren erheblich unterbesetzt, wie der Theologische Vorsteher in einer Besprechung mit den Stationsschwestern feststellte. Neben Pflegepersonal mangelte es vor allem an Hauspersonal zur Entlastung der

---

196 Wirtschaftsleiter der Henriettenstiftung, Dr. Mallau, an das Kreiskrankenhaus Leer, Amtmann Klaffke, 27.4.1963, Archiv der Henriettenstiftung, Wirtschaft und Versorgung, Arbeitszeit Krankenpflegepersonal.

197 Gesundheitsamt Hannover, Städtischer Medizinaldirektor Dr. Koch, an den Hausvorstand der Henriettenstiftung, 30.10.1961, Archiv der Henriettenstiftung, Wirtschaft und Versorgung, Arbeitszeit Krankenpflegepersonal.

198 Wirtschaftsleiter der Henriettenstiftung, Dr. Mallau, an das Gesundheitsamt Hannover, 10.11.1961, Archiv der Henriettenstiftung, Wirtschaft und Versorgung, Arbeitszeit Krankenpflegepersonal.

Schwestern. Mit Entsetzen stellte der Vorsteher fest, dass zwar die Gehaltssätze
des Pflegepersonals in den letzten Jahren deutlich angehoben worden seien, dass
das Hauspersonal aber massiv unterbezahlt und ein Großteil des bewährten
Stammpersonals bereits in lukrativere Tätigkeitsfelder abgewandert sei. Folglich
müsse das Pflegepersonal in erheblichem Umfang auch Reinigungsarbeiten
übernehmen und dadurch insgesamt beträchtlich länger arbeiten als in anderen
Krankenhäusern Hannovers. Mittlerweile, so lautete sein Resümee, hätten sich
die miserablen Arbeitsverhältnisse der Henriettenstiftung in der ganzen Region
herumgesprochen mit dem Effekt, dass zum ersten Mal keine einzige Neuan-
meldung für die Krankenpflegeschule vorliege. Er wies deshalb die Wirt-
schaftsabteilung an, auch die Löhne des Hauspersonals den ortsüblichen Sätzen
anzupassen und sogar übertarifliche Vergütungen zu gewähren, um das Pflegepersonal zu entlasten und eine Verkürzung der Arbeitszeiten zu ermöglichen.[199]

Die Werbebroschüren, mit denen die Henriettenstiftung Anfang der sechziger Jahre für die Ausbildung in ihren Krankenpflegeschulen warb, zeigen, dass
die Mutterhausleitung die ausschlaggebende Bedeutung sowohl tariflicher
Vergütung als auch der Einhaltung von Arbeitszeitregulierungen für die Nachwuchsgewinnung sehr wohl verstanden hatte. Immer wieder unterstrich die
Stiftung die gute Bezahlung und geregelte Arbeits- und Freizeit im Pflegebereich.[200] Die Praxis aber scheint diesen Versprechungen in den gesamten sechziger Jahren kaum entsprochen zu haben. So mahnte die Oberin 1968 erneut eine
dringende Reduzierung der Arbeitszeiten an, wenn »wir nicht dem sicheren
Zusammenbruch unseres Krankenhausdienstes entgegengehen wollen«[201]. Die
Schwestern würden laufend überfordert, fasste sie zusammen, und kündigten
mit der Begründung, abends bis 21 Uhr, oft auch länger, auf den Stationen
arbeiten zu müssen. Die Oberin setzte sich dafür ein, den Tagdienst spätestens
um 20 Uhr zu beenden, bei Bedarf – etwa bei geplanten Theaterbesuchen – auch
früher.[202] Damit bestätigte sie jedoch lediglich die Regelungen zum Dienst-
schluss, die die Henriettenstiftung bereits in den dreißiger Jahren in ihren Gestellungsverträgen verankert hatte.

---

199 Vorsteher Pastor Weber, Verwaltungsanordnung Nr. 8 vom 7.11.1961, Archiv der Henri-
    ettenstiftung, Wirtschaft und Versorgung, Interne Verwaltung.
200 Broschüre der Krankenpflegeschule der Henriettenstiftung, Hannover, »Es macht Freude
    …«, o. D. [ca. frühe sechziger Jahre], Werbebroschüre des Evangelischen Krankenhauses
    Melle, »Hast Du schon an Deine Zukunft gedacht?«, o. D. [ca. frühe sechziger Jahre],
    Broschüre »Schwester werden im Henriettenstift«, o. D. [ca. zweite Hälfte der sechziger
    Jahre], Archiv der Henriettenstiftung, 4.05: KPS KPHS, 1966–1975.
201 O.V. [Oberin Pfeiffer], Aktennotiz, 25.5.1968, Archiv der Henriettenstiftung, 2.03: Kran-
    kenhaus allgemeiner Schriftwechsel 1954 bis 1975.
202 Ebd.

Auffallend ist, dass die Diskussion um Arbeitszeitbegrenzungen im Diakonissenmutterhaus stets nur unter dem Aspekt der Überlastung der Schwestern oder des Wunsches der nachkommenden Frauengeneration nach mehr und kalkulierbarer Freizeit geführt wurde. Eine Öffnung des Berufsbildes für verheiratete Frauen erschien nach wie vor unvorstellbar. Auch wenn in der Praxis zunehmend halbtags arbeitende Frauen auf den Stationen beschäftigt wurden, galt deren Einsatz letztlich nur als Notlösung.[203] Solange die Stiftung am Konzept der »Ganzhingabe« festhielt, kündigte jede Verlobung einer freien Schwester den absehbaren Verlust einer Arbeitskraft an.[204]

Mit dem Rückzug der Diakonissen aus dem Krankenhausalltag ließ sich dieses Pflegeverständnis immer weniger aufrechterhalten. In den siebziger Jahren verkürzte die Henriettenstiftung deshalb nicht nur weiter die Arbeitszeiten, bis sie ihrerseits 1974 – wie im öffentlichen Dienst – die 40-Stundenwoche einführte.[205] Sie setzte sich auch verstärkt für den Übergang zum Schichtdienst ein, der ein Wohnen außerhalb des Krankenhausgeländes ermöglichte und eine besonders wirkungsvolle Maßnahme darstellte, um das Berufsfeld für verheiratete, familiengebundene Personen zu öffnen.[206]

»1968« in der Krankenpflege
Das Leitbild der Krankenpflege als christlicher »Liebesdienst« sah nicht nur eine umfassende Einsatzbereitschaft der Frauen bei geringer materieller Honorierung vor, es forderte auch eine weitgehende Anpassung an die Normen und das Lebensmodell der Schwesternschaft. Dass dieses Konzept unter jüngeren Frauen rasant an Attraktivität verlor, bekam die Henriettenstiftung bereits in der zweiten Hälfte der fünfziger Jahre deutlich zu spüren, als sie erhebliche Probleme hatte, den Pflegenachwuchs zum Eintritt in die Verbandsschwesternschaft zu motivieren. Dabei handelte es sich jedoch in der Regel noch um eine vergleichsweise stumme ›Abstimmung mit den Füßen‹. Der erste größere Konflikt, der die antiautoritäre Rebellion im Umfeld von »1968« ankündigte, ereignete sich 1965 in der Pflegevorschule des Evangelischen Krankenhauses in Melle. Offenbar hatte die dortige Leiterin wenig Geschick im Umgang mit den jungen Mädchen und verschärfte dadurch die ohnehin vorhandenen Konfliktlinien.

---

203 Protokoll der Sitzung des Krankenhausausschusses, 18. 10. 1963, Archiv der Henriettenstiftung, 1 – 09 – 239, Schwester Emma Schmidt an Oberin Florschütz, 12. 6. 1965, Archiv der Henriettenstiftung, S-1 – 0039.

204 Schwester Auguste Schneider an Schwester Martha Koch, 17. 11. 1958, Archiv der Henriettenstiftung, 1 – 09 – 173.

205 Arbeitszeitregelung ab 1. 11. 1974, Archiv der Henriettenstiftung, S-11 – 2 – 2.

206 Vermerk betr. Krankenhausausschusssitzung am 3. 9. 1975, Archiv der Henriettenstiftung, 2.07: Krankenhausausschuss I, 3/1971 – 11/1975. Zur Einführung des Schichtdienstes vgl. auch Kapitel 3.2.1.

Die bei diesem Konflikt angesprochenen Themen sollten die Henriettenstiftung in den folgenden Jahren weiter begleiten. Die Mädchen beklagten sich bitterlich über die Tracht und die in ihren Augen viel zu langen Kleider. Auf den Einwand des Krankenhausvorstands hin, es sei erlaubt, in der Freizeit Zivil zu tragen, fragten die Schülerinnen, von welcher Freizeit die Rede sei. Außerdem beschwerten sie sich, in ihrer Abwesenheit würden die Schränke und persönlichen Sachen durchsucht.[207] Letzteres entsprach der gängigen Praxis in Schülerinnenwohnheimen, in denen das Konzept von Privatsphäre bis dato unbekannt war. Das Mutterhaus – hier in Gestalt von Pastor Sturhan, der für die Betreuung der Ausbildungsstätten im Bereich der Henriettenstiftung zuständig war – reagierte mit einer Strategie, die gleichsam an der Schnittstelle zwischen tradiertem und modernem Berufsbild angesiedelt war. Die als Wortführerin identifizierte Vorschülerin wurde entlassen, und damit wurde klar dokumentiert, dass Renitenz in der Henriettenstiftung keinen Platz habe. Andererseits zeigte sich die Mutterhausleitung zum Beispiel in der Trachtfrage kompromissbereit. Das Angebot, in der, wenn auch sparsam dosierten, Freizeit Zivil tragen zu dürfen, zeigt, dass aus der Tracht sukzessive eine Dienstkleidung wurde, die an die Ausübung bestimmter Tätigkeiten und nicht mehr an die Lebensführung insgesamt gebunden war. Außerdem ließ die Mutterhausleitung die Kleider etwas kürzen, um die Mädchen langsam dahin zu führen, »daß sie sich der Tracht in der Öffentlichkeit nicht genieren.«[208]

Bei aller Flexibilität hielten Oberin und Vorsteher jedoch am Ziel einer einheitlichen, alle Lebensbereiche umfassenden Trachtordnung als elementarem Symbol schwesternschaftlicher Zusammengehörigkeit fest.[209] Entsprechend galt ein Mehr an individueller Freizeit noch als undenkbar, da eine Gemeinschaft nicht wachsen könne, so Pastor Sturhan, »wenn sich jedes Glied so oft wie möglich ihr entzieht.«[210] Der Leiterin der Vorschule riet er jedoch, die Mädchen mehr mitentscheiden zu lassen, etwa bei der Gestaltung der Zimmer und des Freizeitprogramms, um den »Drang nach Freiheit« in »sinnvolle Bahnen«[211] zu lenken. Die Stiftung reagierte demnach mit einer Mischung aus Härte und Kompromissbereitschaft. Sie hielt grundsätzlich am schwesternschaftlichen Gemeinschaftsleben und der damit verbundenen Forderung nach hoher Integrationsbereitschaft fest, begann aber Mitspracherechte einzuräumen.

Das Beharren auf einer gemeinsamen Freizeitgestaltung wird aber nicht nur dem tradierten Schwesternschaftsverständnis geschuldet gewesen sein, sondern

---

207 Pastor Koch an Pastor Sturhan, 10.6.1965, Archiv der Henriettenstiftung, 1–09–187.
208 Pastor Sturhan an Pastor Koch, 21.5.1965, Archiv der Henriettenstiftung, 1–09–187.
209 Zur Bedeutung der Diakonissentracht vgl. auch Köser (2006, 253–279).
210 Pastor Sturhan an Pastor Koch, 21.5.1965, Archiv der Henriettenstiftung, 1–09–187.
211 Pastor Sturhan an Schwester Elise Schuster, 1.6.1965, Archiv der Henriettenstiftung, 1–09–187.

auch der Tatsache, dass die Stiftung ja eine Aufsichtspflicht gegenüber den Mädchen hatte. So beschwerte sich 1966 der Vater einer minderjährigen Krankenpflegeschülerin, die im Krankenhaus Melle ein Verhältnis mit einem Arzt eingegangen war, empört über die mangelnde Überwachung der Freizeitgestaltung seiner Tochter.[212] Solange die Schülerinnen während ihrer Ausbildung im Krankenhaus lebten und die Grenze zur Volljährigkeit bei 21 Jahren lag, konnten die Schulleitungen die Mädchen in ihrer Freizeit nicht völlig sich selbst überlassen.

Dass es sich bei den Konflikten in der Vorschule des Krankenhauses Melle lediglich um Vorboten tiefgreifender gesellschafts- und mentalitätsgeschichtlicher Umbrüche handelte, wurde spätestens 1969 offensichtlich, als die Henriettenstiftung Anzeichen von »APO-Unruhen« in ihrem Krankenhaus ausmachte. Die Protestbewegung war bei den Zivildienstleistenden angekommen, und diese hatten im benachbarten Annastift – einem orthopädischen Krankenhaus, in dem bis 1971 Schwestern der Henriettenstiftung tätig waren – gegen die rigide Hausordnung des Schwesternwohnheims mobil gemacht. Die Hausordnung verbot unter anderem Besuche auf den Zimmern nach 22 Uhr, wie es auch in der Henriettenstiftung der Fall war. Angeregt von den Protesten der Zivildienstleistenden begannen nun auch die jüngeren Krankenschwestern des Annastifts, sich gegen ihre »klösterlichen« Wohnbedingungen zur Wehr zu setzen mit dem Ergebnis, dass die Hausordnung abgeschafft wurde (vgl. Bernhard 2006, 144 – 145).[213]

Die Leitung der Henriettenstiftung verfolgte mit Sorge die Entwicklung im Nachbarkrankenhaus, zumal sich auch in ihren eigenen Reihen Unmut regte. Die Unterrichtsschwestern der Stiftung stellten fest, dass sich in der Wohnung eines ihrer Krankenpflegeschüler »ein Kreis von jungen Leuten trifft, die sich Anarchisten nennen sollen.« Der Schüler selbst solle geäußert haben, »daß sein Lehrer Marcuse sei und daß im Henriettenstift ähnliches wie im Annastift geschehen müsse.«[214] Bei dem Schüler handelte es sich um einen examinierten Pflegehelfer, der vor kurzem die Krankenpflegeausbildung begonnen hatte. Er war verheiratet und lebte mit Frau und Kind in einem Mitarbeiterhaus der Henriettenstiftung. Er dürfte also nicht nur deutlich älter als der Durchschnitt der Schwesternschülerinnen gewesen sein, aufgrund seiner Lebenssituation war er zudem der Kontrolle durch die Krankenpflegeschule entzogen. Sein Beispiel zeigt deutlich, dass es die Mutterhausleitung mit einer zunehmend bunten Zu-

---

212 August Wolf an die Leitung des Evangelischen Krankenhauses Melle, 7. 3. 1966, Archiv der Henriettenstiftung, 1 – 09 – 187.

213 Zur Geschichte des Zivildienstes vgl. auch Bernhard (2005).

214 Protokoll über eine Besprechung mit den Schulschwestern der Henriettenstiftung betr. Maßnahmen gegen mögliche APO-Unruhen am 22. 8. 1969, Archiv der Henriettenstiftung, 4.05: KPS.

sammensetzung des Pflegepersonals zu tun hatte. Religiöse Orientierungen konkurrierten nun mit Deutungen führender Vertreter der Kritischen Theorie. Dies brachte massive Sprengkraft mit sich.

Auch das Diakonische Werk der hannoverschen Landeskirche reagierte alarmiert und empfahl, ähnlich wie an öffentlichen Schulen eine Schülervertretung einzurichten.[215] Pastor Sturhan griff diesen Vorschlag zustimmend auf und reichte ihn an die Ausbildungsstätten weiter. Gleichzeitig formulierte er deren Erziehungsauftrag neu. »Wir sollten uns darüber einig sein«, betonte er,

> »daß wir nicht zu Gehorsam und Unterordnung erziehen, sondern zu selbständigem und verantwortungsbewusstem Handeln. Dazu bedarf es der Einübung demokratischer Verhaltensweisen. ... Das Risiko, daß eine Schülervertretung an der Schule und am Hause Kritik übt, sollte von uns nicht nur einkalkuliert, sondern bewußt bejaht werden.«[216]

Damit vollzog er die zeitgenössische Umdeutung des Gehorsamsbegriffs nach. Aus einem vormals positiv konnotierten Konzept von Gehorsam als religiös fundierter Entscheidung, sich dem Willen und Gebot Gottes zu unterstellen, wurde im gesellschaftlichen Klima der sechziger Jahre ein Verständnis von Gehorsam als ›blinde‹ Unterordnung.[217] Doch die Konflikte hatten sich damit keinesfalls erledigt. Allein die Formulierung von Pastor Sturhan, Kritik seitens der Schülerinnen und Schüler solle nicht nur einkalkuliert, sondern auch bejaht werden, ließ erwarten, dass kritische Äußerungen letztlich nur in begrenztem Umfang vorgesehen waren. Misstrauisch verfolgte die Henriettenstiftung die »Unruhestifter« in ihren Reihen, deren Kritik sich immer wieder an der Hausordnung, vor allem an den Ausgangs- und Besuchszeiten, festmachte.[218] »Alles geschieht unter Druck«, hieß es auf einem Treffen der hannoverschen Klassensprecherinnen und -sprecher im September 1970, das von Schülervertretern der Henriettenstiftung initiiert worden war. Um 22 Uhr herrsche »absoluter Bettzwang«, es sei »wie im Mittelalter ... Reformgedanken werden von den Schulschwestern im Keim erstickt.«[219]

---

215 Rundschreiben des Direktors des Diakonischen Werkes – Innere Mission und Hilfswerk – der Ev.-luth. Landeskirche Hannovers, Dreher, an die Ausbildungsstätten im Bereich des Diakonischen Werkes der Ev.-luth. Landeskirche Hannovers, 18.8.1969, Archiv der Henriettenstiftung, 4.05: KPS KPHS, 1966–1975.

216 Pastor Sturhan an die Unterrichtsschwestern der pflegerischen Ausbildungsstätten und die Leiterinnen der Pflegevorschulen der Henriettenstiftung, 23.9.1969, Archiv der Henriettenstiftung, 4.05: KPS.

217 Zum Gehorsamsbegriff und seiner Umdeutung vgl. auch Kapitel 1.1.

218 Aktennotiz Pastor Meinberg, 9.10.1970, Archiv der Henriettenstiftung, 4.05. KPS.

219 Bericht über das Treffen einiger Klassensprecherinnen hannoverscher Krankenpflegeschulen in den Wülferer Bierstuben, 8.9.1970, Archiv der Henriettenstiftung, 4.05: KPS.

Die Auseinandersetzungen um die Hausordnungen in den Wohnheimen der Henriettenstiftung sind nicht im Einzelnen rekonstruierbar. Für die examinierten Schwestern wird das Thema in den siebziger Jahren völlig an Bedeutung verloren haben, als sich – nicht zuletzt aufgrund der Durchsetzung des Schichtdienstes – das Wohnen außerhalb des Krankenhausgeländes zur Normalität entwickelte. Die Diskussion konzentrierte sich deshalb von nun an auf die Hausordnungen für Schülerinnen. Auf einem Treffen der Unterrichtsschwestern 1971 zeigte sich jedoch, dass die meisten Krankenpflegeschulen bereits von einer Internatspflicht abgekommen waren und den Schülerinnen freistellten, ob sie in den Unterkünften der Krankenhäuser oder anderswo leben wollten. Diese Liberalisierung erfolgte zur nicht unerheblichen Erleichterung der Unterrichtsschwestern, die es leid waren, mit den Schülerinnen um die Einhaltung der Hausordnungen zu kämpfen.[220] Aus dem Krankenhaus Bückeburg zum Beispiel meldete die dortige Schulleiterin 1969, oft »nicht die Kraft [zu haben], nach denen zu sehen, die in den oberen Etagen wohnen.«[221] Im Wohnheimalltag werden die Schülerinnen zudem Strategien entwickelt haben, um die rigiden Vorgaben zu unterlaufen. Häufig werden die Bestimmungen der Hausordnungen nur noch auf dem Papier gestanden haben.

In manchen Punkten lockerte sich das Reglement jedoch nur allmählich. Einen besonderen Streitpunkt bildete die Ausgabe von Haustürschlüsseln an die Schülerinnen. Ab 1972 – drei Jahre, bevor das Alter für den Beginn der Volljährigkeit von 21 auf 18 Jahren herabgesetzt wurde – erhielt jede Schülerin ab 18 Jahren einen eigenen Schlüssel.[222] Die Besuchsregelungen hingegen blieben strikt. Noch 1976 sah die Hausordnung der Stiftung vor, dass jeder Besuch der Wohnheimleitung vorgestellt werden müsse und Herrenbesuch – bei Schülern Damenbesuch – nur in den gemeinsamen Aufenthaltsräumen bis 22 Uhr erlaubt sei.[223] Weitergehende Regelungen sind nicht überliefert.

Sehr mühsam gestaltete sich die Lockerung der Kleiderordnung. Überliefert sind vor allem Konflikte und Regelungen in Bezug auf die Schülerinnen, bei denen sich die Vorgaben der Mutterhausleitung zur Gestaltung der Tracht aufgrund der besonderen Abhängigkeit als Auszubildende vermutlich vergleichsweise am längsten aufrechterhalten ließen. Gegenüber der zunehmend domi-

---

220 Protokoll der Besprechung der Unterrichtsschwestern der Henriettenstiftung, 8.12.1971, Archiv der Henriettenstiftung, 4.05: KPS.

221 Schwester Julia Illner an Oberin Pfeiffer, 22.3.1969, Archiv der Henriettenstiftung, S-1–0223.

222 Anlage zur Hausordnung für Schülerinnen der Krankenpflege-, Krankenpflegehilfe- und Altenpflegeschule – Schlüsselordnung – Stand: 1.1.1972, Archiv der Henriettenstiftung, 4.05.

223 Hausordnung für Schülerinnen und Schüler der Krankenpflegeschule und Schule für Krankenpflegehilfe der Henriettenstiftung vom 1.7.1976, Archiv der Henriettenstiftung, 4.05: KPS KPHS, 1966–1975.

nanten Gruppe examinierter freier Schwestern werden Oberin und Vorsteher immer weniger Druckmittel in der Hand gehabt haben, um ihre an der Tracht der Diakonissen orientierten Kleidungsvorstellungen durchzusetzen.

Doch auch die Schülerinnen begannen, die Tracht ihren modischen Vorstellungen anzupassen. Um 1970 erließ die Henriettenstiftung eine eigene Trachtordnung für Schülerinnen als Antwort darauf, dass sich die jungen Frauen »teilweise in Trachtfragen sehr eigenmächtig und großzügig verhalten«[224]. Die Ordnung hielt noch am tradierten Bild von Schwestern als gesellschaftlich herausgehobener Gruppe fest, die »in besonderer Weise im Blickfeld der Öffentlichkeit steht« und deren Erscheinungsbild deshalb »gepflegt und korrekt« sein müsse. Alle Schülerinnen der Henriettenstiftung hatten die Tracht der Kaiserswerther Verbandsschwesternschülerinnen zu tragen. Die Knie mussten unbedingt bedeckt sein, modische Strümpfe waren verboten und ganz ohne Strümpfe zu gehen sowieso. Auch die zu der Zeit sehr beliebten Pantoletten waren strikt untersagt. Die Farbgebung war insgesamt gedeckt zu halten.[225]

Aber auch diese gemäßigte Trachtordnung ließ sich in der Praxis nicht mehr lange halten. 1973 machten sich die Schülerinnen des Krankenhauses Stadthagen dafür stark, in Zukunft in Zivil zum Unterricht kommen zu dürfen. Auch wenn die meisten Unterrichtsschwestern den Sinn dieses Antrags nicht verstanden, sprachen sie sich doch dafür aus, lokal begrenzte Ausnahmen zuzulassen, sofern sich vor Ort keine andere Lösung finde.[226] Wie schon bei den Auseinandersetzungen um die Hausordnungen der Wohnheime zu beobachten war, scheuten die Unterrichtsschwestern auch in der Kleiderfrage den steten Konflikt mit den Schülerinnen. Im Krankenhausalltag wird die Trachtordnung deshalb vermutlich sukzessive gelockert worden sein.

Eine besondere Bedeutung kam der symbolträchtigen Schwesternhaube zu, um die es lebhafte Konflikte gab.[227] Doch auch der Haubenzwang scheiterte zunehmend am beharrlichen Widerstand der Praxis. Die ehemalige Diakonisse und leitende Krankenhausschwester in Leer, Elise Vogelsang, erinnerte sich in einem Interview, mit der Zeit nicht mehr gegen die jungen Schwestern ›angekommen‹ zu sein. Die Hauben seien nur noch aufgesetzt worden, wenn sie als leitende Diakonisse auf der Station »auf einmal sichtbar wurde: ›Oh Schwester E… kommt!‹ Und dann stülpten sie ihre Hauben wieder auf und sonst setzten sie

---

224 Rundschreiben Pastor Sturhan an die leitenden Schwestern und Unterrichtsschwestern der Krankenhäuser im Mutterhaus, Bückeburg, Leer, Melle und Stadthagen, 7.4.1970, Archiv der Henriettenstiftung, 4.05: KPS.
225 Trachtordnung für die Schülerinnen der Krankenpflegeschule der Henriettenstiftung, o. D. [um 1970], Archiv der Henriettenstiftung, 4.05: KPS.
226 Protokoll des Treffens der Unterrichtsschwestern der Henriettenstiftung, 27.4.1973, Archiv der Henriettenstiftung, 1–09–239.
227 Zur Schwesternhaube vgl. auch Köser (2006, 268–271).

sie wieder ab.«[228] Auch die Mutterhausleitung konnte sich der Tatsache nicht verschließen, dass der Haubenzwang zur Farce verkommen war. 1975 erklärte sie, »künftig nicht mehr darauf [zu] bestehen, daß die Haube in jedem Falle getragen wird.«[229] 1980 wurde den Schülerinnen das Tragen der Haube endgültig freigestellt.[230] Auch die Dienstkleiderordnung der Henriettenstiftung aus dem gleichen Jahr beschränkte sich darauf, den examinierten Schwestern das Tragen einer Haube eindringlich zu empfehlen.[231]

---

228 Interview mit Schwester Elise Vogelsang am 2.6.2005.
229 Vorsteher Pastor Helbig an die leitenden Krankenhausschwestern und Stationsschwestern des Krankenhauses der Henriettenstiftung und die leitenden Schwestern im Bereich Altenzentrum, 26.9.1975, Archiv der Henriettenstiftung, S-11-2-2.
230 Vertreter und Vertreterinnen des ersten Semesters an den Schulvorstand der Krankenpflegeschule des Henriettenstifts betr. Tragen der Haube, 2.2.1979, Archiv der Henriettenstiftung, S-11-2-1; Protokoll über die Besprechung betr. Dienstkleidung am 27.2.1980, Archiv der Henriettenstiftung, S-11-2-1.
231 Dienstkleidungsordnung der Henriettenstiftung vom 30.11.1980, Abschnitt IV, Archiv der Henriettenstiftung, S-11-2-1.

3. Innenansichten: Eine Alltags- und Erfahrungsgeschichte evangelischer Krankenpflege

Wie gestaltete sich der Alltag evangelischer Krankenpflege im Zeichen christlichen »Liebesdienstes«? Wie sahen die konkreten Rahmenbedingungen vor Ort in den Krankenhäusern und Gemeindestationen aus? Wie veränderte sich der Arbeits- und Lebensalltag der Diakonissen angesichts der Modernisierung der Krankenversorgung und der wachsenden Bedeutung freier Schwestern? Um diese Fragen geht es in dem folgenden Kapitel, das sich genauer der alltäglichen Arbeits- und Lebenspraxis von Diakonissen zuwendet. Dabei soll einerseits der soziale Sinn des überkommenen Dienstkonzeptes mit seinen hoch attraktiven Aspekten, aber auch seinen eingelagerten Konfliktpotenzialen herausgearbeitet werden. Andererseits werden die Erfahrungen der Diakonissen im Prozess der Pflegereform beleuchtet. In drei Vergleichsstudien werden die Ergebnisse der Untersuchungen zu den hannoverschen Diakonissen mit anderen Pflegetraditionen – den Vorreiterinnen einer Akademisierung der Pflege in Westdeutschland und einer evangelischen Pflegetradition in den USA und in Schweden – kontrastiert.

Das Kapitel wird eröffnet mit einer Analyse der Pflegeausbildung als wesentlicher Phase in der Einübung des Arbeitsethos der Diakonissen. Da die Schwesternschülerinnen einen Großteil ihrer Ausbildung in der praktischen Arbeit auf den Stationen verbrachten, bietet dieser Einstieg gleichzeitig erste Einblicke in die Gestaltung des stationären Pflegealltags.

3.1 Pflege lernen: Zum Verhältnis von praktischem und theoretischem Wissen

Die Pflegeausbildung verfolgte in Westdeutschland noch Anfang der fünfziger Jahre eine doppelte Ausrichtung: Neben der Vermittlung im engeren Sinne pflegerischer und medizinischer Kenntnisse ging es in hohem Maße auch um die Entwicklung der »Schwesternpersönlichkeit«. Eine ›gute‹ Schwester hatte das

›im Herzen‹ zu sein, und dieses Schwesternherz – so das herkömmliche Ausbildungskonzept – werde nicht durch theoretische Bildung, sondern durch
praktische Arbeit in der Pflege und das Leben in der Schwesterngemeinschaft
entwickelt.[1] Das Krankenpflegegesetz von 1938, das die Ausbildungsbestim-
mungen regelte, sah lediglich 200 Stunden theoretischen Unterricht vor, verteilt
auf eineinhalb Jahre. Den größten Teil ihrer Ausbildung verbrachten die Schülerinnen auf den Stationen. Sie liefen mit den älteren Schwestern mit, lernten die
benötigten pflegerischen Fertigkeiten und bekamen wie von selbst das Arbeitsethos vermittelt. Auch leitende und lehrende Schwestern zeichneten sich in
erster Linie durch entsprechende Erfahrungen aus und nicht dadurch, dass sie
den Besuch bestimmter Weiterbildungen nachweisen konnten.

Im Folgenden wird am Beispiel des Mutterhauskrankenhauses der Henriettenstiftung die soziale Praxis dieses Ausbildungskonzepts genauer untersucht
und gefragt, wie die Schülerinnen im Rahmen dieses erfahrungsgestützten
Systems Krankenpflege erlernten. Anschließend wird die Reform der Ausbildungspraxis in den sechziger Jahren diskutiert. Da die Schülerinnen ihre Ausbildungszeit fast ausschließlich im Mutterhauskrankenhaus verbrachten, sind in
der Regel keine Briefe der Schwestern überliefert. Die Darstellung stützt sich
deshalb vor allem auf Interviews mit Diakonissen über ihre Erfahrungen in der
Pflegeausbildung nach 1945.

Die Erzählungen der Diakonissen werden abschließend mit den Schilderungen einer anderen Schwesterngruppe – den Vorreiterinnen einer Akademisierung der Pflege in Westdeutschland – kontrastiert. Diese Ausführungen basieren auf lebensgeschichtlichen Interviews mit zwölf Frauen, die an verschiedenen pflegerischen Weiterbildungseinrichtungen tätig waren.[2] Wie die interviewten Diakonissen auch, absolvierten sie ihre Ausbildung zwischen der unmittelbaren Nachkriegszeit und den frühen sechziger Jahren. Sie gehören damit
der gleichen Generation an, die an der Schwelle zwischen tradiertem und modernem Berufsbild ausgebildet wurde und ihre ersten beruflichen Erfahrungen
sammelte. Die Erzählungen der Protagonistinnen einer Akademisierung der
Pflege geben aus einer kontrastierenden Perspektiven Auskunft über Qualität
und Praxis des herkömmlichen erfahrungsbasierten Ausbildungskonzeptes,

---

1 Die richtige diakonische Haltung, erläuterte die Probemeisterin der Henriettenstiftung 1954,
  werde »nicht nur durch Gottesdienste und Andachten oder in den Kursen und sonstigen
  Unterrichtsstunden vermittelt …, sondern vom Eintritt an durch die ganze Atmosphäre des
  Hauses, durch den Verkehr der Schwestern untereinander, durch das Vorbild der Aelteren.«
  Schwester Martha Koch, Zu den Grundordnungen, Referat gehalten auf der Schwesternkonferenz am 28.6.1954, Archiv der Henriettenstiftung, S-4.
2 Bei den Interviewpartnerinnen handelte es sich u. a. um Vertreterinnen der Heidelberger
  Schwesternschule, der Schwesternhochschule des Evangelischen Diakonievereins in Berlin,
  der Caritas-Akademie in Freiburg, der Werner Schule des Deutschen Roten Kreuzes in Göttingen und der Agnes Karll Krankenpflegehochschule in Frankfurt.

und sie gewähren Einblicke in die Erfahrungen und Motivlagen, die dazu geführt haben, sich für eine stärker theoretisch fundierte Ausbildung einzusetzen.

Erfahrungen mit dem tradierten Ausbildungssystem

Das Diakonissenmutterhaus der Henriettenstiftung bot, wie andere Mutterhäuser auch, zwei Ausbildungswege in der Krankenpflege an: Die Verbandsschwesternschülerinnen wurden nach den gesetzlichen Bestimmungen ausgebildet, die in Niedersachsen – anders als in den anderen Gebieten der späteren Bundesrepublik – bereits 1946 eine dreijährige Ausbildungszeit vorsahen; der Anteil theoretischer Unterrichtsstunden wurde 1948 auf 300 Stunden erhöht.[3]

In der Henriettenstiftung wurden die Schülerinnen zunächst zweieinhalb Jahre in der praktischen Arbeit auf den Stationen eingesetzt, und sie gingen nur ein Mal in der Woche zu einer so genannten »Arztstunde«. Der Großteil des theoretischen Krankenpflegeunterrichts wurde erst am Ende der Ausbildungszeit in Form eines halbjährigen Examenskurses durchgeführt. Die Ausbildung der Diakonissen hingegen dauerte deutlich länger, meist fünf oder sechs Jahre, und umfasste neben der Krankenpflegeausbildung auch den diakonischen Unterricht. Dieser bestand aus zwei mehrmonatigen diakonischen Unterrichtsblöcken, dem kleinen und dem großen Kurs, für die die Diakonissschülerinnen aus der praktischen Arbeit herausgenommen wurden. Diese Kurse umfassten neben allgemeinbildenden Fächern wie Deutsch und Literatur auch religiöse und berufskundliche Unterweisungen.[4] Hier lernten die Novizinnen unter anderem Lieder und Gebete, die ihnen bei der seelenpflegerischen Begleitung der Patienten helfen sollten. Die Teilnahme am Examenskurs in der Krankenpflege erfolgte nach mehrjähriger praktischer Tätigkeit und oft erst dann, wenn die Bedürfnisse der Krankenhausorganisation und die Arbeitseinsatzzwänge des Mutterhauses es zuließen.

Die Praxis dieses Ausbildungssystems wird im Folgenden am Beispiel der Diakonisse Schwester Else aufgezeigt, die 1933 in Schlesien geboren wurde und 1955 in das Mutterhaus eintrat. Sie berichtet in dem Interview ausführlich über ihre Ausbildungszeit, und sie ist ein Beispiel dafür, wie das Ausbildungssystem funktionieren konnte.

Schwester Else begann ihre Ausbildung als Schülerin auf einer privaten Männerstation der Henriettenstiftung. In dem Interview erinnert sie sich:

---

3 Dritte Verordnung zur Änderung der Ersten und Zweiten Verordnung über die berufsmäßige Ausübung der Krankenpflege und die Errichtung von Krankenpflegeschulen vom 4.10.1948. In: Niedersächsisches Gesetz- und Verordnungsblatt 1948, § 3.
4 Stundenplan für den diakonischen Kurs vom 3.1. bis 30.3.1968, Archiv der Henriettenstiftung S-1-0252.

»Eine Station ... war eine Familie. So war das früher. Man aß gemeinsam, man verlebte auch die Abende, wenn es ging, gemeinsam, die Andachten waren sowieso das Verbindende. ... Es war einfach wie ein Familienverband.«[5]

Dieser familiäre Charakter des Stationsalltags wurde nicht zuletzt durch die geringe Anzahl, homogene Zusammensetzung und stete Präsenz des Pflegepersonals gefördert.[6] Neben der Stationsschwester und ihrer Stellvertreterin, der so genannten »Zweitschwester«, war auf der Station nur noch eine weitere examinierte Schwester tätig. Hinzu kam, als Spezifikum der Männerstation, ein examinierter Pfleger, der für die Intimpflege der männlichen Patienten zuständig war. Darüber hinaus waren neben Schwester Else weitere fünf bis sechs Schülerinnen und ein ›Stationsmädchen‹ im Einsatz, das vor allem in der Küche arbeitete. Weiteres Reinigungspersonal oder auch andere Stationshilfen gab es nicht, da die Schwestern und Schwesternschülerinnen noch alle Tätigkeiten in der Pflege und Hauswirtschaft selber übernahmen.

Der Großteil des Personals bestand also faktisch aus Schwesternschülerinnen. Das gesamte weibliche Pflegepersonal war durch das Mutterhaus geprägt. Die examinierten Schwestern hatten ihre Ausbildung und berufliche Sozialisation im Mutterhaus absolviert, und die Schülerinnen folgten ihnen auf diesem Weg. Alle wohnten vor Ort und waren fast immer auf der Station. Eine herausragende Bedeutung bei der Ausbildung des Nachwuchses kam den Stationsschwestern zu, die für die praktische Anleitung der Schülerinnen verantwortlich waren und vor allem als beispielgebendes Vorbild wirken sollten.

Auch wenn dies in der Praxis nicht immer geglückt sein wird, berichten doch viele Diakonissen in ihren Erinnerungen von der prägenden Kraft dieser Stationsschwestern, die in den fünfziger Jahren oftmals noch auf den Stationen wohnten und nicht zuletzt aufgrund ihrer lückenlosen Präsenz das Konzept einer Berufung zur Nächstenliebe mit Leben erfüllten. So erinnerte sich 1998 die Diakonisse Clara Baumann in einem Brief an die Oberin an »ihre« Stationsschwester, bei der sie Anfang der sechziger Jahre gelernt hatte: »Ich habe erlebt[,] in welcher Weise sie sich für die Kranken, Schwerstkranken u. Sterbenden einsetzte. Das[s] sie sich berufen wußte für diesen Dienst[,] war sehr deutlich – ich erlebte[,] wie für sie ›Seelsorge u. Leibsorge‹ zusammengehörten.«[7] Anhand dieses konkreten Vorbildes lernte Schwester Clara die Einheit von Leibes- und Seelenpflege nicht als theoretisches Konzept, sondern als gelebte Praxis kennen. Die Schwesternbriefe und Interviews belegen eindrucksvoll, dass die Schul-

5 Interview mit Schwester Else Kuhn am 23. 2. 2005.
6 Zum Familienmodell in der Pflegeorganisation vgl. auch Kapitel 3.2.1.
7 Schwester Clara Baumann an Oberin Krause, 11. 3. 1998, Archiv der Henriettenstiftung, S-1-0685.

schwestern im Vergleich zu der überaus prägenden Kraft der Stationsschwestern eine allenfalls nachgeordnete Rolle spielten.

Der ohnehin enorme Einfluss der Stationsschwestern auf die Schülerinnen wurde durch deren lange Verweildauer auf den Stationen zusätzlich verstärkt. So absolvierte Schwester Else insgesamt zweieinhalb Jahre ihrer Ausbildung auf der privaten Männerstation, was schon damals ungewöhnlich lang war. Dass die Schülerinnen ein Jahr auf einer Station blieben, war jedoch durchaus üblich. Der geringe Spezialisierungsgrad der damaligen Abteilungen sicherte dennoch eine breit angelegte praktische Ausbildung. Auf einer privaten Männerstation lagen beispielsweise Patienten mit sehr unterschiedlichen Krankheitsbildern. Was sie zusammenführte, war der Versichertenstatus.

Während ihrer zweieinhalbjährigen Ausbildung lernte Schwester Else dort also ein breites Spektrum von Krankheiten und Behandlungsweisen kennen. Dabei übernahm sie vom ersten Tag an die Versorgung von sechs Patienten. In dem Interview erinnert sie sich:

> »Also, wir hatten damals den ganzen Tag vor uns auf der Station. Und es war dann so, dass jeder seine bestimmten Zimmer hatte und in den Zimmern alle Verrichtungen tat. … Es ging also los beim Putzen morgens. Es war früher undenkbar, dass man Frühstück in ein Zimmer brachte, was nicht geputzt und aufgeräumt war. Das war mal das erste.«[8]

Während die Schwesternschülerinnen die Patienten für das Frühstück vorbereiteten und die Zimmer putzten, was harte körperliche Arbeit war, ging die Zweitschwester einmal durch alle Zimmer, schaute nach den Patienten, half beim Betten der Kranken und beantwortete Fragen der Schülerinnen. Anschließend gab es eine Pause, das gemeinsame Frühstück auf der Station, an das sich die Umsetzung ärztlicher Verordnungen und die Durchführung von Pflegemaßnahmen anschlossen. Diese Aufgaben übernahmen die Schwesternschülerinnen, aber wenn man »nicht klar kam«, berichtet Schwester Else, »kam die Stationsschwester.«[9] Das heißt, die Schülerinnen waren in erheblichem Maße von der Anleitungskompetenz der Stationsschwester – und auch der Zweitschwester – abhängig. Schwester Else dürfte Glück gehabt haben, denn sie hat damals bei *der* Stationsschwester der Henriettenstiftung schlechthin gelernt, die den überlieferten Urteilen zufolge fachliches Wissen, Leitungs- und Anleitungskompetenz, Durchsetzungsfähigkeit, persönliche Autorität und »Ganzhingabe« in sich vereinte.

Der unvorbereitete Einsatz in der Praxis konnte die Schülerinnen vor beträchtliche Herausforderungen stellen. So war es gang und gäbe, dass die

---

8 Interview mit Schwester Else Kuhn am 23.2.2005.
9 Ebd.

Schülerinnen schon in ihrem ersten Ausbildungsjahr alleine Wachen auf den Stationen übernahmen, sei es nachts oder auch mittags, wenn das übrige Stationspersonal eine Pause machte. Schwester Else erinnert sich:

> »Dann war man über Mittag auch allein. Die größte Angst war natürlich in der ersten Zeit – denn man kam ja einfach in das Volle gleich hinein, ohne irgendwelche theoretischen Kenntnisse –; die größte Not war, wenn dann mal was war, dass einer meinetwegen frisch operiert war und womöglich eine Schmerzspritze brauchte oder so was. Bis man das das erste Mal gemacht hatte, dann ging's ja nachher.«[10]

Die verfrühte Übernahme von Verantwortung wird häufig eine enorme Überforderung dargestellt haben. Die Erfahrung, diese Situation dennoch erfolgreich bewältigt zu haben, konnte die Schülerinnen jedoch auch stärken und ihnen Sicherheit geben. So berichtet Schwester Hiltrud in einem Interview, in ihrem ersten Ausbildungsjahr Anfang der fünfziger Jahre 14 Tage lang als Nachtwache eingesetzt worden zu sein. Im Notfall habe sie die Stationsschwester wecken können; doch mit Stolz erinnert sie sich, keine Hilfe in Anspruch genommen zu haben: »Das hat natürlich auch das Selbstbewusstsein sehr aufgerichtet«, erzählt sie in dem Interview, »weil ich dachte, wenn du das jetzt schon kannst.«[11] Das Vertrauen, das die Stationsschwester in sie gesetzt hatte, ebenso wie die Erfahrung, der Herausforderung Stand gehalten zu haben, stärkten ihre Selbstsicherheit erheblich. Die frühe Übernahme von Verantwortung stellte im Übrigen eine straffe Stationshierarchie tendenziell in Frage. Denn eine Schwesternschülerin, die verantwortliche Tätigkeiten übernehmen konnte, war eben nicht nur die »kleine« Schülerin, sondern auch eine respektable Arbeitskraft.

Wie aber funktionierte das auf Erfahrungswissen basierende Ausbildungsprinzip nun genauer; das heißt, wie lernten die Frauen damals Krankenpflege, und was genau lernten sie dabei? Dazu äußert sich Schwester Else wie folgt:

> »Man lernt das halt auch immer an den Wiederholungsfällen, wobei einem da auch sehr deutlich wird, dass die gleiche Krankheit bei jedem wieder anders ist. Oder was mir damals auch so manchmal durch den Kopf ging, ist, es waren ja nun viele Zimmer … Hinter jedem Zimmer war es völlig anders, hinter jeder Zimmertür, obwohl es die gleiche Krankheit war, weil einfach auch der Mensch das Ganze da drin prägt.«[12]

Die lange Ausbildungszeit auf einer Station bot also *erstens* die Möglichkeit, über Monate hinweg immer wieder Patienten mit ähnlichen Krankheitsbildern zu behandeln und somit durch Wiederholung zu lernen und Sicherheit zu bekommen. *Zweitens* lernten die Schülerinnen, dass sich Krankheiten jedoch abhängig von der Persönlichkeit der Kranken ausprägen. Der Blick auf die Be-

---

10 Ebd.
11 Interview mit Schwester Hiltrud Lange am 16.2.2005.
12 Interview mit Schwester Else Kuhn am 23.2.2005.

sonderheit von Patienten war damit fest im Ausbildungssystem verankert. *Drittens* lernten die Schülerinnen die Krankheiten in verschiedenen Stadien kennen, da die Patienten während des gesamten Krankenhausaufenthaltes auf derselben Station blieben. Förderlich waren dabei nicht zuletzt die langen Liegezeiten der Kranken. Viele blieben über Wochen und Monate auf der Station. Schwester Rosemarie beschreibt dieses Lernprinzip so:

>»Sie waren bei den Patienten. Sie haben alles ganz eng mitbekommen vom Einweisen bis zu der Entlassung oder bis zum Tod, den ganzen Vorgang. … Das hatte einen ganz großen Vorteil, weil man wirklich wusste, wie kam der Mensch, was wurde getan, wie ging er wieder weg.«[13]

Den Schülerinnen wurden Erkrankungen demnach als Krankheitsverläufe nahegebracht. *Viertens* erlernten sie durch den hohen Stellenwert praktischer Ausbildung und die große Kontinuität im Umgang mit den Patienten die Kompetenz der Krankenbeobachtung, die die ehemalige Unterrichtsschwester Rosemarie folgendermaßen erklärt:

>»Sie müssen einfach wach sein, mit dem Herzen und mit den Augen. Sie müssen viel beobachten lernen. Das ist etwas, was man in unserer Zeit, weil wir so viel am Krankenbett waren, sehr sehr gelernt hat – also das Beobachten von Menschen, von Verhalten, von Beschwerden, da war man einfach sensibilisiert für, dass man das wahrnahm, wo kann ich jetzt im Augenblick körperlich helfen, was kann ich machen.«[14]

Die genaue Beobachtung der Kranken galt in Deutschland seit dem 19. Jahrhundert bis in die fünfziger Jahre hinein als spezifische Kompetenz der Schwestern und als Kern pflegerischer Eigenständigkeit.[15] Aufgrund ihres kontinuierlichen Kontaktes mit den Patienten waren die Schwestern im Gegensatz zu den Ärzten besonders geeignet, den Allgemeinzustand der Kranken einzuschätzen. Schwester Marie erinnert sich:

>»Unsere Schwestern, die wussten [bei einem Patienten, die Verf.]: Der schafft es nicht, der stirbt, der sieht schlecht aus, mit dem geht es bergab. Und die Ärzte sagten: ›Nein, die Werte sind in Ordnung‹. Ja, die Werte sind in Ordnung, aber da ist mehr, irgendwann hört Kraft auf oder Energie oder der Körper reagiert anders. Und das ist der Vorteil, wenn man länger mit Menschen zusammen lebt.«[16]

Dieser Beschreibung von Krankenbeobachtung – also der genauen Wahrnehmung individueller Veränderungen des Körpers und seines Ausdrucks – liegt das tradierte Krankheitsverständnis zugrunde, wie es noch in der Nachkriegszeit vorherrschte und in dem Krankheit etwas Physisches war, das sich konkret

---

13 Interview mit Schwester Rosemarie Kaufmann am 25.1.2005.
14 Ebd.
15 Zur Krankenbeobachtung vgl. auch Kapitel 2.1 und 3.2.1.
16 Interview mit Schwester Marie Seifert am 5.4.2005.

erfahrbar äußerte. Der Blick galt dem einzelnen Kranken, dessen Verhalten und Beschwerden durch die menschlichen Sinne wahrgenommen werden konnten (vgl. Duden/Zimmermann 2002, 7). Mit den Worten von Schwester Rosemarie gesprochen, beobachteten die Pflegenden »mit dem Herzen und mit den Augen« und entschieden dann aufgrund ihrer Erfahrungen, was im Falle des betreffenden Patienten zu tun sei.

Was dieses erfahrungsbasierte Ausbildungskonzept nicht vorsah, waren Begründungen für die pflegerische Arbeit. Die wöchentlich stattfindende Arztstunde, die die praktische Ausbildung begleitete, erwies sich offenbar als wenig hilfreich. Dieser ärztliche Unterricht war als fortlaufender Kurs organisiert, an dem Schülerinnen verschiedener Eintrittsjahrgänge teilnahmen. Schwester Else berichtet über ihre »erste Arztstunde«:

> »Da kam man natürlich in ein Thema rein, irgendwo – also ich weiß noch genau, meine erste Arztstunde ging um Bluttransfusion. Das waren für mich natürlich völlig böhmische Dörfer, wenn man noch gar nichts anderes Grundlegendes gehört hatte. Aber man musste einfach da reinrutschen, wo die gerade waren.«[17]

Auch der theoretische Unterricht gestaltete sich in der Henriettenstiftung demnach wie die praktische Ausbildung als Sprung ins kalte Wasser. Darüber hinaus fand die Arztstunde meist in der Mittagszeit statt, wenn alle Beteiligten erschöpft waren, so dass »manche eingenickt« sind, erinnert sich Schwester Rosemarie, »wenn man von dem Gerenne ins Sitzen kam. ... Diese Doktorstunden waren schon ein bisschen schwach, unrealistisch.«[18] Theoretische Zusammenhänge wurden in erster Linie in dem halbjährigen Examensblock am Ende der Ausbildung erklärt.

Die Qualität des Unterrichts während dieses Examensblocks lässt sich nur schwer beurteilen. Keine der Lehrkräfte hatte eine pädagogisch-didaktische Ausbildung. Die in den fünfziger Jahren an der Krankenpflegeschule der Henriettenstiftung in Hannover tätige Unterrichtsschwester hatte bis zum Alter von 53 Jahren als Krankenschwester und leitende Krankenhausschwester gearbeitet – eine Aufgabe, die sie aus gesundheitlichen Gründen aufgeben musste. Daraufhin wurde ihr vom Mutterhaus die Lehrtätigkeit zugewiesen, für die sie sich vor allem aufgrund ihrer adeligen Herkunft und entsprechend gehobenen Schulbildung empfohlen haben dürfte. Eine besondere Weiterbildung für Lehrtätigkeiten hatte sie nicht durchlaufen.[19]

Auch die Chefärzte der Henriettenstiftung, die den ärztlichen Unterricht übernahmen, scheinen sich kaum durch besondere pädagogische Fähigkeiten ausgezeichnet zu haben. Ihnen dürfte die Arbeit in der Krankenpflegeschule

---

17 Interview mit Schwester Else Kuhn am 23.2.2005.
18 Interview mit Schwester Rosemarie Kaufmann am 25.1.2005.
19 Schwesternkartei Hinrika von Rademacher, Archiv der Henriettenstiftung, S-1-01511.

nicht selten als lästige Pflicht erschienen sein. Gerade der Unterricht durch die Chefärzte mag zudem oft angstbesetzt gewesen sein. Schwester Rosemarie erinnert sich:

>»Der chirurgische Chef, der im Allgemeinen gefürchtet war, der ging pathetisch durch die Klasse. Dann saßen wir da in großen Klassen, und dann wusste man mit seinem Zeigestock nicht, wer drankam, weil er immer so rumging. Da hatten wir auch viele Ängste als Schwestern.«[20]

Angesichts dieses einschüchternden Unterrichtsstils und des vermutlich geringen Einfühlungsvermögens der Chefärzte wird häufig die Unterrichtsschwester die Aufgabe übernommen haben, die Inhalte der ärztlichen Unterweisung im Nachhinein für die Schülerinnen zu übersetzen. Erschwerend kam hinzu, dass die Schülerinnen auch während des Examensblocks nicht gänzlich von der praktischen Arbeit befreit waren, sondern häufig zu so genannten »Morgenhilfen« in das Krankenhaus geholt wurden. Sie hatten deshalb oft schon vor dem Unterricht mehrere Stunden auf der Station gearbeitet, was ihrer Aufnahmefähigkeit kaum zuträglich gewesen sein dürfte.

Ausbildungsreformen der sechziger Jahre
Das auf Erfahrungswissen basierende Ausbildungssystem wurde in den sechziger Jahren grundlegend umgebaut. Als Folge des Krankenpflegegesetzes von 1965 wurde der Anteil theoretischer Ausbildung deutlich erhöht. Dies galt mittlerweile ohnehin als längst überfälliger Schritt, um in der Pflege mit den Fortschritten in der Medizin mithalten zu können.

Die meisten Krankenpflegeschulen hatten bereits Anfang der sechziger Jahre den theoretischen Unterrichtsanteil massiv ausgebaut (vgl. Kreutzer 2005, 247). Die Erhöhung der Stundenzahl sagt jedoch nur relativ wenig darüber aus, wie tiefgreifend die Ausbildungspraxis umgestaltet wurde. Die Henriettenstiftung erhöhte nicht nur die Anzahl theoretischer Unterrichtsstunden. Ausschlaggebender war vielmehr, dass ab 1962 der theoretische Unterricht parallel zur praktischen Tätigkeit durchgeführt wurde.[21] Damit wurde der theoretische Erwerb von Wissen zu einem regelmäßigen Bestandteil der Ausbildung. Neben Fächern wie Anatomie und Berufskunde wurden nun begleitend zur Ausbildung auf die Praxis ausgerichtete Unterrichtsstunden durchgeführt. Viele Verrichtungen, die die Schülerinnen vormals auf den Stationen erlernt hatten, übten sie nun zunächst an Puppen, manchmal auch an ihren Mitschülerinnen. Neu daran war, dass die Unterrichtsschwestern alle Arbeiten und deren Sinn erklären mussten. Damit stieg die Bedeutung der Schulschwestern, die nun zu Weiter-

---

20 Interview mit Schwester Rosemarie Kaufmann am 25. 1. 2005.
21 Rückblick auf das Jahr 1962, Archiv der Henriettenstiftung, S-8 – 8.

bildungslehrgängen geschickt wurden, vor allem an die Schwesternhochschule des Evangelischen Diakonievereins in West-Berlin. Nicht nur das Lernen, sondern auch das Lehren von Pflege wurde zunehmend professionalisiert – ein Schritt, der ebenfalls im Krankenpflegegesetz von 1965 verankert wurde, das von den Schulen erstmals den Nachweis einer besonders vorgebildeten Unterrichtsschwester beziehungsweise eines Unterrichtspflegers forderte.[22]

Schwester Else, die zu dem Zeitpunkt bereits stellvertretende Stationsschwester war, vergleicht ihre Ausbildung mit dieser modernisierten Variante folgendermaßen:

> »Es geht ihnen eigentlich viel besser als mir mal, wo man so hineingeworfen wurde und von der Theorie eigentlich noch gar nichts hatte. Sie hatten eine Erklärung für ihr Handeln, während wir das nicht hatten. Wenn wir Glück hatten, konnten wir zur Stationsschwester gehen und fragen. Aber immer waren die ja auch nicht bereit, das zu erörtern. Von daher war das für die schon einfacher, würde ich sagen.«[23]

Den Schülerinnen bot das neue Ausbildungssystem demnach eine bessere Chance zu verstehen, warum sie etwas taten, also Begründungen für ihre Arbeit zu erhalten. Für Schwester Else selbst wird sich die Situation in den sechziger Jahren hingegen als paradoxer dargestellt haben, als sie es rückblickend erinnert. Denn als Diakonisse gehörte sie einer Lebenswelt an, in der ihre Autorität als Stationsschwester qua Mutterhausordnung gesetzt war. Die Infragestellung dieses Autoritätsprinzips von Seiten der jüngeren Schwestern und die neuen Begründungsnotwendigkeiten werden Schwester Else in den sechziger Jahren vor eine große Herausforderung gestellt haben.

Auch die Unterrichtsschwestern werden von der bisher üblichen Priorität des Erfahrungswissens nicht problemlos Abstand genommen haben. Dies zeigt sich selbst noch in dem 2005 durchgeführten Interview mit Schwester Rosemarie, die 1968 ihre Tätigkeit als Unterrichtsschwester in der Krankenpflegeschule des Mutterhauses aufnahm. In dem Interview schildert sie das neue Ausbildungssystem der sechziger Jahre und erklärt, sie habe nunmehr »ganz früh anfangen« müssen, den Schülerinnen und Schülern »etwas zu vermitteln, obwohl sie noch keine Erfahrungen hatten«[24]. Mit diesem einschränkenden »obwohl« offenbart Schwester Rosemarie ihre nach wie vor starke Orientierung am Konzept des Erfahrungswissens. Sie kam zwar den neuen Ausbildungsanforderungen nach, erlebte die Vermittlung theoretischer Ausbildungsinhalte ohne vorausgegangene praktische Erfahrungen aber letztendlich als Widerspruch. Sie repräsen-

---

22 Vgl. Gesetz zur Änderung des Krankenpflegegesetzes vom 20.9.1965, § 7, Abs. 3 a. In: BGBl., Teil I, 1965, 1439.

23 Interview mit Schwester Else Kuhn am 23.2.2005.

24 Interview mit Schwester Rosemarie Kaufmann am 25.1.2005.

tiert damit einen Wissenstypus an der Schnittstelle zwischen Tradition und Moderne.

Doch wurde nicht nur die Theorie aufgewertet, auch die Regulierung der Ausbildung nahm insgesamt rasch zu. Die Unterrichtsschwestern begannen erstmals zu kontrollieren, was die Schülerinnen eigentlich in der praktischen Arbeit auf den Stationen lernten. So verlagerte sich die Verantwortung für die Ausbildung allmählich von der Stationsschwester zur Unterrichtsschwester. Es wurden so genannte »Kärtchen« eingeführt, die festlegten, in welchem Semester die Schülerinnen welche Tätigkeiten lernen mussten. Damit wurde gleichzeitig zum ersten Mal geregelt, ab welchem Ausbildungssemester die Schwesternschülerinnen welche Aufgaben überhaupt ausführen durften – nämlich dann, wenn sie nach Plan über genügend Erfahrung verfügten.[25] Dies etablierte erstmals eine Hierarchisierung von Tätigkeiten in der Ausbildung. Schwester Else erinnert sich aus der Perspektive der Stationsschwester an diese Entwicklung:

> »Es war nachher auch so, dass die Schüler selbständig eigentlich kaum noch was machen durften, da kamen von der Schule bestimmte Regelungen und Vorschriften. Also das erste Vierteljahr darf sie keine subkutane Spritze machen, so und so lange darf sie keine Medizin aufstellen. Das war ja früher nicht so.«[26]

Dies bedeutete für Schwester Else eine erhebliche Umstellung, da sie die Schülerinnen nicht mehr im gleichen Maße wie zuvor als Arbeitskräfte einsetzen konnte. Die Schülerinnen wiederum hatten erstmals die Möglichkeit, die Übernahme von Tätigkeiten abzulehnen, wenn diese nicht dem Ausbildungsplan entsprachen. So gesehen boten diese Regelungen einen Schutz vor Überforderungen. Gleichzeitig verengten die neuen Vorschriften aber auch die Spielräume der Stationsschwestern, Schülerinnen nach deren individuellen Fähigkeiten einzusetzen. Damit verblieben zum Beispiel besonders interessierte und begabte Schülerinnen, die vormals stolz auf die Übertragung von Nachtwachendiensten sein konnten, im Status der ›kleinen‹ Schülerinnen. Der Maßstab für die Bewertung von Qualifikation hatte sich zudem grundlegend verändert: An die Stelle des Vertrauens der Stationsschwestern in das jeweilige Können der Schülerinnen war ein standardisierter Ausbildungsplan getreten.

Aber nicht nur die Tätigkeit auf den Stationen wurde reguliert. Erstmals achteten die Unterrichtsschwestern auch darauf, dass die Schülerinnen verschiedene Stationen durchliefen. Diese Neuerung ist vor allem auf die zunehmende Spezialisierung der Abteilungen zurückzuführen, die ein häufigeres Rotieren der Schülerinnen erforderlich machte, damit diese ein ausreichendes Spektrum pflegerischer Tätigkeitsfelder kennenlernten.[27] Entsprechend wurde

---

25 Ebd.
26 Interview mit Schwester Else Kuhn am 23.2.2005.
27 Zur Spezialisierung der Krankenversorgung vgl. Kapitel 2.1.

die Ausbildung immer stärker segmentiert, da sich die Verweildauer der Schülerinnen auf den Stationen erheblich verkürzte. Diese zunehmende Unterteilung
der Ausbildung wurde durch Arbeitszeitverkürzungen und die Einführung der
Funktionspflege, die in den sechziger Jahren auch die Henriettenstiftung erreichte, zusätzlich verstärkt (vgl. Kapitel 3.2.1). Dadurch nahm seit den sechziger Jahren die Kontinuität in der Betreuung der Patienten deutlich ab, und es
wurde sehr viel schwieriger, die Kompetenz der Krankenbeobachtung zu erlernen und Sicherheit im Umgang mit den Patienten zu erlangen. Außerdem tat
sich ein ganz neues Konfliktfeld auf: Wie sollten die Schülerinnen die Widersprüche zwischen dem Allgemeingültigkeitsanspruch theoretisch-wissen-
schaftlicher Erklärungen und der Besonderheit des einzelnen Patienten ausba-
lancieren? Was heute als doppelte Handlungslogik der Pflege beschrieben wird,
ist damit ein Produkt der Professionalisierungsgeschichte seit den sechziger
Jahren (vgl. Remmers 1999, 369).

Die Ausbildungsreform hatte ferner gravierende Folgen für die gesamte
Stationsarbeit, da die Schülerinnen bislang einen Großteil der fest einkalku-
lierten Arbeitskräfte gestellt hatten. Das häufigere Rotieren der Schülerinnen
erhöhte die Fluktuation des Personals erheblich. Außerdem waren die Schülerinnen nicht mehr ständig auf der Station, da sie am Unterricht teilnehmen
mussten. Zudem konnten sie nicht mehr für alle Tätigkeiten eingesetzt werden.
Damit wurde das System der »Ganzheitspflege« ausgehebelt, da ihnen nicht
mehr vom ersten Tag an die Zuständigkeit für eine Anzahl von Patienten
übertragen werden konnte. Die Ausbildungsreform war demnach eng mit dem
Umbau des gesamten Stationsalltags in den sechziger Jahren verwoben.

Kontrastanalyse 1: Die Perspektive der Protagonistinnen einer Akademisierung der Pflege

Im Vergleich zu den Diakonissen sind die Erfahrungen der Vorreiterinnen einer
Akademisierung der Pflege deutlich schwerer zu bündeln. Diese Frauen absolvierten ihre Ausbildung in unterschiedlichen Häusern und bei verschiedenen
Schwesternschaften. Sie lernten teils beim Deutschen Roten Kreuz und beim
Evangelischen Diakonieverein, aber auch bei anderen Diakonissenmutterhäusern sowie bei katholischen oder kleineren freien Schwesternschaften. Im Folgenden werden die Frauen zunächst als Gruppe mit ihren Gemeinsamkeiten
vorgestellt. Anschließend wird gezeigt, dass die Frauen das tradierte, auf Erfahrungswissen beruhende Ausbildungskonzept keinesfalls einheitlich negativ
beurteilen. Während eine Gruppe von sehr leidvollen Erfahrungen berichtet,
erinnert sich eine zweite Gruppe an ihre Ausbildung als »schönste Zeit«[28] ihres

---

28 Interview mit Gertrud Brinkmann am 26.8.2005.

Lebens. Welche Faktoren diese unterschiedliche Bewertung beeinflusst haben, ist Gegenstand der Ausführungen.

Bei aller Heterogenität der interviewten Frauen zeichnet sich ein Element ab, das die Vorreiterinnen einer Akademisierung der Pflege miteinander verband: die Forderung nach Begründungen für pflegerisches Handeln im Sinne von Erklärungen auf der Basis wissenschaftlicher Rationalität. Es scheint vor allem das Bedürfnis nach Erklärungen zu sein, das jene Frauen von dem tradierten Schwesterntypus der Diakonissen unterschied und die zentrale Motivation bildete, sich für eine stärker theoretische Fundierung der Pflege einzusetzen.

Der Wunsch nach Begründungen ist unter anderem auf den sozialen Hintergrund der Frauen zurückzuführen. Anders als die Diakonissen der Henriettenstiftung, die meist aus einem bäuerlich-kleinbürgerlichen Milieu kamen, stammten die Protagonistinnen einer professionalisierten Pflege zu einem Großteil aus bildungsbürgerlichen Elternhäusern. Für sie stellte der Weg in den Pflegeberuf einen gleichsam zeitgeschichtlichen ›Unfall‹ dar, da das eigentlich vorgesehene Studium an den Nachkriegsbedingungen scheiterte. Der Einsatz für eine Professionalisierung der Pflege bot ihnen eine Möglichkeit, an die Bildungsansprüche des Elternhauses anzuknüpfen.

Dies gilt zum Beispiel für Antje Grauhan*, die in den sechziger Jahren die Schwesternschule der Universität Heidelberg – eines der frühesten Akademisierungsprojekte in der westdeutschen Pflege – geleitet und sich darüber hinaus maßgeblich an der Ausgestaltung des ersten Modellstudiengangs für Krankenpflege in Berlin beteiligt hat.[29] Ihr Vater war Chefarzt gewesen, die Mutter hatte in der Weimarer Republik zehn Semester Medizin studiert. Antje Grauhan hat den naturwissenschaftlichen Zweig des Gymnasiums besucht und Ende der vierziger Jahre das Abitur abgelegt. Da ihr Vater im Krieg umgekommen war, konnte ihr eigentlicher Studienwunsch – Chemie – aus finanziellen Gründen nicht erfüllt werden. So war es vor allem die Not der Nachkriegsjahre, die Antje Grauhan in die Pflege führte. Über eine alte Verbindung ihres Vaters erfuhr sie von Reformbestrebungen in Heidelberg, die eine anspruchsvollere Ausbildung versprachen als die üblichen, hauptsächlich von Volksschülerinnen besuchten Krankenpflegeschulen. Sie absolvierte ihre Ausbildung in Heidelberg zwar noch vor Etablierung der Reformschule im Jahr 1953, profitierte jedoch im Anschluss daran bereits von dem neuen Konzept der Schule. 1953/54 erhielt sie ein Stipendium der *Rockefeller Foundation* zur Fortbildung als Unterrichtsschwester

---

* Im folgenden Abschnitt werden die Namen der Frauen, die auf eigenen Wunsch *nicht* verändert (pseudonymisiert) wurden, mit Sternchen * gekennzeichnet.

29 Zur Heidelberger Schwesternschule siehe auch Kreutzer (2013 a).

in den USA. Anschließend war sie zunächst in dieser Funktion an der Heidelberger Schwesternschule tätig, deren Leitung sie 1963 übernahm.[30]

Vor einem vergleichbaren sozialen Hintergrund, aber im Umfeld der Mut-
terhausdiakonie, gestalteten sich die Lebensläufe der Zwillingsschwestern Hilde-
Dore* und Liselotte Abermeth*, die ab den sechziger Jahren die Arbeit der
Schwesternhochschule der Diakonie in Berlin maßgeblich mitgeprägt haben.
Auch bei den Schwestern Abermeth war – wie bei Antje Grauhan – der Weg in die
Pflege den prekären Nachkriegsbedingungen geschuldet. Sie wurden 1935 in
Danzig geboren und kamen aus einem Lehrerhaushalt. Der Vater war Schulleiter
und die Mutter Hauswirtschaftslehrerin. Aufgrund ihrer Flucht aus Westpreu-
ßen erlangten die Töchter jedoch nicht einmal einen Volksschulabschluss,
weshalb sie sich gern als die »abgebrochenen Riesen« bezeichneten. Sie absolvierten Anfang der fünfziger Jahre ihre Ausbildung als freie Schwestern in einem
Diakonissenmutterhaus in Schleswig und waren anschließend in verschiedenen
pflegerischen Bereichen tätig, unter anderem in der Schweiz. Hilde-Dore
Abermeth gehörte zudem einige Jahre als Diakonisse einem Mutterhaus an. In
den sechziger Jahren wechselten beide Frauen an die Schwesternhochschule des
Evangelischen Diakonievereins in West-Berlin, eine der maßgeblichen Weiterbildungseinrichtungen im diakonischen Bereich. In den neunziger Jahren
wurden die Schwestern Abermeth Gründungsprofessorinnen des Pflegestudi-
engangs an der Evangelischen Fachhochschule Berlin, ohne dass sie jemals einen
Schulabschluss nachgeholt hätten.[31] Hier zeigen sich die immensen Aufstiegsmöglichkeiten, die die Akademisierung der Pflege einzelnen Frauen, darunter
sogar »abgebrochenen Riesen«, bieten konnte.

Auch diejenigen Frauen unter den Interviewpartnerinnen, die nicht aus
einem akademischen Elternhaus stammten, betonen, dass ihre Eltern oder meist
die Mutter sehr oft Begründungen ihres Verhaltens und ihrer Tätigkeiten gaben
und sie deshalb lernten, Handeln erklären und verstehen zu wollen. Der Wunsch
nach Erklärungen hat jedoch nicht nur mit sozialen und familiären Hinter-
gründen zu tun, sondern auch mit einem sich abzeichnenden Generationen-
wechsel, mit dem tradierte Wissensordnungen und Gewissheiten an Legitima-
tion verloren. Annemarie Hesse, die in den fünfziger Jahren als freie Schwester
im Kaiserswerther Diakonissenmutterhaus ihre Ausbildung machte, erklärt:
»Ich muss Wissen haben, um mein Können oder mein Tun auch zu begründen
oder aber es abzulehnen. Sonst kann ich letztendlich auch wieder vergasen.«[32]
Dieser Bezug auf die nationalsozialistische Vernichtungspolitik dürfte sicherlich
auf ihr späteres Geschichtsstudium zurückzuführen sein. Gleichwohl verweist

---

30 Interview mit Antje Grauhan am 27. 5. 2005.
31 Interview mit Hilde-Dore und Liselotte Abermeth am 18. 4. 2005.
32 Interview mit Annemarie Hesse am 1. 6. 2005.

ihre Erzählung auch auf eine neue demokratische, anti-autoritäre Orientierung, die sich sehr grundsätzlich an dem Diktum »Die Oberin hat immer recht« rieb.

Der in den fünfziger Jahren einsetzende Prozess einer gesellschaftlichen Liberalisierung und Demokratisierung kennzeichnete damit auch die Reform des Pflegebereichs (vgl. auch Herbert 2002). Dieses Infragestellen zunehmend als überholt erscheinender Autoritäten gilt im Übrigen auch für die Patienten und ihre Angehörigen, die seit den sechziger Jahren verstärkt Behandlungsweisen hinterfragten und Erklärungen einforderten, so dass sich das Pflegepersonal auch von dieser Seite vor neue Begründungsnotwendigkeiten gestellt sah.[33]

Die Erfahrungen der Frauen während ihrer Ausbildung waren in einem hohen Maße von den konkreten Bedingungen vor Ort abhängig. Von entscheidender Bedeutung war, ob in dem Ausbildungskrankenhaus noch eine lebendige und funktionierende Schwesternschaft im Einsatz war, in die die Schülerinnen integriert wurden. Das soll im Folgenden anhand einiger Interviewauszüge plausibel gemacht werden, wobei zunächst die Erinnerungen an eine überwiegend gelungene Ausbildungszeit zu Wort kommen sollen.

Gertrud Brinkmann, die zwischen den siebziger und neunziger Jahren in verschiedenen Weiterbildungseinrichtungen der Caritas in lehrender und leitender Funktion tätig war, berichtet über ihre Ausbildung Ende der fünfziger Jahre, die sie als freie Schwester in einem katholischen Krankenhaus bei Vinzentinerinnen absolvierte:

> »Also, es ist mir gut gegangen dort, selbst wenn das für heutige Verhältnisse schier unmöglich erscheint, aber es war völlig anders. Das war unsere Familie da. Keiner von uns war ja irgendwie familiär anderweitig gebunden. Wir hatten Zeit, wir haben alles miteinander gemacht. Wir haben allen Blödsinn miteinander gemacht. … Wenn Sie das mit heute vergleichen, erscheint das unmöglich. Für uns war es mit die schönste Zeit. Es war immer irgend jemand da.«[34]

Gertrud Brinkmann erinnert das gemeinschaftliche Leben im Kreise der Schülerinnen als wichtiges unterstützendes Moment. Dies deckt sich mit den Erzählungen vieler Diakonissen, die berichten, wie wichtig das gemeinsame Wohnen, der Austausch von oft ähnlichen Erfahrungen, aber auch das Planen kleiner subversiver Streiche für die Bewältigung des Alltags und der belastenden Seiten der Pflegearbeit waren.[35]

---

33 Schwester Ruth Bayer erinnert sich in einem Interview an ihre Arbeit als Kinderkrankenschwester in den siebziger Jahren und die neue Herausforderung, ihre Tätigkeit gegenüber den Angehörigen zu begründen: »Dann musste ich nämlich den Eltern erklären, was ich tue und warum ich was tue. Das musste ich doch früher gar nicht. Das habe ich doch einfach nur getan. … Dann musste ich wissen, warum ich jetzt so lagere und nicht so.« Interview mit Ruth Bayer am 26.8.2005.
34 Interview mit Gertrud Brinkmann am 26.8.2005.
35 Interview mit Schwester Rosemarie Kaufmann am 25.1.2005.

Auch der positive Bezug auf die familiäre Konstruktion des Stationsalltags spielt bei den Erinnerungen an die Ausbildungszeit eine große Rolle. So berichtet Ute Herbst*, die von 1982 bis 2000 die Werner Schule des Deutschen Roten Kreuzes geleitet hat, von ihrer Ausbildung Anfang der sechziger Jahre an den Städtischen Krankenanstalten Düsseldorf, die von einer Schwesternschaft des Deutschen Roten Kreuzes betreut wurden:

> »Zu der damaligen Zeit war die Stationsschwester wirklich, was man die ›Mutter der Station‹ nennt, die auch mitkriegte, ob eine Belastung für die Schülerinnen verkraftbar war oder nicht. Also wenn ich an die Chirurgie denke, die Stationsschwester, die ich da hatte, die forderte eine Menge, aber die erkannte, wie viel sie fordern kann.«[36]

Die am Bild einer Familie orientierte Struktur des Stationsalltags bot den Stationsschwestern also die Chance, ihre Schülerinnen relativ gut einschätzen und entsprechend einsetzen zu können. Gleichzeitig ermöglichte die kaum standardisierte Ausbildung einen flexiblen Einsatz der Schülerinnen, der sich nicht an einem regulierten Ausbildungsplan, sondern an deren persönlichen Fähigkeiten und Grenzen orientieren konnte. Zu diesem achtsamen Umgang mit den Schülerinnen gehörte auch, dass besonders schwere Pflegefälle von ihnen ferngehalten wurden. Gertrud Brinkmann erinnert sich, dass während ihrer Ausbildung eine schwerkranke Frau aufgenommen und zunächst von den examinierten Schwestern auf ihr Zimmer gebracht wurde. Erst dann habe die Stationsschwester die Schülerinnen hinzugeholt und diese angewiesen:

> »›Stellen Sie sich bitte so, dass Sie einen festen Halt an der Wand haben‹. Dann haben sie die Frau auf die Seite gedreht, und wir sahen einen total offenen Rücken von oben bis unten, eine komplett durchgelegene, schwerst durchgelegene Patientin, die zuhause gelegen hatte, unversorgt, und wohl querschnittgelähmt war … Dann hat sie uns erklärt, was das ist. Dann hat sie gesagt: ›Jetzt gehen Sie bitte wieder raus.‹ Und wir haben als Schülerinnen diese Frau auch nicht mehr mit pflegen müssen, das haben dann die Examinierten gemacht. Sie ist nach zwei, drei Tagen gestorben.«[37]

Als schwere Pflege dürfte demnach eine Tätigkeit gegolten haben, die nicht nur besonderes pflegerisches Wissen, sondern auch Erfahrung im Umgang mit Gefühlen von Abscheu, Ekel und Entsetzen erforderte. Das Sterben und der Tod an sich gehörten noch nicht dazu. So war es durchaus üblich, die Schülerinnen sehr früh, mitunter schon am ersten Tag, mit einer Sterbebegleitung zu beauftragen, sofern die Kranken nicht unter besonderen Qualen starben.[38]
Ute Herbst und Gertrud Brinkmann hatten also beide den Eindruck, dass die Stationsschwester bei der Zuteilung von Aufgaben sowohl die Person der

---

36 Interview mit Ute Herbst am 28.7.2005.
37 Interview mit Gertrud Brinkmann am 26.8.2005.
38 Interview mit Schwester Hiltrud Lange am 16.2.2005. Zur Sterbebegleitung vgl. Kapitel 3.3.3.

Schülerin als auch ihren Status als Lernende berücksichtigte. Wie schon bei den Diakonissen beobachtet, erlebten beide Frauen die frühe Übernahme von Verantwortung nicht nur als Belastung, sondern auch als Anerkennung. Ute Herbst berichtet:

> »Ich weiß, die erste Nachtwache, die ich machte, war in der Chirurgie auf einer Thorax-Frauen-Station. Da lagen Frauen, die am Herzen operiert wurden. Fast alle waren Herzoperationen. Das war ganz in der Pionierzeit der Herz-OPs. Und dann hieß es immer, eine Schülerin im ersten Halbjahr darf auf dieser Station nicht wachen, weil das zu gefährlich wäre oder man ihr das noch nicht zutraute. Und ich durfte dann. Ich bin überhaupt nicht auf die Idee gekommen zu sagen: ›Ich mache das nicht, weil ich Angst habe, dass da Sachen passieren, denen ich nicht gewachsen bin‹, sondern ich war stolz, dass ich das schon durfte.«[39]

Die Übertragung von Verantwortung während der Ausbildungszeit bedeutete für Ute Herbst demnach eine ihr wichtige Anerkennung ihrer Leistungsfähigkeit. Diesen Aspekt betont auch Gertrud Brinkmann, die während ihrer Ausbildung eine Äthertropfnarkose machen durfte, was sie aus heutiger Perspektive »unanständig« fände, aber, erklärt sie in dem Interview:

> »Wir waren damals sogar noch stolz darauf. Es gab ja diesen Chloräthyl-Kurzrausch, und dann wurde die Maske aufgesetzt und Äther getropft. Der Operator meldete sich schon, wenn die Spannung zu hoch wurde, oder der Anästhesist sagte: ›Blutdruck fällt ab‹ oder sonst was. Aber einen Anästhesisten in dem Sinn kannten wir ja auch noch nicht. Die Narkoseschwester war es eigentlich, und dann ist es logisch: ›Darf ich auch mal?‹, ›Ja, natürlich.‹«[40]

Als Schülerin Aufgaben einer examinierten Schwester ausüben zu dürfen, bedeutete für sie eine wichtige Bestätigung ihrer Fähigkeiten.

Ganz anders gestalten sich die Erinnerungen derjenigen Frauen, die das am Familienbild orientierte, von Schwesternschaften getragene Pflegekonzept nicht mehr erlebt und in einem rein funktional organisierten Pflegesystem gelernt haben. Sie schauen oft mit großer Bitterkeit und sogar Wut auf ihre Ausbildungszeit zurück und berichten, dass sie nicht wirklich ausgebildet worden seien, sondern vor allem Aufgaben hätten übernehmen müssen, die die anderen Schwestern nicht ausführen wollten. Antje Grauhan zum Beispiel erinnert sich an ihre Ausbildung Ende der vierziger/Anfang der fünfziger Jahre in Heidelberg:

> »Gezeigt wurde einem da nichts. Ich habe zum Beispiel erst nach meinem Examen zum ersten Mal katheterisiert. Das durfte man vorher nicht. Allerdings, was langweilig war, das durfte man. Also zum Beispiel gab es noch so Transfusionsarten, wo man mit einer

---

39 Interview mit Ute Herbst am 28.7.2005.
40 Interview mit Gertrud Brinkmann am 26.8.2005.

Spritze von einem zum anderen musste … Das dauerte lange, und das durfte man machen als Schülerin.«[41]

Ihre Erzählung verweist auf ganz anders geartete Rahmenbedingungen der Ausbildung. In Heidelberg hatte sich bereits die arbeitsteilige Funktionspflege durchgesetzt, so dass bestimmte Aufgaben aus dem pflegerischen Tätigkeitsfeld herausgelöst und als Schülerinnenaufgaben deklariert werden konnten. Dies hatte offenbar erhebliche Konsequenzen für die Ausbildung und Anleitung der Schülerinnen auf den Stationen. Im System der »Ganzheitspflege« hatten die Stationsschwestern ein virulentes Eigeninteresse, die Schülerinnen gut anzulernen, da diese rasch als vollwertige Pflegekräfte eingesetzt werden sollten. Dieser Anreiz entfiel mit der Einführung der Funktionspflege. Solange die Ausbildung auf den Stationen keiner Kontrolle unterlag, bot sich hier die Möglichkeit, die Schülerinnen als billige Hilfskräfte mit – wie es Antje Grauhan formulierte – »langweiligen«, das heißt durch die stete Wiederholung eintönig werdenden Aufgaben zu betrauen.

Dass sie als Schwesternschülerin in hohem Maße für unbeliebte Aufgaben zuständig war, berichtet auch Hedi Siebers*, die 20 Jahre lang im Vorstand des Deutschen Berufsverbandes für Krankenpflege war und unter anderem als Unterrichtsschwester gearbeitet hat. Sie erzählt über ihre Ausbildungszeit in der Universitätsklinik Frankfurt am Main Mitte der fünfziger Jahre:

> »Als Schülerin, wenn man morgens um sechs Uhr anfing, musste man schon um fünf Uhr da sein. Das wurde immer erwartet, damit man schon alles gemacht hat, bis die anderen Herrschaften so antanzten, und man wurde richtig schlecht behandelt.«[42]

Zu dieser schlechten Behandlung gehörten unter anderem die mangelnde Anleitung bei der Stationsarbeit und das Vorenthalten wichtiger Informationen von Seiten der Stationsleitung. Wenn sie etwas gelernt habe, so Hedi Siebers, dann vor allem aufgrund von Eigeninitiative. Sie erinnert sich an ihre Zeit als Schwesternschülerin:

> »Und so hat man so vor sich hin gewurzelt, und da wurde man entweder gut oder nicht, und das musste man dann meistens selber entscheiden. … Ich kann mich an eine Stationsschwester erinnern, ich fand, das war eine richtige Teufelin. … Diese Frau hat Sütterlinschrift geschrieben. … Die hat die Medikamentenpläne in Sütterlin geschrieben. Keiner außer mir konnte das lesen, und wenn eine Mitschülerin dort war, dann bin ich abends hingegangen und habe der den Medikamentenplan übersetzt, damit sie überhaupt die Medikamente richtig ausgeben konnte. Wissen Sie, das hat mich alles so wütend gemacht.«

---

41 Interview mit Antje Grauhan am 27.5.2005.
42 Interview mit Hedi Siebers am 9.9.2005.

Sie sei »eigentlich Unterrichtsschwester geworden aus lauter Wut und Opposition gegen diese Verhältnisse, weil ich gedacht habe, das kann ja so nicht sein«[43]. Eine vergleichbare Erzählung wäre aus den Reihen der Diakonissen, aber auch der Vinzentinerinnen oder einer Rot-Kreuz-Schwesternschaft, wie sie Ute Herbst erlebt hat, undenkbar – nicht weil die Schülerinnen dort keine Unzulänglichkeiten in ihrer Ausbildung erlebten, sondern weil in dem familiär angelegten Pflegekonzept dieser Schwesternschaften die Stationsschwestern eine andere Art der Verantwortung gegenüber den Schülerinnen hatten. Dort ging es nicht nur darum, die Schülerinnen zu einem alsbaldigen Einsatz als vollwertige Arbeitskräfte zu befähigen. Vielmehr war in der Idee der »Stationsfamilie« die Beziehung zwischen Stationsschwestern und Schülerinnen als Mutter-Tochter-Verhältnis konzipiert, in dem die Stationsschwestern auch eine Fürsorgepflicht gegenüber den ihnen anvertrauten Schülerinnen hatten. Dies galt erst recht in Bezug auf den Nachwuchs der eigenen Schwesternschaft, im Falle der Henriettenstiftung also der Diakonissenschülerinnen, die schließlich später die Versorgung der alten Diakonissen übernehmen und die Tradition des Hauses fortsetzen sollten. Die Schwesternschaften waren demnach gut beraten, wenn sie den eigenen Nachwuchs ernsthaft förderten. Dieses Prinzip der Nachwuchsförderung wird zum Beispiel im Fall von Antje Grauhan nicht mehr gegriffen haben, denn sie machte ihre Ausbildung in Heidelberg in einer sehr prekären Situation. Das dortige Krankenhaus wurde vom Deutschen Roten Kreuz betreut, das sich vehement gegen die anstehende Gründung der Schwesternschule der Universität Heidelberg wandte, mit der schließlich im gleichen Haus eine Eliteausbildung neben der herkömmlichen Rot-Kreuz-Ausbildung etabliert werden sollte (vgl. Kreutzer 2013 a, 44 – 45). Antje Grauhan wird sich in ihrer Heidelberger Ausbildung gleichsam zwischen alle Stühle gesetzt haben, da sie sich weder der Rot-Kreuz-Schwesternschaft anschloss noch ihren Wunsch nach einer Ausbildung an der Reformschule realisieren konnte, da deren Gründung erst anstand.[44] Entsprechend werden die Stationsschwestern sie nicht als besonders zu fördernden Nachwuchs für die eigene Schwesternschaft betrachtet haben.

Der Vergleich der verschiedenen Erzählungen zeigt, dass das tradierte erfahrungsgestützte Ausbildungskonzept, das auf jegliche formale Regulierung verzichtete, an ein spezifisches, von Schwesternschaften getragenes und familiär gedachtes Pflegekonzept gebunden war. Nur in diesem Rahmen bestand ein klares Interesse und strukturell verankertes Selbstverständnis seitens der Stationsleitung, die Schülerinnen gut anzuleiten – auch wenn sich die Umsetzung je nach individuellen Fähigkeiten der Stationsleitung unterschiedlich gestaltet

---

43 Ebd.
44 Interview mit Antje Grauhan am 27. 5. 2005.

haben wird, wie die Vielzahl von Austritten von Diakonissenanwärterinnen in den ersten beiden Ausbildungsjahren nahe legen. Erst mit der Erosion des Schwesternschaftsprinzips und der Einführung der Funktionspflege drohten die Schülerinnen bei einer fortgesetzt unregulierten praktischen Ausbildung zu billigen Hilfsarbeitskräften degradiert zu werden.

3.2 Pflege leben: Arbeitskontexte und soziale Praxis

3.2.1 Traditionelle Pflegeorganisation und die Fragmentierung der Krankenhauspflege

Noch Anfang der fünfziger Jahre war das Konzept christlichen »Liebesdienstes« und das mit ihm eng verbundene Verständnis der Einheit von Leibes- und Seelenpflege fest in Organisation und Praxis evangelischer Krankenhauspflege verankert. Nicht nur die Schwestern sollten ein persönliches, quasi familiäres Verhältnis zu den ihnen anvertrauten Menschen aufbauen. Auch die gesamte Pflegeorganisation orientierte sich am Modell der Familie. Diese herkömmliche Pflegekonzeption und -praxis wurde in den sechziger Jahren in raschem Tempo umgebaut.

Das folgende Kapitel untersucht am Beispiel der Henriettenstiftung mit einem ersten Schritt, wie sich Rahmenbedingungen und Arbeitsalltag im Zeichen des »Liebesdienst«-Konzeptes aus der Perspektive der Diakonissen gestalteten. Anschließend werden die Reformen der sechziger Jahre beleuchtet. Gezeigt wird, dass sich der Umbau des Berufsbildes vor allem als Fragmentierung gestaltete, mit tiefgreifenden Folgen für das Selbstverständnis und die Alltagspraxis von Krankenpflege. In einem weiteren kontrastierenden Exkurs werden sodann die Befunde zum Diakonissenmutterhaus der Henriettenstiftung mit der Reform evangelischer Krankenhauspflege in Schweden kontrastiert.

Pflegeorganisation im Zeichen des Familienkonzeptes
Der große Stellenwert persönlicher Betreuung im evangelischen Pflegekonzept korrespondierte mit einer spezifischen Pflegorganisation, die sich am Modell der Familie orientierte. So wurde die leitende Krankenhausschwester – heute die Pflegedienstleiterin – als Hausmutter bezeichnet. Zu ihren wesentlichen Aufgaben zählte, für Patienten, Schwestern und andere Mitarbeiter eine Atmosphäre von Behaglichkeit herzustellen und der Arbeit, wie es in einem Nachruf hieß, mit »liebevollem Sorgen«[45] vorzustehen. Die ›Hausmütter‹ waren deshalb von der

---

45 Nachruf auf Schwester Dorette Winter, 22.10.1956, Archiv der Henriettenstiftung, S-1-0767.

Mutterhausleitung explizit angewiesen – dies ist aus heutiger Perspektive höchst bemerkenswert –, ihre Aufgaben nicht zu sehr in wirtschaftlichen Dingen zu sehen, da es in dem Haus andernfalls an Wärme fehle.[46] Ohne Frage spielten fachliche Qualifikationen, Organisationstalent und Leitungskompetenz bei der Auswahl der ›Hausmütter‹ eine wichtige Rolle; persönliche, fürsorgende Qualitäten wurden jedoch als nicht minder bedeutsam angesehen.

Der Vergleich mit einer Mutter wird seine Überzeugungskraft nicht zuletzt aus der steten Präsenz und umfassenden Zuständigkeit der leitenden Krankenhausschwestern bezogen haben. Die ›Hausmütter‹ waren nicht nur für den Pflege-, sondern auch für den Hauswirtschaftsbereich zuständig und übernahmen darüber hinaus bei Bedarf auch diverse andere anfallende Tätigkeiten.[47] Dies traf in besonderem Maße auf kleine Krankenhäuser mit niedrigem Personalbestand und gering entwickelter Arbeitsteilung zu. Hier arbeiteten die ›Hausmütter‹ im Notfall in der Krankenhausapotheke mit, sie vertraten Pflegepersonal auf den Stationen, übernahmen Reinigungsarbeiten, wenn das Hauspersonal erkrankte, und hatten je nach Einrichtung auch ein Auge auf die dazugehörige Landwirtschaft. Im Krankenhaus Melle, berichtet etwa Schwester Else in einem Interview, liefen sämtliche Klingelleitungen von Patienten im Zimmer der leitenden Krankenhausschwester zusammen. Wenn ein Patient dort nachts um Hilfe geklingelt habe und die Nachtschwester anderweitig im Einsatz gewesen sei, habe die ›Hausmutter‹ die Versorgung des Kranken übernommen.[48] Diese umfassende Zuständigkeit, die nicht zwischen qualifizierten und unqualifizierten Tätigkeiten unterschied, war für das Konzept der familiär organisierten Pflege als »Liebesdienst« charakteristisch und bildete einen wesentlichen Baustein im Selbstverständnis der Diakonissen.

Analog zur Mutter des Krankenhauses wurde die Stationsschwester als »Mutter der Station« bezeichnet. In den fünfziger Jahren wohnte diese üblicherweise noch auf der Station. Die ehemalige Stationsschwester Ingelore erinnert sich:

> »Als ich auf der Station war, war ich wirklich von morgens bis abends da. … Die Patienten waren gewohnt, dass ich jeden Abend noch mal durchging und ›Gute Nacht‹ sagte. Und wenn die dann unsicher waren und fragten: ›Was ist denn nun mit mir los?‹, konnte man alles noch einmal erklären.«[49]

---

46 Oberin Florschütz an Schwester Martha Hausmann, 9.12.1949, Archiv der Henriettenstiftung, S-1-0926.
47 Vgl. u. a. Satzung für das Samtgemeinde-Krankenhaus »Albertinenstiftung« Dissen, 30.7.1956, § 10, Archiv der Henriettenstiftung, 1-09-61.
48 Interview mit Schwester Else Kuhn am 23.2.2005.
49 Interview mit Schwester Ingelore Giese am 1.4.2004 (das Interview wurde gemeinsam mit Christiane Schröder durchgeführt).

Damit verweist sie sehr deutlich auf die familiäre Konstruktion des Stationsalltags. Die Stationsschwester ging als »Mutter der Station« abends noch einmal
durch alle Zimmer, schaute nach dem Rechten, wünschte »gute Nacht« und
erkundete, ob noch jemand Redebedarf habe. Dabei bestand die Aufgabe der
Schwestern auch darin, das medizinische Fachvokabular der Ärzte in eine all-
gemein verständliche Sprache zu übersetzen. Es werden demnach oft die
Schwestern gewesen sein, die den Kranken ihr körperliches Leid erläuterten und
die Behandlungsweisen erklärten. Die Vertrauensbeziehung zwischen Pflegenden und Patienten drückte sich also auch darin aus, dass die Schwestern eine
Vermittlerrolle zwischen medizinischem und Laienwissen übernahmen.[50]

Das Konzept familiär gedachter Beziehungen bezog sich, wie schon bei den
Ausführungen zur Pflegeausbildung ausgeführt, darüber hinaus auf die Beziehung unter den Schwestern auf der Station. Die so genannte »Stationsfamilie«
der Schwestern arbeitete nicht nur gemeinsam, sondern wohnte vor Ort, be-
suchte gemeinsam Andachten, traf sich zu den Mahlzeiten in der Stationsküche
und verbrachte selbst die Abende zusammen. Auch die geringe Anzahl an
Schwestern und deren stete Präsenz auf den Stationen wird den Vergleich mit der
Familie mit Leben erfüllt haben.

Im Mutterhauskrankenhaus bestanden die »Stationsfamilien« Anfang der
fünfziger Jahre in der Regel aus der Stationsschwester und ihrer Vertreterin, der
so genannten Zweitschwester, sowie einer Anzahl von Schülerinnen.[51] In der
Praxis handelte es sich bei der »Stationsfamilie« also de facto um eine Frauengemeinschaft aus zwei ›Müttern‹ mit ihren ›Töchtern‹. Männer in Gestalt von
Ärzten oder Pastoren – dies zeigen die Vielzahl von Diakonisseninterviews und
-briefen – tauchen eher an der Wahrnehmungsperipherie der Schwestern auf
und scheinen wenig alltagsrelevant gewesen zu sein (vgl. auch Kapitel 3.3.2).
Dies galt wiederum erst recht für die kleinen Krankenhäuser, in denen es sich
nicht lohnte, für jede Station einen Arzt zu beschäftigen. Die Verantwortung für
den Stationsalltag, das erste Reagieren auf Notsituationen, die Wahrnehmung
von Veränderungen in der Befindlichkeit der Patienten lagen dort weitgehend in
den Händen des Pflegepersonals.[52]

Die überschaubare Anzahl kontinuierlich anwesender Schwestern auf den
Stationen wird nicht nur den Patienten und dem Zusammengehörigkeitsgefühl
des Pflegepersonals zugute gekommen sein, sondern auch den Stationsschwestern. Bei einem konstant präsenten Schwesternbestand reduzierten sich
ihre Koordinierungs- und Leitungsaufgaben erheblich. Noch mussten sie keine

---

50 Zur Frage der Patientenperspektive s. u.
51 Zur Bedeutung der Stationsfamilie bei der Ausbildung des Pflegenachwuchses vgl. Kapitel 3.1.
52 Interview mit Schwester Irene Roth am 7.6.2005.

komplizierten Dienstpläne aufstellen, die etwa familiäre Interessen oder tariflich ausgehandelte Arbeitszeitverkürzungen berücksichtigten. Vielmehr konnten sich die Stationsschwestern gerade im Mutterhauskrankenhaus auf eine vergleichsweise homogene Schwesterngruppe verlassen, die nicht nur gemeinsam lebte und arbeitete, sondern in der Henriettenstiftung auch die gleiche Sozialisation durchlaufen hatte.

Mit dieser Beschreibung soll indessen keine Idylle gezeichnet werden. Familie ist nicht nur ein Ort von Zuwendung, sondern kann auch von Gewalt, Willkür oder Einengung geprägt sein. So überrascht es kaum, dass die Tätigkeit in der ambulanten Gemeindepflege für viele Diakonissen ein hoch attraktives Arbeitsfeld war, weil es ein Entkommen aus dem Familienverband bot (vgl. Kapitel 3.2.2). Bei aller Ambivalenz des Familienkonzeptes ist jedoch wichtig, dass das persönlich gedachte Verhältnis zwischen Schwestern und Patienten in die Logik der Gesamtorganisation konfessioneller Häuser passte.

Die Einheit von Leibes- und Seelenpflege als soziale Praxis im Krankenhaus
Das Konzept der Einheit von Leibes- und Seelenpflege und der große Stellenwert persönlicher Betreuung setzten ein hohes Maß zeitlicher Verfügbarkeit der Schwestern voraus. Die Diakonissen begannen morgens gegen 5:30 Uhr, machten eine längere Mittagspause und arbeiteten dann abends bis 20 beziehungsweise 21 Uhr und je nach Arbeitsanfall auch noch länger. In der Regel übernahm jede Schwester die Betreuung einer bestimmten Anzahl von Patienten, für deren Rundumversorgung sie zuständig war. Neben im engeren Sinne pflegerischen Aufgaben führten die Schwestern auch Reinigungsarbeiten in den Krankenzimmern aus, bei Bedarf kochten sie für Patienten, sie gaben Andachten auf den Stationen, sangen und beteten mit den Kranken.

Der stete Kontakt zwischen Schwestern und Patienten wurde durch die lange Verweildauer der Kranken zusätzlich verstärkt.[53] Patienten mit Knochenbrüchen, erinnert sich Schwester Else, wurden zum Beispiel nicht operiert, sondern sie mussten liegen, »bis sie heil waren«[54]. Ein Krankenhaus war zu dieser Zeit nicht nur ein Ort der Behandlung, sondern auch einer der Genesung (vgl. Dreßke/Göckenjahn 2007, 675). Im Falle eines Knochenbruchs konnte dies bis zu einem Vierteljahr dauern. In diesem Zeitraum hatten die Schwestern reichlich Gelegenheit, die Patienten kennen zu lernen und eine Beziehung zu ihnen aufzubauen. Förderlich war auch der geringe Spezialisierungsgrad der damaligen Stationen, da die Patienten während ihres Krankenhausaufenthalts in der Regel auf ein und derselben Station blieben. Die Diakonissen betreuten die Patienten also im Allgemeinen mit einer hohen persönlichen Kontinuität und über einen

---

53 Zur Verweildauer siehe auch Kapitel 2.1.
54 Interview mit Schwester Else Kuhn am 23. 2. 2005.

vergleichsweise langen Zeitraum von der Einweisung bis zur Entlassung oder
dem Tod. Damit boten sich den Schwestern im Pflegealltag zahlreiche An-
knüpfungspunkte, um mit den Patienten über deren Sorgen, Nöte und Hoffnungen ins Gespräch zu kommen und auch seelsorgerische Angebote zu machen. Diese stete Betreuungssituation war außerdem eine wesentliche Voraussetzung dafür, dass die Schwestern die Kompetenz der Krankenbeobachtung
erlernten, die letztlich nur im Kontakt mit Patienten erworben werden kann (vgl.
Kapitel 3.1).

Aufgrund des ständigen Umgangs der Schwestern mit den Patienten konnte
zudem der Verwaltungsaufwand auf den Stationen auf ein Minimum reduziert
werden. Die gängigen Dokumentationsmittel bestanden aus den Kurvenblät-
tern, auf denen Puls, Temperatur etc. eingetragen wurden, und dem so genannten Visitenbuch, in dem in chronologischer Abfolge der Visiten die Verordnungen der Ärzte notiert wurden. Alle anderen Kenntnisse und Informationen hatten die Schwestern »im Kopf« und gaben diese bei Bedarf mündlich
weiter.[55]

Eine besonders große Bedeutung im Stationsalltag kam der Sterbebegleitung
zu, die seit dem 19. Jahrhundert zum Kern diakonischer Krankenpflege gehörte.[56] Die Betreuung schwerkranker, todgeweihter Patienten bildete in den Anfängen der Mutterhausdiakonie den wesentlichen Ansatzpunkt Innerer Mission.
Die Schwestern sollten die Seele der Kranken retten, bevor es zu spät war. Die
Praxis von Sterbebegleitung geriet Ende des 19. Jahrhunderts massiv in die
Kritik, als den Diakonissen selbst innerhalb der Mutterhausdiakonie geistliches
»Bombardement« vorgeworfen wurde, das die Seelenpflege zur »methodisti-
sche[n] Quälkur« werden lasse (vgl. Kreutzer/Nolte 2010).

Eine derart vehement praktizierte Mission hatte nach dem Zweiten Weltkrieg
jedoch stark an Bedeutung verloren. In den Briefen der Diakonissen finden sich
nur noch wenige Spuren offensiver Missionstätigkeit.[57] Dennoch ist nicht davon
auszugehen, dass die Diakonissen bei ihren seelenpflegerischen Initiativen in
jedem Fall die Zustimmung der Patienten einholten. Dies legen Bestimmungen
aus den Gestellungsverträgen nahe, die die Henriettenstiftung mit Krankenhäusern über die Bereitstellung von Schwestern abschloss. So regelte ein Vertrag
mit dem Krankenhaus Dissen von 1957, »daß die Schwestern mit den Kranken,
die keinen Widerspruch erheben, Andacht halten, und daß sie bei den Kranken,
die das Bedürfnis nach geistlichem Zuspruch haben, den zuständigen Geistli-

---

55 Interview mit Schwester Rosemarie Kaufmann am 25. 1. 2005.
56 Zur Sterbebegleitung vgl. auch Kapitel 2.1. und 3.3.3.
57 Der Bericht einer Gemeindediakonisse von 1957 über die gelungene Bekehrung eines
   Atheisten angesichts des nahenden Todes stellt einen eher ungewöhnlichen Überrest vergangener Missionspraktiken dar. Vgl. auch Gause (2005, 171).

chen herbeirufen.«[58] Die Einwilligung der Patienten war also nur einzuholen, wenn der Pastor gerufen werden sollte. Die Seelenpflege durch Diakonissen hingegen galt solange als legitim, wie sich die Patienten nicht ausdrücklich dagegen wehrten.

Selbstsorge als entlastende Praxis in der Geschichte der Pflege
Zweifelsohne stellten die sehr langen Arbeitszeiten der Schwestern eine immense Herausforderung dar. Die Tätigkeit war zudem auch deshalb körperlich höchst anstrengend, weil es an vielen technischen Hilfsmitteln fehlte – dazu gehörte auch, dass die Betten damals noch keine Rollen hatten. Trotz dieser großen Anforderungen an die Arbeitskraft der Schwestern zeichneten sich die Frauen in der Regel durch eine bemerkenswert hohe Arbeitszufriedenheit aus. Zwar klagen die Diakonissen in ihren Briefen über die Anstrengungen und Konflikte des Alltags, und vor allem ältere Schwestern berichten, sich den hohen körperlichen Anforderungen nicht mehr gewachsen zu fühlen. Doch keine einzige Schilderung erinnert nur annähernd an eine umfassende emotionale Erschöpfung und Depersonalisation, die heute als *Burnout* bezeichnet wird.

Dass die Schwestern die Herausforderungen des Pflegealltags in der Regel erfolgreich bewältigen konnten, dürfte auf verschiedene Faktoren zurückzuführen sein. *Erstens* bot das breite Tätigkeitsfeld vielfältige ausgleichende Momente. Dazu konnte auch das Vorbereiten der Andachten auf den Stationen gehören. So berichtet Schwester Else in einem Interview, im Laufe des Arbeitstages Lieder für die abendliche Andacht auf dem Harmonium geübt zu haben.[59] Diese Tätigkeit wird für sie eine wichtige Möglichkeit dargestellt haben, um im Stationsalltag einen Abstand zu den belastenden Seiten der Pflegearbeit zu gewinnen. Der tägliche Rhythmus seelenpflegerischer Aufgaben – wie das Vorbereiten und Durchführen der Stationsandachten – sorgte nicht nur für wichtige Ausgleichsmöglichkeiten, sondern auch für Pausen und Momente der Selbstbesinnung.

Zweitens eröffnete das sehr weit gefasste Verständnis von Krankenpflege den Schwestern einen breiten Spielraum in der Bestimmung von Bedürfnislagen der Patienten. Nun lässt sich im Nachhinein nicht mehr rekonstruieren, ob und in welchem Maße sich die Deutungen der Schwestern auch mit den Wünschen und Perspektiven der Patienten gedeckt haben. So werden kaum alle Patienten die seelenpflegerischen Bemühungen der Diakonissen begrüßt haben. Auch die ständige Abhängigkeit der Kranken von der ihnen zugeordneten Schwester

---

58 Gestellungsvertrag zwischen dem Samtgemeinde-Krankenhaus »Albertinenstiftung« in Dissen und der Henriettenstiftung vom 1.10.1957, § 9, Archiv der Henriettenstiftung, 1-09-61.

59 Interview mit Schwester Else Kuhn am 23.2.2005.

dürfte nicht unproblematisch gewesen sein, vor allem, wenn sich die Patienten nicht mit der Schwester verstanden. Auch umgekehrt konnten die Diakonissen in der Regel nur in besonders markanten Fällen – etwa bei sexuellen Übergriffen – die Zuständigkeit für einen Kranken abgeben.[60] Trotz dieser nicht unbeträchtlichen Konfliktpotenziale bleibt festzuhalten, dass sowohl im Pflegekonzept als auch in der Organisation des Krankenhausalltags Bedingungen für die Möglichkeit situativen Handelns – bezogen auf die Bedürfnisse der Patienten – vorhanden waren. Die Zuversicht, als Schwester tatsächlich bedürfnisorientiert und damit im Kern sinnvoll handeln zu können, dürfte eine wichtige Voraussetzung für die Bewältigung des Pflegealltags gebildet haben.

Auch der kontinuierliche Kontakt zu den Patienten wird, *drittens*, maßgeblich zu der oft beachtlich hohen Arbeitszufriedenheit der Schwestern beigetragen haben. Die Möglichkeit, Patienten über einen langen Zeitraum zu begleiten, sie kennen zu lernen und die Frucht der eigenen Arbeit beobachten zu können, stellte ganz offensichtlich einen hochgradig befriedigenden Aspekt der Tätigkeit dar. Dass Kontinuität im Umgang mit Patienten ein wesentlicher Faktor zur Vermeidung beruflichen Ausbrennens ist, bestätigt die neuere *Burnout*-Forschung, die »ganzheitlichen« Pflegesystemen attestiert, eine geringere psychische Belastung darzustellen. Die Art der sozialen Interaktion mit Patienten bildet ganz offenkundig eine entscheidende Basis für die Bewältigung von Anforderungen und Stress im Pflegealltag (vgl. Pracht/Bauer 2009, 75–76).

Modernisierung als Fragmentierung
Das tradierte Berufsbild änderte sich mit dem Ausbau des Krankenhauswesens und der allgemeinen Professionalisierung der Krankenversorgung tiefgreifend. Dieser Reformprozess wird im Folgenden am Beispiel der Henriettenstiftung als ein Prozess der Fragmentierung pflegerischer Tätigkeit analysiert. Die Stiftung folgte dem Trend zur Spezialisierung der Krankenversorgung und differenzierte die ehemals nach Geschlechtern sortierten Stationen in spezialisierte Abteilungen aus. Dazu gehörte auch die Einrichtung von Intensivstationen.[61] Damit wurde die Arbeit mit lebensbedrohlich erkrankten Patienten aus dem Stationsalltag ausgegliedert – eine Entwicklung, die durchaus als Erleichterung erlebt werden konnte. So erinnert sich Schwester Hiltrud in einem Interview:

> »Ja, da hatten wir es dann leichter mit Schwerkranken. Früher, als wir noch keine Intensivstation hatten, da mussten Sie zum Beispiel mindestens alle viertel Stunde zum schwerkranken Patienten hinlaufen, Puls zählen und manchmal auch Blutdruck mes-

---

60 Interview mit Schwester Rosemarie Kaufmann am 25.1.2005.
61 Zur Spezialisierung der Abteilungen vgl. auch Kapitel 2.1 und Helbig (1985, 46–58). Zur Geschichte der Intensivpflege in den USA siehe Fairman/Lynaugh (1998).

sen. Das musste man dann selber nicht mehr machen. Das übernahm ja dann die Geräte-Medizin.«[62]

Die Delegierung der steten Sorge um den Gesundheitszustand schwerstkranker Patienten an die neu eingerichteten Intensivstationen und die erweiterten technischen Überwachungsmöglichkeiten dürften damit einerseits als erhebliche Arbeitsentlastung wahrgenommen worden sein. Andererseits wurde damit zugleich die vormals übliche Betreuungskontinuität von Patienten durchbrochen.

Auf den Intensivstationen entstand ferner ein ganz neuer Arbeitskontext. Da die Diakonissen in der Regel nicht in diesen neuen technikintensiven Bereichen eingesetzt wurden, sind in der Henriettenstiftung kaum Zeugnisse über diesen Umbruch in der pflegerischen Versorgung überliefert. Eine der wenigen Diakonissen, die Ende der sechziger Jahre in die Intensivpflege wechselte, war Schwester Irene. In einem Interview berichtet sie über diese Veränderung ihres Pflegealltags:

> »Das ist der große Unterschied mit gewesen, diese völlige Ohnmacht der Patienten, hilflos. Aber auch dann, wenn sie wach wurden, das Schreien: ›Ich möchte nicht sterben‹. Das ging mir dann auch oft sehr nahe. … Das habe ich so vier Jahre durchgezogen, und … ich hätte so nicht länger arbeiten können, in der Psychiatrie wollte ich auch nicht landen.«[63]

Aufgrund dieser enormen persönlichen Belastung, berichtet Schwester Irene in dem Interview weiter, habe sie sich Hilfe suchend an die leitende Krankenhausschwester gewandt und gesagt, dass sie »nichts Schönes mehr im Leben« sehen könne, »keine blühende Blume, nichts«[64]. Damit ist sie eine der wenigen Diakonissen, die Kennzeichen des seit den siebziger Jahren beobachteten *Burnout*-Syndroms beschreibt (vgl. Kury 2012). Auffallend ist, dass Beschreibungen des Ausgebrannt-Seins und einer totalen Freudlosigkeit in den Archivalien der Henriettenstiftung ausschließlich aus der jüngeren Pflegegeschichte seit den sechziger und siebziger Jahren überliefert sind und durchgehend aus den hoch spezialisierten Abteilungen für schwerstkranke Patienten wie Bestrahlungs- oder Intensivstationen stammen (vgl. auch Kapitel 3.3.3). Erst die Spezialisierung der Krankenversorgung und die Isolierung lebensbedrohlich erkrankter Patienten in gesonderten Stationen schufen hier einen Arbeitskontext, in dem *Burnout* von Pflegepersonal zu einem wachsenden Problem werden konnte.

---

62 Interview mit Schwester Hiltrud Lange am 16.2.2005.
63 Interview mit Schwester Irene Roth am 7.6.2005.
64 Ebd.

Auch das ehemals umfassende pflegerische Aufgabenfeld wurde zunehmend fragmentiert und arbeitsteilig organisiert. Auf der Leitungsebene gaben die ›Hausmütter‹ sukzessive ihre Zuständigkeit für den Hauswirtschaftsbereich ab, für den nun spezielle Hauswirtschaftsleiterinnen eingestellt wurden. »Man wurde doch aus einigen Bereichen so ein bisschen ausgeklammert«[65], erinnert sich die ehemalige leitende Krankenhausschwester Elise Vogelsang an diesen Prozess. Dazu gehörte auch, dass sie den Zugang zur »Hausapotheke«, der Dispensieranstalt, verlor, aus der sie bislang bei Bedarf Medikamente hatte ausgeben können. Nach der Einrichtung einer regulären Apotheke und der Einstellung einer Apothekerin musste Schwester Elise ihren Schlüssel abgeben. Dies bedeutete auf der einen Seite sicherlich eine erhebliche Entlastung der ›Hausmutter‹, die nun nicht mehr nachts oder am Wochenende zur Herausgabe von Medikamenten gerufen werden konnte. Auf der anderen Seite ging diese Entwicklung aber auch mit einer Beschneidung des Kompetenzbereiches der leitenden Krankenhausschwestern einher, mit einer Reduzierung ihrer Möglichkeiten, schnell und unbürokratisch zur Tat schreiten zu können.

Die Eingrenzung des pflegerischen Tätigkeitsfeldes setzte sich auf der Stationsebene fort. Ab Anfang der sechziger Jahre wurde der theoretische Ausbildungsanteil deutlich erhöht, mit der Folge, dass die Schülerinnen immer weniger als Arbeitskräfte auf den Stationen zur Verfügung standen. Außerdem durften sie nicht mehr vom Beginn ihrer Ausbildung an mit allen pflegerischen Tätigkeiten beauftragt werden (vgl. Kapitel 3.1). Um die so entstandenen Arbeitskräftelücken auf den Stationen aufzufüllen, wurden verstärkt Pflegehilfskräfte eingestellt, die Tätigkeiten in der Grundpflege von Patienten übernahmen. Reinigungsarbeiten in den Krankenzimmern gingen in den Zuständigkeitsbereich des Hauspersonals über, das damit erstmals in der unmittelbaren Nähe von Patienten eingesetzt wurde.[66] Mit dieser Einführung der Funktionspflege, das heißt einer tätigkeitsbezogenen Arbeitsteilung, wandelte sich das Verständnis von Krankenpflege fundamental. Nicht mehr die Nähe zum Patienten, sondern die Orientierung an der medizinischen Profession rückte in den Mittelpunkt des pflegerischen Selbstverständnisses (vgl. auch Kapitel 2.1. und Kreutzer 2005, 255–273).

Doch wurde nicht nur die Arbeit auf den Stationen neu verteilt. Mit der Zentralisierung von Routinefunktionen – etwa durch zentrale Wäschereien und Großküchen – wurden zudem viele Tätigkeiten, die vormals selbstverständlich zum Aufgabenbereich der Schwestern gehörten, aus dem Stationsalltag ausgegliedert. Mit der Einführung von Einwegmaterialien entfielen außerdem zahl-

---

65 Interview mit Elise Vogelsang am 2.6.2005.
66 Maßnahmen zur Entlastung des Pflegepersonals im Krankenhaus der Henriettenstiftung, 20.12.1965, Archiv der Henriettenstiftung, S-11-2-2.

reiche Aufgaben der Reinigung und Sterilisation von Instrumenten. Als besonders einschneidend beschreiben viele Diakonissen in den Interviews die Zentralisierung des Küchenbereichs. Schwester Else erinnert sich:

> »Während man vorher ja selber sehr viel Kreativität walten lassen musste, wenn man Patienten hatte, die schwerkrank waren und nicht alles essen konnten, es ein bisschen anders zurecht gemacht haben mussten oder mal was ganz Anderes brauchten. Die Möglichkeiten hatten wir ja früher, wenn man hauswirtschaftlich ein bisschen auf Vordermann war, während das dann nachher nicht mehr so sehr zu beeinflussen war – zwar in der Bestellung auf dem Zettel, aber nicht mehr in der Handhabe des Ganzen.«[67]

Zwar hatten die Stationen auch vormals Essen geliefert bekommen, das jedoch in großen Töpfen kam, so dass es auf den Stationen bei Bedarf variiert werden konnte. Mit der Einführung des Tablettsystems, das heißt der festen Portionierung der Mahlzeiten, brach diese Möglichkeit weg. Dies wird auf der einen Seite sicherlich als enorme Arbeitsentlastung wahrgenommen worden sein. Auf der anderen Seite gaben die Schwestern damit aber auch eine Möglichkeit aus der Hand, die Essensversorgung flexibel auf die Bedürfnisse von Patienten abzustimmen. Für die Schwestern mit hauswirtschaftlichen Ambitionen entfiel zudem eine wichtige Ausgleichsmöglichkeit zu den stärker belastenden Seiten der Pflegearbeit.

Alles in allem verlor die Küche ihren vormals hohen Stellenwert im Stationsalltag – nicht nur als Ort kreativen hauswirtschaftlichen Schaffens, sondern auch als sozialer Treffpunkt der ›Stationsfamilie‹. So forderte die Leitung des Mutterhauskrankenhauses 1965 das Personal auf, die eigenen Mahlzeiten von der Stationsküche in den zentralen Speisesaal zu verlegen.[68] Das gemeinsame Essen, das den Alltag und die Zusammengehörigkeit der ›Stationsfamilie‹ strukturiert hatte, gehörte damit der Vergangenheit an.

Insgesamt löste sich der vormals enge Zusammenhalt der ›Stationsfamilie‹ auf. Mit der vermehrten Einstellung freier Schwestern verlor die ›Stationsfamilie‹ zudem ihren ehemals homogenen Charakter, und die Zusammenarbeit von Diakonissen und freien Schwestern ließ das Konfliktpotenzial auf den Stationen erheblich ansteigen.[69] Auch das Dienstverständnis der Diakonissen blieb von der allmählichen Verberuflichung der Pflege nicht unberührt. Fast alle Stationsschwestern zogen im Laufe der sechziger und siebziger Jahre aus den Stationen aus und rückten damit vom Konzept der stets präsenten ›Stationsmutter‹ ab. Diese Trennung von Arbeit und Freizeit scheint für die meisten

---

67 Interview mit Schwester Else Kuhn am 23.2.2005.
68 Maßnahmen zur Entlastung des Pflegepersonals im Krankenhaus der Henriettenstiftung, 20.12.1965, Archiv der Henriettenstiftung, S-11-2-2.
69 Zu den Konflikten mit freien Schwestern siehe Kapitel 3.3.1.

Stationsschwestern eine enorme Entlastung gewesen zu sein. Stellvertretend für
viele berichtet Schwester Else:

> »Ich muss sagen, ich habe es dann doch ganz angenehm empfunden. Denn, wenn Sie
> auf der Station wohnen – selbst wenn Sie einen freien Tag haben – gehen Sie nicht raus.
> Man braucht ja nur die Tür aufzumachen, schon sitzt ein Schwarm von Angehörigen da
> und überfällt einen oder so. Und ich denke mal, auf die Dauer war das nicht gut für
> einen selber, wenn man überhaupt nicht rauskam. Das empfindet man aber eigentlich
> erst, wenn man es dann mal anders erlebt hat.«[70]

In der Normalität der fünfziger Jahre mag das Wohnen auf den Stationen in der
Tat noch als Selbstverständlichkeit erschienen sein. Die große Erleichterung, mit
der die Diakonissen in den Interviews rückblickend ihren Auszug aus der Station
beschreiben, zeigt jedoch, dass diese Situation auch in den fünfziger Jahren –
oftmals unausgesprochen – als höchst belastend erlebt wurde.[71]

Die Auflösung der ›Stationsfamilie‹ und die Fragmentierung des Tätigkeitsfeldes der Schwestern wurden durch Arbeitszeitreformen zusätzlich verstärkt. In
den Interviews nimmt dieses Thema einen herausgehobenen Stellenwert ein,
weil es den Nerv des herkömmlichen Pflegekonzeptes traf. Dabei sind zwei
Prozesse zu unterscheiden: die Verkürzung der Wochenarbeitszeit seit der
zweiten Hälfte der fünfziger Jahre und die Umstellung auf den Schichtdienst seit
den sechziger Jahren.

Die Reduzierung der Wochenarbeitszeit begann in den Außenkrankenhäusern der Stiftung, die früher als das Mutterhauskrankenhaus auf die Beschäftigung freier Schwestern angewiesen waren und deren Arbeitszeitwünschen entgegenkommen mussten. Schwester Elise erinnert sich in einem Interview an
ihren Wechsel vom Mutterhauskrankenhaus in das Evangelische Vereinskrankenhaus in Hannoversch Münden im Jahr 1957:

> »Was ich doch ein bisschen anfing, in Hannoversch Münden als wohltuend zu emp-
> finden, das war, dass man da nicht ganz so lange Arbeitstage mehr hatte wie im
> Henriettenstift zu meiner Schülerinnenzeit. … Da war das doch mit der Arbeitszeit ein
> bisschen geregelter, und die Stationsschwester da auf der Chirurgischen Station, die

---

70 Interview mit Schwester Else Kuhn am 23. 2. 2005.
71 Neben den Schwestern, die den Wegzug von der Station als Erleichterung erlebten, gab es
auch einzelne Diakonissen, die sich vehement gegen diesen Schritt zur Wehr setzten.
Schwester Ingelore etwa teilte der Mutterhausleitung 1976 mit, sie halte die Präsenz der
Stationsschwester auf der Station im Interesse der Patienten nach wie vor für »gut und
wichtig«. Sie sei deshalb »nicht bereit, ›kampflos‹ ihr Zimmer aufzugeben«. Sie würde dies
nur tun, wenn sie »dazu gezwungen würde.« Auch der zuständige Chefarzt unterstützte sie
bei ihrem Anliegen. Schwester Ingelore war dann die letzte Stationsschwester, die 1986 aus
der Station auszog. O.V. [Hausvorstand], Aktennotiz, 9. 2. 1976 und Oberin Pfeiffer an
Vorsteher Pastor Helbig, 28. 10. 1976, Archiv der Henriettenstiftung, S-1 – 0680.

hatte auch eine wirklich vorzügliche Organisation, und wir waren eigentlich auch immer so um halb acht, acht fertig.«[72]

In dem Vereinskrankenhaus stellten die Diakonissen nur eine Minderheit des Pflegepersonals. Der Stil des Hauses wurde durch die wachsende Zahl freier Schwestern geprägt, die nicht mehr bereit waren, ihr Leben vorbehaltlos in den Dienst am Kranken zu stellen. Zwar bezogen sich die neuen Arbeitszeitregelungen rechtlich nur auf das freie Personal, dennoch profitierten auch die Diakonissen davon, weil der Arbeitsrhythmus auf den Stationen den verkürzten Arbeitszeiten angepasst wurde. So war es auf der Station von Schwester Elise offenbar vor allem der Stationsschwester zu verdanken, dass die Tagschicht in der Regel zwischen 19:30 Uhr und 20 Uhr endete. In der Henriettenstiftung war es zu der Zeit hingegen noch durchaus üblich, abends bis 21 Uhr oder mitunter gar bis 22 Uhr zu arbeiten – dies auch, weil die Stationsschwestern angesichts der großen Zahl von Diakonissen nicht im gleichen Maße mit der Arbeitszeit der Schwestern kalkulieren und auf die Uhr schauen mussten. Das Prinzip einer zeitrationellen Nutzung der Arbeitskraft setzte sich hier erst seit den sechziger Jahren durch.

Die meisten Diakonissen scheinen eine moderate Verkürzung der Wochenarbeitszeit durchaus begrüßt zu haben. Auch die zunehmend üblicher werdenden freien oder auch halben freien Tage bewerteten sie offenbar als beträchtlichen Zugewinn an Lebensqualität. Schwester Rosemarie erinnert sich: »Also toll war das nicht, am Anfang, als wir so gut wie keinen Tag frei hatten. Ich weiß noch, wie es plötzlich in der Woche einen halben Tag frei gab. Mensch das war unglaublich.«[73] Ein Mehr an freier Zeit und die Chance, Abstand vom Stationsalltag zu gewinnen, dürften die meisten Diakonissen als positiv erlebt haben.

Auf erbitterten Widerstand hingegen stießen die Arbeitszeitreformen, wenn sie das tradierte Pflegeverständnis der Diakonissen bedrohten. Als besonders einschneidend erinnern die Diakonissen in dem Zusammenhang die Einführung des Schichtdienstes seit Mitte der sechziger Jahre. Die ehemalige Stationsschwester Ingelore berichtet:

> »Früher waren wir immer da, dann wurde der Schichtdienst eingeführt. … Für mich und die Patienten war es ganz komisch. Dieser Schichtdienst hatte viele Nachteile. Keiner weiß vom anderen was. Ich hörte immer, was der Chef mit den Patienten besprach, und heute wird das alles aufgeschrieben … Alles muss dokumentiert werden.

---

72 Interview mit Elise Vogelsang am 2.6.2005.
73 Interview mit Schwester Rosemarie Kaufmann am 25.1.2005.

Ich habe immer gesagt, wir wollen nicht so viel schreiben, wir wollen nicht so viel reden, wir wollen uns lieber um die Leute kümmern.«[74]

Mit dem Schichtdienst verringerte sich nicht nur der Kontakt zwischen Schwestern und Patienten, auch die Kommunikation zwischen dem Stationspersonal musste neu organisiert werden. An die Stelle steter Präsenz und mündlichen Austauschs trat die schriftliche Dokumentation, die sicherlich auch für mehr Transparenz sorgte, gerade gegenüber Angehörigen. Die Fragmentierung der Tätigkeit und der zunehmende Verwaltungsanteil stellten jedoch den Kern des herkömmlichen christlichen Pflegeverständnisses in Frage, das schließlich auf einem direkten Dienst am Menschen basierte.

Die Erfüllung dieses Dienstes wurde mit der Modernisierung der Krankenversorgung seit den sechziger Jahren immer schwieriger. Dies zeigt etwa das Beispiel von Schwester Clara, die sich 1970 bitterlich bei der Oberin beklagte, sie könne im Krankenhaus »so wenig Diakonisse sein«. Sie komme sich »immer wieder unglaubwürdig vor mit dem ›zu wenig‹«[75], was sie gebe. In ihrem Fall führte der Eindruck, in dem modernisierten Krankenhaus an ihrem eigentlichen Dienst gehindert zu werden, sogar zu einem Austritt aus dem Mutterhaus. Doch die meisten Diakonissen blieben und versuchten, ihr Dienstverständnis unter den neuen Bedingungen weiterzuleben. In Bezug auf die Arbeitszeitfrage lassen sich die siebziger Jahre im Mutterhauskrankenhaus als Gleichzeitigkeit des Ungleichzeitigen charakterisieren, indem die Diakonissen weiterhin ›wie immer‹ arbeiteten und die freien Schwestern im Schichtdienst.

Eine der wenigen Diakonissen, die selber im Schichtdienst gearbeitet hat, ist Schwester Marie. Im Interview erzählt sie, wie sich ihrer Erfahrung nach der Blick auf die Patienten dadurch verändert habe:

> »Für mich war das dermaßen ungut. Ich kam mittags auf die Station, hörte, was gewesen war, hatte aber keine persönliche Beziehung zu den Abläufen, zu den Patienten. Man hatte die Patienten nicht gesehen, mit denen man arbeiten sollte. Man hat das Gesicht nicht selber gesehen. Eine Gesichtsfarbe bedeutet viel. Wenn man einen Patienten sieht, wenn er einem wie immer ›guten Morgen‹ sagt, dann sieht man: Hat er dieselbe Farbe wie gestern oder ist plötzlich was eingetreten. Alles sagt bei einem Patienten was aus …. Ich habe immer gedacht, du kannst nicht die Verantwortung übernehmen für etwas, das du nicht miterlebt hast.«[76]

Für Schwester Marie brach mit dem Schichtdienst also der Kern ihrer Tätigkeit weg: die kontinuierliche Beobachtung der Kranken, die es ermöglichte, auch nur

---

74 Interview mit Schwester Ingelore Giese am 1.4.2004 (das Interview wurde zusammen mit Christiane Schröder durchgeführt).

75 Handschriftliche Aktennotiz Oberin Pfeiffer, 27.3.1970, Archiv der Henriettenstiftung, S-3-002.

76 Interview mit Schwester Marie Seifert am 5.4.2005.

minimale Veränderungen des Körpers und des Ausdrucks feststellen zu können. Ihr Gefühl des Verantwortungsverlustes verweist darüber hinaus auf die immensen Schwierigkeiten der Diakonissen, ihre Alleinzuständigkeit für die Patienten aufzugeben, schließlich hatte ihnen das tradierte Konzept der »Ganzheitspflege« eine sehr machtvolle Stellung gesichert.

Dieser Aspekt wurde offenbar in den Auseinandersetzungen mit den freien Schwestern besonders virulent (vgl. auch Kapitel 3.3.1). Die Diakonisse Schwester Else erinnert sich:

> »Also, ich erlebte das jedenfalls so, dass die [freien Schwestern, die Verf.] mir dann auch mal klarmachten, es sei nicht richtig, wenn ich den ganzen Tag da wäre. Ich würde die Patienten zu sehr an mich binden, so in dem Stil. Es müsste auch die nächste Examinierte einen Zeitraum haben, um die Arbeit verantwortlich zu tragen. Das musste man selber natürlich auch erst lernen.«[77]

Das Schwestern-Patientenverhältnis war demnach eines der Felder, auf dem die Konflikte zwischen Diakonissen und freien Schwestern verhandelt wurden. Die Frage war, wen die Patienten als ›gute‹ und verantwortliche Schwester erkannten und respektierten. Bevorzugten sie den traditionellen Schwesterntypus, der für stete Präsenz und Erfahrungswissen stand, oder die moderne professionell handelnde Schwester? Diese Auseinandersetzung zwischen Alt und Neu endete im Mutterhauskrankenhaus erst um 1980, als die meisten Diakonissen aus der Krankenhaustätigkeit ausgeschieden waren. Die wenigen noch tätigen Diakonissen wechselten meist in die Alten- oder Gemeindekrankenpflege, wo sie ihr tradiertes Dienstverständnis noch etwas länger leben konnten als im Krankenhaus.

Kontrastanalyse 2: Die Reform evangelischer Krankenhauspflege in Schweden

Wie in Westdeutschland spielten christliche Traditionen eine entscheidende Rolle auch in der Geschichte der schwedischen Krankenpflege. Die am Beispiel der Henriettenstiftung beschriebene Verberuflichung und Professionalisierung des Berufsfeldes in Westdeutschland setzte in Schweden jedoch bereits in den dreißiger Jahren ein und zog sich bis in die fünfziger Jahre. Schweden gilt in der Bundesrepublik seit den sechziger Jahren als ein Vorbild bei der Professionalisierung der Pflege (vgl. Hagemann 1968, 85–86). Das skandinavische Land ist deshalb für eine vergleichende Analyse von besonderem Interesse. Auch wenn der Umbau des Berufsfeldes in Schweden hier nicht mit der gleichen Tiefenschärfe dargestellt werden kann wie im Falle des hannoverschen Mutterhauses, lassen die folgenden Ausführungen doch erkennen, dass das Konzept evange-

---

77 Interview mit Schwester Else Kuhn am 23.2.2005.

lischer Krankenpflege in Schweden zwar dem nationalen professionalisie-
rungsförderlichen Kontext angepasst wurde. Gleichwohl haben sich bei der
Modernisierung der Krankenversorgung – trotz unterschiedlicher Rahmenbedingungen – in Westdeutschland und Schweden ähnliche Grundfragen gestellt.

Evangelische Pflegetraditionen und das deutsche Modell des Diakonissen-
mutterhauses prägten die schwedische Pflegegeschichte seit dem 19. Jahrhun-
dert. Die erste Krankenpflegeschule wurde von einer Diakonissenanstalt ins
Leben gerufen; neu gegründete Schwesternschaften, wie das *Sophiahemmet* in
Stockholm und das *Samariterhemmet* in Uppsala, basierten auf dem Mutter-
haussystem, und religiöse Berufungsvorstellungen formten die Konzeption des
Berufsbildes Krankenpflege (vgl. Andersson 1997, Bohm 1972, 153 – 154,
Christiansson 2006, 70 – 72 und Koivunen Bylund 1994, 144).

Wie Andersson in ihrer Untersuchung zum Konzept weiblicher Berufung in
der schwedischen Pflegegeschichte betont, gewann jedoch Anfang des
20. Jahrhunderts ein säkularisiertes Berufungsverständnis an Bedeutung, und
die Krankenpflege erhielt zunehmend den Charakter eines weltlichen Berufs, der
allerdings nach wie vor besondere Anforderungen an die Berufsangehörigen
stellte. Dazu zählte in erster Linie die Fähigkeit zur Selbstaufopferung (vgl.
Andersson 1997, 63 – 70). In Schweden galt deshalb – ebenso wie in Deutschland
– die unveränderte Erwartung, dass Krankenschwestern ihr Leben auf die Bedürfnisse der Patienten auszurichten hätten. Die Frauen waren selbstverständlich ledig, sie wohnten in Unterkünften der Krankenanstalten und waren quasi
rund um die Uhr im Dienst (vgl. Emanuelsson 1990, 62).

Auch der schwedische Krankenschwesternverband, *Svensk Sjuksköterskeförening* (SSF), der 1945 insgesamt 94 Prozent der erwerbstätigen Krankenschwestern organisierte, hatte bei seiner Gründung im Jahr 1910 zunächst ein
dezidiert unberufliches Konzept von Krankenpflege vertreten. So sprach sich
der SSF Anfang der zwanziger Jahre entschieden gegen Arbeitszeitverkürzungen
in der Pflege aus, da zum einen die Versorgung der Patienten darunter leiden und
zum anderen die Krankenpflege ihre Besonderheit verlieren würde, die sie bislang von anderen Erwerbsberufen abhebe. Seine Hauptaufgabe erblickte der SSF
nicht in der Gestaltung von Arbeitsbedingungen, sondern im Engagement für
eine Verlängerung und theoretische Fundierung der Ausbildung (vgl. Bohm
1972, 213, Emanuelsson 1990, 98 und Nicklasson 1995, 284 – 285).

Eine Argumentation, die auf einer Sonderstellung der Schwestern in der
Gesellschaft beruhte, verlor in Schweden jedoch bereits in den dreißiger Jahren
an Überzeugungskraft. Das Bild des weiblichen Pflegepersonals als besondere
und unvergleichliche Berufsgruppe passte immer weniger in das Konzept des
sich entwickelnden schwedischen Wohlfahrtsstaates, das die Gleichheit der
Menschen betonte und auf eine Vereinheitlichung der Lebensverhältnisse ab-
zielte (vgl. Kolbe 2002, 35 – 40).

Wie tiefgreifend sich in Schweden das Verständnis von Krankenpflege in den dreißiger Jahren veränderte, zeigt die vollständige Umstrukturierung des SSF, der ab 1933 – nach erbitterten Auseinandersetzungen innerhalb der Organisation – zur Gewerkschaft ausgebaut wurde und sich von nun an für eine arbeits- und tarifrechtliche Ausgestaltung des Tätigkeitsfeldes einsetzte.[78] Die Tatsache, dass 1945 der überwiegende Teil der schwedischen Krankenschwestern gewerkschaftlich organisiert war, belegt die hohe Akzeptanz einer verberuflichten Krankenpflege, während noch in der Bundesrepublik der fünfziger Jahre die Gewerkschaftsmitgliedschaft einer Krankenschwester als »unanständig« galt (vgl. Kreutzer 2005, 63). Da sich der SSF außerdem von Beginn an für eine Theoretisierung der Ausbildung stark gemacht hatte, waren die Widerstände gegen eine Professionalisierung der Pflege in Schweden erheblich geringer als in Deutschland. Bereits in den dreißiger Jahren führten die schwedischen Krankenpflegeschulen eine dreijährige Ausbildung durch (vgl. Holmdahl 1994, 193).

Die detaillierten Ausbildungsordnungen, in denen die schwedische Gesundheitsverwaltung Anfang der fünfziger Jahre den Aufbau der Krankenpflegeausbildung festschrieb, belegen den vergleichsweise hohen Professionalisierungsgrad. Vorgesehen waren 800 Stunden theoretischer Unterricht, unter anderem in Psychologie.[79] Es gab demnach schon früh die Bestrebung, auch den persönlichen Umgang mit den Patienten zu verwissenschaftlichen.[80] Die theoretische Unterweisung fand im Allgemeinen in Form von drei Unterrichtsblöcken statt, wobei die Schülerinnen zu Beginn der Ausbildung einen zwei- bis dreimonatigen Einführungskurs durchliefen. Anders als die hannoverschen Diakonissen wurden die schwedischen Krankenpflegeschülerinnen also zunächst theoretisch auf ihren Praxiseinsatz vorbereitet.[81] Dies galt ebenfalls für die christlichen Häuser. Zwar betonten auch in Schweden gerade die konfessionellen Einrichtungen die hohe Bedeutung praktischer Ausbildung, da die Erfahrung gezeigt habe, »dass die persönliche Begegnung mit den Kranken von

---

78 Die kommunalen Arbeitgeber erkannten den SSF 1940 als Tarifpartner an (vgl. Bohm 1972, 198).

79 Kungl. Medicinalstylrelsens cirkulär med föreskrifter och anvisningar rörande undervisningen vid godkände sjuksköterskeskolor, 11.11.1952, Ersta Arkiv, F 8/11.

80 In der Bundesrepublik schrieb erst die Ausbildungs- und Prüfungsordnung von 1966 eine Einführung in die Psychologie, Pädagogik und Soziologie vor (vgl. Ausbildungs- und Prüfungsordnung für Krankenschwestern, Krankenpfleger und Kinderkrankenschwester vom 2.8.1966. In: Bundesgesetzblatt 1966, Teil 1, § 1, Absatz 2, 462).

81 Zur allgemeinen Orientierung und Eignungsprüfung durchliefen die angehenden Schülerinnen außerdem vor der eigentlichen Ausbildung eine zwei- bis dreimonatige Probezeit, in der sie praktisch und theoretisch in das Tätigkeitsfeld eingeführt werden sollten (vgl. o.V., Intressanta siffror. In: TfSS (1956), 752–754, hier: 753 und Kungl. Medicinalstylrelsens cirkulär med föreskrifter och anvisningar rörande undervisningen vid godkände sjuksköterskeskolor, 11.11.1952, Ersta Arkiv, F 8/11).

großem erzieherischen Wert sei.«[82] Dennoch waren sie gezwungen, sich in ihrer Ausbildungspraxis den staatlichen Vorgaben anzupassen.

Auch wenn der theoretische Unterricht in Schweden deutlich früher als in Westdeutschland ausgebaut wurde, scheint sich die praktische Ausbildung Anfang der fünfziger Jahre überraschend ähnlich gestaltet zu haben. Dies zeigt der Blick auf die Diakonissenanstalt *Ersta* in Stockholm, die eine eigentümliche Mischung aus tradierten und modernen Ausbildungselementen praktizierte. Die Schülerinnen nahmen zunächst an einem zweimonatigen Einführungsblock teil, der sie auf die Pflegearbeit vorbereiten sollte und in dem vermutlich medizinischer sowie pflegerischer Unterricht, weltlich-moderne Deutungen der Psychologie und tradierte ethisch-diakonische Ausbildungsinhalte relativ unverbunden nebeneinander gestanden haben werden.[83] Dennoch nahm die theoretische Vorbereitung auf den Praxiseinsatz ein deutlich höheres Gewicht ein als in dem westdeutschen Pendant der Henriettenstiftung. Der anschließende praktische Einsatz folgte dann jedoch Prinzipien, die mit dem hannoverschen Diakonissenmutterhaus vergleichbar sind. Auch in *Ersta* stellten die Schülerinnen den Großteil der Arbeitskräfte, und sie übernahmen während ihrer Ausbildung die Betreuung einer bestimmten Anzahl von Patienten, für deren Versorgung sie zuständig waren. Dazu gehörte ebenfalls das Reinigen der Krankenzimmer.[84]

Das praktische Erlernen der Krankenbeobachtungskompetenz durch eine kontinuierliche Begleitung der Patienten wird sich in den christlichen Häusern Schwedens Anfang der fünfziger Jahre ähnlich gestaltet haben wie in der Bundesrepublik. In vielen öffentlichen Krankenhäusern wurden hingegen schon seit den späten dreißiger Jahren Pflegehilfskräfte beschäftigt, die Tätigkeiten in der Hauswirtschaft und Grundpflege übernahmen (vgl. Zetterström Lagervall u. a. 1985, 148–150). Damit hatte sich in diesen Häusern bereits eine Aufteilung des ehemals »ganzheitlichen« Arbeitsbereichs durchgesetzt. 1946 stellte die Zeitschrift des SSF fest, viele Krankenschwestern betrachteten »einen Teil der Arbeit mit den Patienten als unter ihrer Würde.«[85] Da aber die Zuständigkeiten der Krankenschwestern und Pflegehilfskräfte nicht klar voneinander abgegrenzt waren, konnte die konkrete Ausgestaltung der Arbeitsteilung nur vor Ort geregelt werden. Die Frage, in welchem Ausmaß das Hilfspersonal bei der Betreuung von Patienten eingesetzt, also von dem bisherigen Konzept der

---

82 Bethanienstiftelsens styrelse till kungliga Medicinalstyrelsen, 30.7.1948, Ersta Arkiv, F 8/19.

83 Årsredogörelse från Ersta Diakonissanstalts sjuksköterskeskola för år 1951, Ersta Arkiv, F 8/10.

84 Interview mit Agnes Larsson, die Anfang der fünfziger Jahre ihre Ausbildung als Diakonissenschülerin in Ersta absolvierte, am 4.10.2006.

85 A.K., Vårt biträdesystem diskuteras i Danmark. In: TfSS (1946), 617. Die schwedischsprachigen Quellenzitate wurden von der Verfasserin ins Deutsche übertragen und von einer Übersetzerin überprüft.

»Ganzheitspflege« abgegangen wurde, wird sich damit von Krankenhaus zu Krankenhaus und von Station zu Station unterschieden haben.

Die Debatte um die Arbeitszeitfrage Mitte der fünfziger Jahre belegt, dass es sich bei dem Abschied von der »Ganzheitspflege« um einen längerfristigen Prozess handelte. 1946 hatte die schwedische Gesundheitsverwaltung in einer Richtlinie die 48-Stundenwoche in der Pflege gefordert. Deren Umsetzung erstreckte sich jedoch angesichts des herrschenden Personalmangels über mehrere Jahre.[86] In der Praxis waren die Arbeitszeiten in der Pflege noch Ende der vierziger Jahre kaum reguliert. Die Schwestern arbeiteten, bis die Kranken versorgt waren (vgl. Svedberg 2002, 105–106). Diese am Wohl der Patienten orientierte Arbeitszeitorganisation dürfte nach wie vor einen relativ kontinuierlichen Umgang mit den Kranken gesichert haben.

Nicht zuletzt angesichts der wachsenden Zahl verheirateter Krankenschwestern konnten diese langen Arbeitszeiten immer weniger durchgesetzt werden. Galt es noch Ende der dreißiger Jahre als selbstverständlich, dass eine Schwester mit der Heirat aus dem Beruf ausschied, lag der Anteil verheirateter Krankenschwestern 1957 bereits bei 35 Prozent.[87] Sollten diese Frauen im Beruf gehalten werden, um den Personalmangel nicht weiter zu verstärken, mussten die geforderten Arbeitszeitverkürzungen praxiswirksam werden.

Mit der Durchführung der Arbeitszeitreformen wandelte sich das Schwestern-Patientenverhältnis jedoch grundlegend. Eine Konferenz zum Thema »Folgen der Arbeitszeitverkürzungen für die Krankenpflege« stellte 1955 fest:

> »Eine Verkürzung der Arbeitszeiten geht mit einer erhöhten Fluktuation des Personals einher, so dass die Patienten mit immer mehr Pflegepersonal zu tun haben. Eine gängige Rationalisierungsmaßnahme besteht darin, die Arbeit nach dem System der Funktionspflege umzugestalten – ein System, das sehr unbefriedigend sein muss.«[88]

Auch in der schwedischen Debatte trat die grundsätzliche Ambivalenz einer Verberuflichung bedürfnisorientierter Tätigkeiten deutlich zu Tage. Zweifelsohne gewannen Frauen mit den Arbeitszeitverkürzungen neue Handlungsmöglichkeiten, wie die Perspektive auf ein Privatleben und die Chance, Distanz zur Arbeit zu gewinnen. Die Arbeitszeitreformen führten jedoch auch zu einer steigenden Fluktuation des Pflegepersonals; sie erhöhten zudem den Rationalisierungsdruck und forcierten damit die Einführung einer Funktionspflege.

Wie in Westdeutschland wurde die Verlustgeschichte des Modernisierungsprozesses auch in Schweden als Dehumanisierung des Krankenhauswesens

---

86 Genau genommen empfahl die Gesundheitsverwaltung eine Arbeitszeit von 192 Stunden verteilt auf vier Wochen (vgl. Höjer, Gerda/Astrid Söderbergh, Utlåtande över arbetstidslagstiftning. In: TfSS (1952), 386–390, hier: 386).

87 Vgl. Höjer, Gerda, Arbetstiden förkortas. In: TfSS (1957), 749–50, hier: 749.

88 Vgl. o. V., Patientvården diskuterades. In: TfSS (1955), 693–695, hier: 693.

diskutiert, das mit der Einführung des »Fließbandprinzips« an Menschlichkeit
verloren habe. Dass die Reform der Krankenpflege auch mit einem Kompetenzverlust an Beobachtungsfähigkeit der Schwestern einherging, blieb in beiden Ländern ausgeblendet.[89]

3.2.2 Traditionsbastion Gemeindepflege

Im Unterschied zur Krankenhausarbeit, die in den sechziger Jahren tiefgreifend
umgestaltet wurde, erwies sich die Gemeindepflege lange Zeit als bemerkenswert resistent gegenüber Verberuflichungs- und Professionalisierungstenden-
zen. Erst Ende der sechziger Jahre wurde die ambulante Pflege überhaupt als
sozialpolitisches Handlungsfeld entdeckt. Bis dahin galt häusliche Krankenpflege als familiäre Angelegenheit und Feld christlicher »Liebestätigkeit«.[90]

In den Gemeinden übernahmen die Schwestern ein breites Aufgabenfeld
krankenpflegerischer, sozialfürsorgerischer und seelsorgerischer Tätigkeiten.[91]
Sie waren nicht nur für die kranken und alten, sondern auch für alle einsamen
und bedürftigen Menschen vor Ort zuständig. In vielen Gemeinden richteten die
Schwestern außerdem die Kindergottesdienste aus. Mit dieser breiten Zuständigkeit für die leiblichen und seelischen Bedürfnisse der ihnen anvertrauten
Menschen war die Gemeindepflege dezidiert nicht als medizinischer Hilfsberuf
konzipiert. Die Schwestern traten vielmehr ein seelsorgerisches Amt an, und in
ihren Aufgabenbereich wurden sie mit einem Gottesdienst eingeführt. Mit der
Errichtung von Diakonie- und Sozialstationen seit 1970 veränderte sich zwar die
Finanzierung und Organisation ambulanter Pflege grundlegend.[92] Dennoch

---

89 Leininger beschreibt auch für die USA einen Kompetenzverlust der Schwestern im Zuge der
    Modernisierung und vor allem der Technisierung der Krankenpflege in den fünfziger Jahren.
    Dabei hat sie allerdings vor allem einen Verlust fürsorglicher Fähigkeiten im Blick (vgl.
    Leininger 1998, 27–35).

90 Bis Anfang der sechziger Jahre wurden allenfalls geringfügige öffentliche Mittel für die
    häusliche Pflege bereitgestellt, und es bestand kein Anspruch auf Leistungen der gesetzlichen
    Krankenversicherung. Die Arbeit der Gemeindestationen basierte damit auf dem Verant-
    wortungsgefühl von deren (kirchlichen) Trägern sowie auf Spendeneinnahmen, Kirchen-
    steuern und vor allem der umfassenden Dienstbereitschaft der Schwestern (vgl. Simon
    2003, 247).

91 Im Unterschied zur Krankenhauspflege ist die Geschichte der Gemeindepflege erst in
    jüngster Zeit zum Gegenstand der Forschung geworden. Zur Entwicklung der Gemeinde-
    pflege in Deutschland vgl. Friedrich (2006), Hackmann (2009), Kreutzer (2008 und 2009)
    und Nolte (2009). Zur Geschichte der ambulanten Pflege in den USA im 19. und 20. Jahr-
    hundert vgl. Buhler-Wilkerson (2001).

92 An die Stelle der Gemeindeschwester mit ihrem umfassenden Aufgabenfeld trat in den
    Sozial- und Diakoniestationen ein arbeitsteilig tätiges Team, bestehend aus Kranken-
    schwestern, Alten- und Familienpflegerinnen, die nicht mehr nur eine Kirchengemeinde
    versorgten. Die Arbeit der Sozialstationen löste sich aus dem Konzept des »Liebesdienstes«

konnte sich der tradierte Typus christlicher Gemeindeschwester an einigen Orten sogar noch bis in die achtziger und frühen neunziger Jahre halten.[93] Am Beispiel der Gemeindepflege kann deshalb die Attraktivität und Nachhaltigkeit des tradierten Dienstkonzeptes besonders deutlich nachgezeichnet werden.

Im Folgenden wird die Arbeits- und Lebenswelt der Gemeindeschwestern der Henriettenstiftung genauer beleuchtet und sowohl nach den befriedigenden als auch nach den belastenden Aspekten des Tätigkeitsfeldes gefragt. Zunächst wird die Gemeindestation als Wohn- und Arbeitsbereich der Schwestern vorgestellt, um dann auf die unterschiedlichen Handlungskontexte ländlicher und städtischer Gemeindestationen mit ihren spezifischen Belastungsfaktoren einzugehen. Anschließend wird die Tätigkeit der Gemeindeschwestern genauer untersucht. Wie sich die gesellschaftlichen Umbrüche der sechziger Jahre auf die Gemeindepflege auswirkten, ist Gegenstand des darauffolgenden Abschnitts. Zum Schluss werden die Ergebnisse durch eine international vergleichende Perspektive erweitert. Im Mittelpunkt dieses Vergleichs steht das US-amerikanische Diakonissenmutterhaus in Baltimore, an dessen Beispiel kontrastierend Konzeption und Transformation evangelischer Gemeindepflege in den USA untersucht und in Bezug auf die westdeutsche Entwicklung vergleichend diskutiert werden.

Die Gemeindestation als Wohn- und Arbeitsbereich
Die Gestaltung der westdeutschen Gemeindestationen unterschied sich von Ort zu Ort erheblich, so dass die Bedingungen, unter denen die Schwestern tätig waren, stark variierten. Einige Stationen waren im Pfarrhaus untergebracht, so dass die Anbindung an den Pastorenhaushalt sehr eng war. Bisweilen war eine Gemeindestation mit einer anderen Außenstation der Henriettenstiftung, zum Beispiel einem Altenheim, zusammengelegt. Gemeindestation und Altenheim bildeten dann eine Einheit.[94] Üblicherweise war die Gemeindestation jedoch in einer eigenen Wohnung untergebracht, die je nach Größe der Station aus Schlafzimmern der Schwestern, gemeinsam genutztem Wohnzimmer sowie Küche und mitunter auch einem Badezimmer bestand. Zwar waren die Schwestern vor allem in der ambulanten Pflege tätig, dennoch führten sie auch in

---

und wurde zu einer Leistung des Sozialstaates. Damit wurden auch die Pflichten und Aufgaben des Personals sowie die fachlichen Anforderungen genauer definiert (vgl. Dreßke/Göckenjan 2007, 671–673, Grote 1995, 34–46, Scharffenorth u. a. 1984, 235–251).

93   1990 bestanden bundesweit neben 987 Diakoniestationen noch 902 Gemeindepflegestationen (vgl. Grote 1995, 40). Diese Zahlen können jedoch nur einen groben Anhaltspunkt geben, da die Diakoniestationen in der Regel sehr viel größer gewesen sein dürften als die Gemeindepflegestationen.

94   Verein für Diakonissenpflege e. V., Schatzmeister Herr Leppin, an Oberin Florschütz, 13. 3. 1944, Archiv der Henriettenstiftung, 1 – 09 – 181.

der Gemeindestation Behandlungen durch.[95] Das Wohnzimmer wurde in diesen Fällen ebenfalls als Behandlungszimmer genutzt; Küche und Bad dienten dem Sterilisieren von Instrumenten.

Schwester Wilhelmine, die Mitte der fünfziger Jahre ihre Arbeit als Gemeindeschwester in Hannover aufnahm, erinnert sich in einem Interview, die Waschschale, die morgens der eigenen Körperpflege diente, anschließend zum Auskochen der Spritzen verwendet zu haben. Größere Pflegeutensilien wie zum Beispiel Gummiunterlagen wurden in der Badewanne gesäubert, »wo wir später reinsteigen mussten. Wir haben es zwar desinfiziert, aber so ist das gewesen. Es gab nichts anderes.«[96] Im Allgemeinen bewahrten die Schwestern in ihren Wohnungen auch Pflegehilfsmittel wie Heizkissen und sonstiges Krankenpflegematerial auf, das sie an Kranke verliehen.[97] In der unmittelbaren Not der Kriegs- und Nachkriegsjahre richteten die Schwestern in den Gemeindestationen sogar Entbindungsräume ein.[98]

Angesichts der allgemeinen Wohnungsnot nach dem Zweiten Weltkrieg waren die oftmals beengten räumlichen Verhältnisse und die multifunktionale Nutzung der Gemeindestationen in den fünfziger Jahren selten Gegenstand von Klagen der Diakonissen. In der Regel achtete das Mutterhaus darauf, dass die Träger der Gemeindestationen bei der Unterbringung der Schwestern einen Mindeststandard gewährleisteten. Dazu gehörte unter anderem, dass die Wohnung ausreichend beheizbar sein musste.[99] Die Wohnqualität in den Gemeindestationen dürfte damit in den Nachkriegsjahren oft deutlich über den durchschnittlichen Lebensbedingungen der Bevölkerung gelegen haben.

Mitunter wurde die Ausgestaltung der Gemeindestationen als regelrecht luxuriös wahrgenommen. Schwester Wilhelmine war Ende des Zweiten Weltkrieges aus den ehemaligen Ostgebieten nach Hannover geflohen und wurde nach Abschluss ihrer Krankenpflegeausbildung Mitte der fünfziger Jahre von der Henriettenstiftung in eine Gemeindestation entsandt. In dem Interview erinnert sie sich an ihre Ankunft in der Station:

> »Es war ja voll eingerichtet, eine volle Kücheneinrichtung mit allem, schönes Fürstenberger Geschirr war da. ... Und ich war nun eine Nachkriegsschwester, die da in

---

95 Vorsteher Pastor Meyer an Rechtsanwalt Brunotte, Hannover, 19.3.1951, Archiv der Henriettenstiftung, 1–09–134.

96 Interview mit Schwester Wilhelmine Dietrichs am 2.4.2004.

97 Dr. Oehlmann an den Landrat des Kreises Bersenbrück, Bezirksfürsorgeverband, 22.3.1946, Archiv der Henriettenstiftung, Bestand Wirtschaft und Versorgung: Schwesternhonorar A-HD.

98 Schwester Josephine Brandt an den Hausvorstand der Henriettenstiftung, 25.5.1945, Archiv der Henriettenstiftung, 1–09–229.

99 Aktenvermerk Schwester Alma Sander, 10.10.1951, Archiv der Henriettenstiftung, 1–09–207; Vorsteher Pastor Meyer an Rechtsanwalt Brunotte, 19.3.1951, Archiv der Henriettenstiftung, 1–09–134.

diese voll eingerichtete Station hinein kam. ... Wer war ich? Ich habe mit nichts angefangen. Ich habe nicht mal genug anzuziehen gehabt, als ich in die Henriettenstiftung kam.«[100]

Gemessen an ihrer Ausgangssituation nach dem Zweiten Weltkrieg war die Gestaltung der Gemeindestation – mit Markengeschirr als Ausdruck bürgerlichen Wohlstands – eine nachgerade sprunghafte Verbesserung ihrer Lebensbedingungen. Es erstaunt von daher nicht, dass die Wohnraumgestaltung bis weit in die fünfziger Jahre hinein von den Schwestern in den seltensten Fällen problematisiert wurde.

Gemeindestationen in Stadt und Land: Zwei unterschiedliche Handlungskontexte
Bei aller Heterogenität der Gemeindestationen kann grundsätzlich zwischen zwei Stationsformen, den ländlichen und städtischen Gemeindestationen, unterschieden werden. Diese sollen im Folgenden im Hinblick auf ihre jeweils spezifischen Belastungsfaktoren analysiert werden.

Der Dienst in den ländlichen Gemeindestationen war ein Tätigkeitsfeld, das den Schwestern ein Höchstmaß an Selbständigkeit abverlangte, aber oft auch mit Vereinsamung verbunden war. Während in den städtischen Gemeindestationen mehrere Schwestern zusammen lebten und arbeiteten, war auf dem Land in der Regel für mehrere Dörfer nur eine Schwester zuständig. Die Frauen waren bei ihrer Arbeit völlig auf sich gestellt. Schwester Ella, die noch in den achtziger und neunziger Jahren als Gemeindeschwester mehrere entlegene Bergdörfer im Harz versorgte, erinnerte sich in einem Interview an die Arbeit in einer solchen Gemeindestation auf dem Land:

»Das war nett, wenn ich in das Kirchdorf kam, guckte Tante Emma aus dem Fenster, die lebendige Zeitung, und die sagte mir dann Bescheid, was im Dorf los war, wo ich unbedingt hin müsse. Zum Beispiel hatte sich einer beim Holzhacken verletzt, und ich sollte mal gucken, was der macht, der müsse doch ins Krankenhaus. Ich habe nachgeguckt, und es war auch eine schöne Wunde und ich habe gesagt: ›Sie müssen eigentlich genäht werden.‹ ›Ach was‹, hat der gesagt, ›ich will nicht genäht werden. Machen Sie mir mal noch einen Verband und dann heilt das von selber.‹ ... Die waren da ziemlich hart im Nehmen und nicht so wehleidig wie Stadtbewohner. Das war ein ganz schönes Arbeiten.«[101]

In den ländlichen Gemeindestationen waren die Schwestern bei Krankheiten und anderen Notlagen oft die ersten Ansprechpartnerinnen vor Ort, da der nächste Arzt meist weit weg war. Auch die Hemmung der im Dorf lebenden Frauen und Männer, ein Krankenhaus aufzusuchen, dürfte den Aufgabenbereich einer Schwester erweitert haben. Hinzu kam, dass der Zugriff des Mutterhauses

---

100 Interview mit Schwester Wilhelmine Dietrichs am 2.4.2004.
101 Interview mit Schwester Ella Hartung am 28.1.2005.

auf die einzelnen Schwestern aufgrund der räumlichen Entfernung gering war. Die Kontrollmöglichkeiten der Schwesternschaft hielten sich in engen Grenzen.

Diese große Eigenständigkeit der Gemeindeschwestern stellt das gängige Bild der »kasernierten« Diakonisse grundlegend in Frage. Die Biografien der Gemeindediakonissen zeigen, dass das Mutterhaus Frauen erhebliche Spielräume bieten konnte. Viele der Gemeindeschwestern waren zwar im Mutterhauskrankenhaus ausgebildet worden. Anschließend waren sie aber oft über Jahrzehnte in weit entlegenen Gemeinden tätig und kehrten im Allgemeinen nur ein Mal im Jahr zum Jahresfest der Henriettenstiftung nach Hannover zurück. Auch ihren Ruhestand verbrachten sie oft in »ihrer« Gemeinde, mit der sie sich aufgrund ihrer häufig langjährigen Tätigkeit meist emotional sehr stark verbunden fühlten.

Der Dienst in den ländlichen Gemeindestationen kam den Wünschen jener Schwestern entgegen, die gerne selbständig arbeiten und möglichst unabhängig von der Gemeinschaft leben wollten. Die Arbeit dort galt allerdings als besonders anstrengend. Dieser Aspekt tritt vor allem in den erlebnisnahen schriftlichen Quellen hervor. So schrieb Schwester Josephine in der Endphase des Zweiten Weltkriegs, am 3. März 1944, an den Theologischen Vorsteher der Henriettenstiftung über ihre Arbeit in der Gemeinde Schneverdingen:

> »Nur ob ich diese Strapazen körperlich aushalte, ist mir oft bange. Seit 8 Tagen vor Weihnachten bis jetzt habe ich jeden Tag 50–60 Kilometer mit dem Rad gefahren. Um $\frac{1}{2}$ 7 bin ich oft schon morgens los bis 11, $\frac{1}{2}$ 12 Uhr nachts. Und oft auch dann nachts noch 2–3 mal raus.«[102]

Die täglich mit dem Fahrrad zurückgelegten Wege waren nicht nur sehr anstrengend, sondern gefährdeten auch die Gesundheit. Insbesondere im Winter häuften sich Briefe der Schwestern an das Mutterhaus, in denen sie über Erfrierungen oder Fahrradunfälle bei Eis und Schnee berichteten.[103] Hinzu kam, dass die Arbeitszeiten in der Gemeindearbeit vermutlich erheblich länger waren als im Krankenhaus. Zwar sind die ausgesprochen langen Arbeitszeiten von Schwester Josephine sicherlich auch der Kriegssituation anzulasten; dennoch war die Tendenz zur Überforderung der Schwestern in der Gemeindepflege zwangsläufig stärker als im Krankenhaus, weil die Schwestern für die Gemeindearbeit ohne Schichtwechsel rund um die Uhr zuständig waren.

---

102 Schwester Josephine Brandt an Vorsteher Pastor Meyer, 3.3.1944, Archiv der Henriettenstiftung, 1–09–229.
103 Oberin Florschütz an Schwester Helene Otte, 15.1.1947, Archiv der Henriettenstiftung, S-1–0004.

Eine besondere Belastung stellten die Nachtwachen dar, die die Schwestern zusätzlich zu ihrem täglichen Dienst bei Schwerkranken und Sterbenden in den Gemeinden übernahmen. Weitaus härter als im Krankenhaus wirkte daher hier das Prinzip: Der Dienst dauert, bis die Arbeit getan ist. Dieser Grundsatz bezog sich zwar gleichermaßen auf ländliche und städtische Gemeindestationen; auf dem Land kam jedoch erschwerend hinzu, dass es dort für die Schwestern keine Vertretung gab. Urlaubs- und Reisepläne der Frauen – und sei es nur für die Teilnahme am Jahresfest des Mutterhauses in Hannover – stellten deshalb oft ein kaum zu lösendes Problem dar. Die Gemeinde ohne adäquaten Ersatz »allein« zu lassen, hielten die meisten Schwestern, die sich in der Regel emotional sehr stark mit den ihnen anvertrauten Gemeinden verbunden fühlten, häufig für undenkbar.[104] In räumlich weit ausgedehnten Gemeinden wie Schneverdingen setzte die Mutterhausleitung deshalb gerne jüngere Schwestern ein, während ältere Gemeindeschwestern eher in die Städte entsandt wurden, wo die Wege nicht so weit und beschwerlich waren.[105] Die Mutterhausleitung berücksichtigte in ihrer Entsendungspraxis also sehr wohl den Rahmen der Möglichkeiten einzelner Schwestern.

Dass es Grenzen der Belastbarkeit gab, war sowohl den Schwestern als auch der Mutterhausleitung bewusst. So gelang es Schwester Josephine 1949, bei der Oberin eine Vertretung zu erwirken. Aus dem Urlaub schrieb sie:

> »Wie bin ich dankbar, daß ich hier sein darf, denn ich war wirklich am Ende meiner Kraft angelangt. … Die Gemeinde Schneverdingen verlangt sehr viel von ihren Leuten und wenn man dann das Gefühl hat, man ist dem nicht mehr gewachsen äußerlich und besonders innerlich nicht, dann leidet die Arbeit und man selber auch, einfach weil man keine Reserven mehr hat. Und soweit soll es ja eigentlich nicht kommen.«[106]

Das Argument, eine überarbeitete Schwester könne keine ›gute‹ Schwester sein, teilte im Grundsatz auch das Mutterhaus. Wie andere Mutterhäuser unterhielt die Henriettenstiftung eigene Erholungsheime für die Schwestern (vgl. Mutterhaus-Diakonie 1960, 129 – 130). Urlaub und Erholung vom Dienst waren demnach ein fester Bestandteil des Mutterhaussystems. Sie sind ein weiteres Beispiel für die Verantwortung, die die Mutterhausleitung für das körperliche und seelische Wohl der Schwestern übernahm. In der Praxis drohten diese Erholungsphasen allerdings häufig den Arbeitsnotwendigkeiten untergeordnet zu werden. Ob eine Schwester bei den Urlaubsplänen des Mutterhauses berück-

---

104 Schwester Josephine Brandt an Vorsteher Pastor Meyer, 12.3.1944, Archiv der Henriettenstiftung, 1 – 09 – 229.
105 Vorsteher Pastor Weber an den Kirchenvorstand der Gemeindepflegestation Hannover-Kirchrode, Pastor Meyer, 22.12.1959, Archiv der Henriettenstiftung, S-1 – 0470.
106 Schwester Josephine Brandt an Oberin Florschütz, 4.10.1949, Archiv der Henriettenstiftung, S-1 – 0136.

sichtigt wurde oder nicht, hing nicht zuletzt von der Nachdrücklichkeit ab, mit der sie ihren Erholungsbedarf vorbrachte. Damit ist eine grundsätzliche Problematik des Mutterhaussystems angesprochen: Die Schwestern hatten keinen Rechtsanspruch auf Urlaub, sie mussten vielmehr ihre Wünsche immer wieder mit Oberin und Vorsteher verhandeln. Dies eröffnete auf der einen Seite beachtliche Gestaltungsspielräume, indem einzelnen Schwestern ausgiebige Erholungspausen oder auch mehrjährige Beurlaubungen zugestanden wurden. Zaghaftere oder auch undiplomatisch auftretende Schwestern hingegen drohten in diesem informellen Verhandlungsprozedere den Kürzeren zu ziehen.

Anders als in den ländlichen Gemeindestationen arbeiteten und lebten in den städtischen Gemeindestationen zwei bis fünf Schwestern zusammen. Sie teilten sich eine Wohnung und führten den Haushalt gemeinsam. Die Arbeit wurde nach Bezirken aufgegliedert, so dass jede Schwester ihren eigenen Bereich betreute. Die Tätigkeit selbst gestaltete sich ähnlich unabhängig wie in den ländlichen Gemeindestationen, aber die Frauen waren stärker in die Schwesternschaft eingebunden. Betreute die Henriettenstiftung in einer Stadt auch das örtliche Krankenhaus, was häufiger der Fall war, dann lebte vor Ort sogar eine vergleichsweise große Gruppe von Stiftsschwestern. Sofern der Kontakt untereinander gut war, konnten die Gemeindeschwestern in der Stadt vielfältige Unterstützung erhalten durch Gespräche und Aktivitäten im Kreise der Schwestern, so dass die Frauen in ein Netz wechselseitig sorgender Beziehungen eingebunden waren. Vor allem das gemeinsame religiöse Leben, aber auch praktische Hilfen in der Arbeit und wechselseitige Vertretungen wurden ihnen so erleichtert. In den städtischen Gemeindestationen entschied somit die Qualität des schwesternschaftlichen Miteinanders maßgeblich über das Wohlbefinden der in der Gemeindepflege tätigen Frauen.[107]

Standen bisher die unterschiedlichen Handlungskontexte der ländlichen und städtischen Gemeindestationen im Mittelpunkt, werden im Folgenden die Tätigkeiten der Gemeindeschwestern selbst untersucht.

Zur praktischen Ausgestaltung der Gemeindepflege
Der Aufgabenzuschnitt der Schwestern konnte sich je nach Bevölkerungsstruktur und Ausgestaltung der gemeindlichen Arbeitsteilung mehr oder weniger deutlich unterscheiden. In einigen Gemeinden bestand die Tätigkeit vor allem aus Altenpflege, in anderen, wohlhabenden Orten hingegen war es durchaus üblich, dass hilfsbedürftige ältere Gemeindemitglieder Frauen aus der Umgebung für ihre häusliche Pflege bezahlten, so dass die Gemeindeschwestern

---

107 Zu den Konflikten im Zusammenleben vgl. Kapitel 3.3.1.

nur selten für altenpflegerische Aufgaben in Anspruch genommen wurden.[108] Auch der Kompetenzbereich der Pfarrfrauen, die in den Gemeinden ebenfalls soziale und seelsorgerische Tätigkeiten übernahmen, konnte von Ort zu Ort variieren.[109] In den meisten Fällen war das Aufgabenfeld der Gemeindeschwestern jedoch sehr breit konzipiert. Ende des Zweiten Weltkriegs und in der unmittelbaren Nachkriegszeit übernahmen die Gemeindeschwestern außerdem die Betreuung der Flüchtlinge und Vertriebenen. Diese breit gefächerte Zuständigkeit für die vielfältigen Bedürfnislagen vor Ort brachte die Schwestern oft an den Rand ihrer Kräfte.

Trotz dieser immensen Arbeitsbelastung beschreiben viele Gemeindeschwestern ihre Tätigkeit als hochgradig befriedigend. Als besonders positiver Aspekt wird immer wieder die große Selbständigkeit in der Organisation der Arbeit hervorgehoben.[110] Zwar orientierte sich der Arbeitsrhythmus grundsätzlich an dem Tagesablauf der Patienten. In diesem Rahmen hatten die Schwestern jedoch relativ große Gestaltungsfreiheit. Sie begannen in der Regel frühmorgens mit der Unterstützung von Patienten beim Waschen und Anziehen, sie machten Beinwickel und gaben Insulinspritzen.[111] Anschließend versorgten sie die bettlägerigen Kranken, erneuerten Verbände, machten Bewegungsübungen und führten andere ärztliche Verordnungen aus. Dazu gehörten etwa Einreibungen oder heiße Umschläge bei Lungenentzündungen. Je nach Bedarf erledigten die Gemeindeschwestern auch Einkäufe oder Reinigungsarbeiten in den Wohnungen, sie kochten für die Patienten, unterstützten Kinder bei Schulaufgaben, organisierten gegebenenfalls Haushaltshilfen für die Familien und besuchten alte oder vereinsamte Menschen.[112] In ländlichen Gebieten halfen die Schwestern mitunter auch auf den Bauernhöfen aus, wenn dort ›Not am Mann‹ war.[113]

Die umfassende Zuständigkeit gleichermaßen für leibliche wie seelische Betreuungsaufgaben eröffnete den Schwestern einen großen Spielraum in der Bestimmung von Bedürfnislagen. Sie waren es, die vor Ort über die notwendigen

---

108 Schwester Traude Hoffmann an Oberin Florschütz, 22. 8. 1962, Archiv der Henriettenstiftung, S-1 – 0539.
109 Zur Geschichte von Pfarrfrauen in Westdeutschland vgl. Riemann (2006 und 2014). Konflikte um die Kompetenzbereiche von Pfarrfrauen und Gemeindeschwestern sind im Archiv der Henriettenstiftung nicht überliefert. Die mitgeteilten Konflikte beziehen sich vor allem auf Auseinandersetzungen im Zusammenleben innerhalb des Pfarrhauses (siehe Kapitel 3.3.2).
110 Schwester Margot Meyer an Oberin Florschütz, 18. 4. 1948, Archiv der Henriettenstiftung, S-1 – 0538.
111 Interview mit Schwester Wilhelmine Dietrichs am 2. 4. 2004.
112 Schwester Berthilde Carl, Tätigkeitsbericht einer Gemeindeschwester in der St. Martingemeinde vom 28. 10. 1943 – 31. 3. 1957, Archiv der Henriettenstiftung, 1 – 09 – 137.
113 Interview mit Schwester Ella Hartung am 28. 1. 2005.

Unterstützungsformen entschieden. Schwester Marianne, die nach ihrer Ausbildung zehn Jahre in der Gemeindepflege gearbeitet hatte, bevor sie Anfang der sechziger Jahre eine Fortbildung zur Unterrichtsschwester absolvierte, erinnert sich in einem Interview:

> »Ich war sehr gerne in der Gemeinde. In dem Moment, in dem man zu dem Patienten kam, war man für ihn da, keiner klingelte. Man lernte die Umgebung, die Familie kennen. Das ist irgendwie ein natürlicheres Leben. Wir haben nicht nur die Kranken betreut, sondern auch viele Besuche gemacht, Feuer angemacht, ein Süppchen gekocht oder Essen gebracht. Das konnte man damals. Da ging es noch nicht nach Zeit. Ich habe immer das Gefühl gehabt, was du tust, ist niemals vergeblich.«[114]

Anders als im Krankenhaus lernten die Gemeindeschwestern die Kranken in ihrem persönlichen, familiären Umfeld kennen. Besuchten sie eine kranke Frau oder einen kranken Mann, waren sie ausschließlich für diese eine Person zuständig, ohne mit konkurrierenden Anforderungen, wie sie der Krankenhausalltag bereithielt, in Konflikt zu geraten. Dies ermöglichte ein situatives Handeln, das sich an den Bedürfnissen der kranken Menschen orientierte und auch den Besuch zu einem Gespräch oder das Kochen einer Suppe beinhalten konnte (vgl. auch Kumbruck/Senghaas-Knobloch 2006, 30). Es wird diese Zugewandtheit zu den Personen und das Eingehen auf deren Bedürfnisse gewesen sein, was Schwester Marianne von dem tiefen Sinn ihrer Tätigkeit überzeugte und maßgeblich zu ihrer hohen Arbeitszufriedenheit beitrug.

Aufgrund der guten Kenntnis des familiären Kontextes der Pflegebedürftigen unterschied sich das Schwestern-Patientenverhältnis in der Gemeindearbeit grundlegend von dem im Krankenhaus. Schwester Marianne berichtet, ihr sei es in ihrer späteren Arbeit als Unterrichtsschwester wichtig gewesen, den Schülerinnen diesen Unterschied zu vermitteln. Für das Krankenhaus, betont sie in dem Interview, gelte:

> »Der Patient liegt da, und ich stehe immer hoch. Diese Situation muss man bedenken. Er ist abhängig von uns, und er muss sich einfügen. Das ist der Unterschied zur Gemeindepflege. Dort komme ich zu den Patienten nach Hause, und ich muss mich einfügen. In das Krankenhaus kommt der Patient, und es wird bestimmt, was geschieht. Er ist gewissermaßen ausgeliefert.«[115]

Dieses Reflektieren von Grundstrukturen des Berufes ist typisch für die interviewten Unterrichtsschwestern, die aufgrund ihrer Lehrtätigkeit einen distanzierten Blick auf das Berufsfeld gewonnen haben und in ihren Erzählungen die Darstellung eigener Erfahrungen gerne mit erklärenden und deutenden Lehrsätzen vermischen. Dabei verweist Schwester Marianne auf einen wichtigen

---

114 Interview mit Schwester Marianne Albrecht am 19.3.2004.
115 Ebd.

Aspekt: Das hierarchische Verhältnis zwischen Schwestern und Patienten im Krankenhaus galt in der Gemeindepflege so nicht. Zwar waren in der Gemeindearbeit Pflegebedürftige auf Hilfe angewiesen und insofern abhängig. Dennoch betraten die Schwestern bei ihren Besuchen in den Wohnungen den Hoheitsbereich der Kranken, und sie mussten sich einfügen, wollten sie sich des Vertrauens der Besuchten als würdig erweisen. Damit forderte die Gemeindearbeit von den einzelnen Schwestern eine besondere Sensibilität und Bereitschaft, auf die unterschiedlichen Lebenszusammenhänge der betreuten Personen einzugehen. In der Gemeindearbeit war zudem die Einbeziehung und Beratung von Angehörigen von sehr viel größerer Bedeutung als im Krankenhaus. Es wird diese besondere Bedürfnisorientierung und die starke Einbindung in die Lebenswelt der ihnen anvertrauten Menschen gewesen sein, die maßgeblich zur hohen Arbeitszufriedenheit der Gemeindeschwestern beitrugen.

Die enge Einbindung in die Lebenswelt der Patienten konnte aber auch sehr belastend sein. Schwester Ella, die noch in den achtziger und neunziger Jahren mehrere entlegene Bergdörfer im Harz versorgte, erinnert sich an ihre Arbeit an der Peripherie der Konsum- und Dienstleistungsgesellschaft:

> »Manche haben ihre Leute nur als Arbeitstiere angesehen. Ich erinnere mich noch, das fand ich also schrecklich, da habe ich einen alten Herrn betreut, in dem einen Dorf, die hatten Schweinezucht ... und der konnte nun nicht mehr. Das war schon mal schlimm. Da haben sie den so richtig schlecht behandelt und abgeschrieben, weil er nun bettlägerig wurde. ... Die hatten eben die viele Arbeit und das war eben auch schlimm. ... Und als er dann gestorben war, da haben sie gesagt: ›Ist ja auch nur krepiert wie unser Vieh auch.‹ Naja, hab ich gesagt: ›Aber dann wollen wir wenigstens gehen und noch ein Vater-Unser zusammen beten‹, nachdem ich ihn zurechtgemacht hatte. Und das haben sie aber doch gemacht. Aber irgendwie war da auch manches bedrückend.«[116]

Wie im Krankenhaus auch, spielte die Sterbebegleitung in der ambulanten Pflege eine zentrale Rolle. Im Unterschied zur stationären Pflege zogen sich die Sterbebegleitungen in der Gemeindarbeit oft über Monate oder auch Jahre hin.[117] Durch ihre regelmäßigen Hausbesuche, bei Bedarf auch durch Nachtwachen am Bette der Sterbenden, hatten die Schwestern Gelegenheit, die Kranken und ihr persönliches Umfeld sehr intensiv kennenzulernen. Dabei begegneten sie auch den vielfältigen Härten gelebter Alltagsrealitäten. Wie das Beispiel von Schwester Ella zeigt, ist das Sterben im Kreise der Angehörigen in erheblichem Maße abhängig von der Qualität der familiären Beziehungen. Dabei erkannte Schwester Ella sehr wohl, dass es in dem geschilderten Fall die ökonomischen Rahmenbedingungen waren, die das Verhalten der Angehörigen prägten und

---

116 Interview mit Schwester Ella Hartung am 28. 1. 2005.
117 Zur Sterbebegleitung vgl. auch Kapitel 3.3.3. Zum 19. Jahrhundert vgl. Nolte (2006, 2008 und 2010), zum 20. Jahrhundert vgl. Heller (1996).

den Einfluss der Gemeindeschwester auf die Durchsetzung der christlichen Sterberituale begrenzten. Diese explizite Berücksichtigung der sozialen Verhältnisse mag unter anderem auf die Interviewsituation zurückzuführen sein. So könnte Schwester Ella mit Rücksicht auf ihr säkulares Gegenüber weltliche Erklärungen betont haben. Doch auch in den Briefen der Schwestern fällt auf, dass moralisierende Argumente bei den Schilderungen der Diakonissen von Krankheit, Not und Elend in der zweiten Hälfte des 20. Jahrhunderts eine auffallend geringere Rolle spielen als noch im 19. Jahrhundert.[118] Dies ist ein klarer Hinweis auf die Durchsetzung fachlicher Deutungsmuster auch im Bereich der mutterhausgebundenen konfessionellen Pflege des 20. Jahrhunderts.

Wie die Diakonissen die belastenden Seiten ihrer Tätigkeit verarbeiteten, dürfte hochgradig von der Person der Schwester und den sozialen Bedingungen vor Ort abhängig gewesen sein. Waren die Schwestern in den Gemeinden sozial gut eingebunden, konnten sie diese Fragen in ihrem alltäglichen Umfeld besprechen. Nicht nur die Schwesterngemeinschaft, sondern auch das Pfarrhaus oder die Kirchengemeinde konnten ihnen eine unschätzbare Hilfe sein. Wichtige Unterstützungsmöglichkeiten boten auch die so genannten Rüstzeiten, die das Mutterhaus regelmäßig für verschiedene Schwesterngruppen wie etwa auch für Gemeindeschwestern durchführte. Damit eröffnete es Schwestern ein Forum, sich über Probleme im Pflegealltag auszutauschen. Will man in diesem Punkt den Schwesternbriefen vertrauen, dann haben diese Unterstützungsformen in den meisten Fällen bemerkenswert gut geholfen.

In der Gemeindearbeit bot zudem das breite Aufgabenfeld der Schwestern vielfältige ausgleichende Tätigkeiten. Als einen der Höhepunkte des Jahres nennen viele zum Beispiel die Bastelarbeiten vor Weihnachten. Deren Ziel war es, die Gemeinde mit Gestecken oder Kerzen beschenken zu können, also nicht nur Not zu lindern, sondern auch Freude zu bereiten. Als besonders befriedigender Aspekt wird immer wieder das Abhalten von Kindergottesdiensten dargestellt. Schwester Josephine schrieb 1946 an die Mutterhausleitung in Hannover:

> »Ich bin Gott so dankbar, daß ich gerade diese Arbeit an den Kindern tun darf. Es gibt wohl nichts Schöneres für eine Diakonisse, als vor einer Schar Kindern das Wort unseres Heilandes zu verkündigen. ... Für mich selber ist es immer wieder eine Gnade unseres Gottes und ich bin innerlich ganz zufrieden und glücklich geworden. Fast möchte ich sagen zum 1. mal glücklich als Diakonisse im Dienst an den Kindern. So halte ich 2 x die Woche 1 $\frac{1}{2}$ also 3 Stunden Kinderstunde in den verschiedenen Ge-

---

118 Zum Krankheitsverständnis der Diakonissen im 19. Jahrhundert vgl. Kreutzer/Nolte (2010, 49).

meinden. Die Kinder kommen sehr gern. Auch die Lehrer schicken ihre eigenen Kinder zu den Stunden. Viel lasse ich singen.«[119]

Der Einsatz im Kindergottesdienst wurde als wichtiger Ausgleich zu den belastenden Seiten der Pflegearbeit sehr geschätzt, ermöglichte er den Diakonissen doch, nicht immer nur alte, kranke oder bedürftige Menschen zu umsorgen, sondern hin und wieder mit jungen, gesunden Kindern zu singen und ihnen das Wort Gottes zu verkünden. Die Schwestern konnten im Kindergottesdienst ihr theologisches Wissen zur Geltung bringen und dafür Anerkennung erhalten. Die Wertschätzung der Diakonissen wuchs, wenn mit den Lehrern auch die Gebildeten des Ortes ihre Kinder in die theologische Obhut der Diakonissen gaben.

Wenn es den Schwestern gelang, ihre vielfältigen Tätigkeiten auszufüllen und sich in das Gemeindeleben zu integrieren, erarbeiteten sie sich vor Ort eine herausgehobene Stellung mit einem hohen Sozialprestige. Es ist daher nicht verwunderlich, dass insbesondere die Gemeindeschwestern mit Erfolg für das Mutterhaus Nachwuchs anzuwerben vermochten. Sie waren es, die als Gemeindeschwestern den Mädchen und jungen Frauen über Kindergottesdienste und Hausbesuche zeigten, was Mutterhausdiakonie in der Praxis leistete und dass sie in der Gemeinde hohes Ansehen erwerben konnte (vgl. auch Gause 2005, 160–161).

Die Gemeindepflege in den Umbrüchen der sechziger Jahre

Während die Krankenhausarbeit in den sechziger Jahren tiefgreifend reformiert wurde, blieb die Gemeindepflege, wie bereits unterstrichen wurde, von den Verberuflichungs- und Professionalisierungsprozessen auffallend lange unberührt. Für die Gemeindeschwestern dürfte in den fünfziger Jahren das erste Moped, bevor es in den sechziger Jahren vom Auto abgelöst wurde, lange Zeit eine der wesentlichsten Neuerungen dargestellt haben. Auch wurden die Wohnverhältnisse in den Gemeindestationen in dieser Zeit dadurch verbessert, dass spezielle Behandlungszimmer eingerichtet wurden.[120] Damit differenzierten sich die Gemeindestationen in einen Wohn- und Arbeitsbereich funktional aus. Dies kam nicht zuletzt den Anforderungen der Gesundheitsämter entgegen, die sich für eine Verbesserung der hygienischen Verhältnisse in den Gemeindestationen einsetzten und die Einrichtung eines Behandlungsraumes, die gesonderte Aufbewahrung von Verbandsmaterial und anderer Krankenpflegeutensilien sowie die Anschaffung von Sterilisiergeräten forderten.[121]

---

119 Schwester Josephine Brandt an Pastor Otto Meyer, 3.3.1944, Archiv der Henriettenstiftung, 1-09-229.
120 Aktenvermerk Pastor Freytag, 16.8.1969, Archiv der Henriettenstiftung, S-1-0354; Aktenvermerk Pastor Freytag, 14.7.1966, Archiv der Henriettenstiftung, S-1-0470.
121 Interview mit Schwester Wilhelmine Dietrichs am 2.4.2004.

Dass sich das tradierte christliche Pflegeverständnis in der Gemeindepflege trotz dieser Innovationen vergleichsweise lange halten konnte, dürfte zum einen auf die relativ große Technikferne ambulanter Pflege zurückzuführen sein. Der Anpassungsdruck an die Logik eines naturwissenschaftlich-technischen Medizinverständnisses blieb deshalb in der ambulanten Pflege deutlich geringer als im Krankenhaus. Zum anderen eröffnete die selbständige Organisation der Gemeindearbeit den Schwestern sehr viel größere Gestaltungsspielräume als im Krankenhaus.

So mussten zwar ab Mitte der fünfziger Jahre mit dem Versiegen des Diakonissennachwuchses auch in der Gemeindepflege vermehrt freie Schwestern eingestellt werden, die zunächst in die bestehenden Gemeindestationen integriert werden sollten.[122] Wie im Krankenhaus auch, erwies sich das Zusammenwohnen und -arbeiten von Diakonissen, die ihr Leben ganz in den Dienst am Nächsten gestellt hatten, und freien Schwestern, die moderne Konzepte von Arbeitszeitregulierung und Freizeit vertraten, als höchst konfliktreich.[123] Anders als im Krankenhaus bot sich in der ambulanten Pflege jedoch die Möglichkeit, die Gemeinde in getrennte Zuständigkeitsbereiche aufzuteilen. Die Diakonissen übernahmen dann einen Teil der Gemeinde, in dem sie wie gewohnt weiterarbeiten konnten, während die freien Schwestern andernorts zu ihren Bedingungen eingesetzt wurden. So konnten herkömmliche Gemeindestationen neben den neu entstehenden Diakonie- und Sozialstationen fortexistieren, in denen nun spezialisierte Fachkräfte für Kranken-, Alten- und Familienpflege tätig waren (vgl. auch Grote 1995, 37–40). Im Unterschied dazu mussten sich die Diakonissen in den Krankenhäusern mit den Arbeits- und Lebensvorstellungen der nachkommenden Schwesterngenerationen auseinandersetzen und Kompromisse schließen. Für viele der Diakonissen gewann deshalb die Gemeindepflege seit den sechziger Jahren verstärkt an Attraktivität, weil die Frauen hier ihr tradiertes Pflegeverständnis noch etwas länger leben konnten als im Krankenhaus.

Auch wenn in der Gemeindepflege die herkömmlichen Strukturen auffallend lange erhalten blieben, hat sich der Schwerpunkt der Arbeit verschoben. Da eine wachsende Zahl Menschen bei schwereren Krankheiten ein Krankenhaus aufsuchte, verlagerte sich das Aufgabenfeld verstärkt in die Altenpflege.[124] Auch die früher selbstverständliche Mitwirkung der Diakonissen an der Gestaltung des

---

122 Aktenvermerk Vorsteher Pastor Weber, 12.12.1955; Schwester Erika Schröder an Oberin Florschütz, 8.5.1957, Archiv der Henriettenstiftung, 1–09–181.

123 Aktenvermerk Pastor Teschner, 13.10.1959, Archiv der Henriettenstiftung, 1–09–181. Zu den Konflikten mit freien Schwestern vgl. auch Kapitel 3.3.1.

124 Vorsteher Pastor Weber an Superintendent Kleucker, Nienburg/Weser, 17.3.1958, Archiv der Henriettenstiftung, S-3–189; Superintendent Bruns an Vorsteher Pastor Weber, 18.4.1959, Archiv der Henriettenstiftung, 1–09–187.

kirchlichen Lebens wurde problematisch. Hierzu schrieb Schwester Gesine 1969 an ihre Oberin:

> »Durch unsere Mitarbeit im Kindergottesdienst usw. sind wir doch sehr mit hinein-
> gezogen [in die gesellschaftlichen Umbrüche, die Verf.] und oft so aufgewühlt inner-
> lich, daß wir nicht einschlafen können. Soll man aufhören und damit vor den neuen
> Richtungen kapitulieren oder – es geht ja um Menschenseelen – mutig weiterkämpfen?
> Was darf man heute den Kindern sagen? Viel leichter ist es dann noch an den Kran-
> kenbetten und Sterbebetten. Dort wird Zusage und Trost erwartet und nicht, ob
> Christus diese oder jene Worte gesagt hat, ob diese oder jene Tat wirklich geschehen ist
> oder ob er tatsächlich aufgefahren ist gen Himmel. Die jungen Pastoren sind schon
> radikal aber noch schlimmer sind die Theologiestudenten.«[125]

Wie schon in den Krankenanstalten so wurden die Diakonissen auch innerhalb der Kirche zu einem Auslaufmodell. Das geschah unter anderem von Seiten der – unter linken Theologiestudenten verbreiteten – so genannten Gott-ist-tot-Theologie (vgl. Herzog 2006). Die Glaubensgewissheit der Diakonissen, die eine nicht zu hinterfragende göttliche Ordnung voraussetzte, erschien nun zunehmend als antiquiert. Es ist zu vermuten, dass sich die Diakonissen in dieser Situation nun auch in den Gemeinden stärker auf die Arbeit am Kranken- und Sterbebett konzentrierten, wo ihre Hilfeleistungen und religiösen Gewissheiten noch gefragt waren.

Mit der Verengung des Tätigkeitsbereiches fielen wichtige Möglichkeiten des Ausgleichens, wie das Abhalten von Kindergottesdiensten, allmählich weg. Mit der Abwertung ihres Glaubens- und Dienstverständnisses büßten die Diakonissen zudem ihre lebensweltliche Verankerung in den Gemeinden ein. Kaum ein junges Mädchen wird die Diakonisse noch als Vorbild gewählt haben, als die nachkommende Frauengeneration sich energisch von Konzepten der Selbstaufopferung distanzierte und die Frömmigkeit der Diakonissen als altbacken-bigottes Relikt abtat.

---

125 Schwester Gesine Hahn an Oberin Florschütz, 20.5.1969, Archiv der Henriettenstiftung,
     1 – 09 – 181. Zu der Frage: »Was darf man heute den Kindern sagen?« eröffnete der 1969 für
     die Gemeinde von Schwester Gesine zuständige Pastor anlässlich einer Ausstellungseröff-
     nung der Henriettenstiftung zur Geschichte ambulanter Pflege im Jahre 2010 eine inter-
     essante Gegenperspektive. Er erinnerte sich in seinem Eröffnungsvortrag, wie er als junger
     Pastor in besagte Gemeinde kam und seinen Sohn dem Kindergottesdienst von Schwester
     Gesine anvertraute. Der Sohn habe daraufhin schwer unter schlaflosen Nächten gelitten.
     Nach den Gründen befragt, stellte sich heraus, dass die Gemeindeschwester im Kinder-
     gottesdienst damit drohte, der Teufel könne jederzeit hinter jeder Ecke stehen. Als er sich
     als Vater und zuständiger Gemeindepastor daraufhin an die Schwester wandte und erklärte,
     dass er das Ausnutzen kindlicher Ängste in der religiösen Erziehung für unangemessen
     halte, habe die Gemeindeschwester sinngemäß erklärt, anders verstehen die Kinder den
     Glauben nicht. Der Konflikt zwischen Diakonissen und Pastoren entzündete sich demnach
     an unterschiedlichen Konzepten der Glaubensvermittlung und insbesondere an einer
     angstbasierten Fundierung von Religiosität.

Kontrastanalyse 3: Evangelische Gemeindepflege in den USA

Förderte der Vergleich zwischen westdeutscher und schwedischer Pflegereform grundsätzliche Ähnlichkeiten in den Problemen und Konfliktlagen zu Tage, betont der folgende Vergleich mit der Geschichte evangelischer Gemeindepflege in den USA die nationalen Differenzen in der Konzeption und Reform von Gemeindearbeit. Im Unterschied zur westdeutschen Pflegegeschichte, in der das Mutterhaussystem und das christliche Modell einer Einheit von Leibes- und Seelenpflege bis in die zweite Hälfte des 20. Jahrhunderts dominant blieben, prägten in den USA schon seit dem 19. Jahrhundert Vorstellungen zweckrational organisierter Krankenversorgung die Entwicklung der Pflege, und die Diakonissenanstalten blieben eine Randerscheinung (vgl. Hähner-Rombach 2012, Kreutzer 2010 c und 2012, Nelson 2001, Reverby 1987).

Die folgende Darstellung fragt nach den Gründen für die unterschiedliche Durchsetzungskraft der Diakonissenmutterhäuser und konzentriert sich in exemplarischer Absicht auf das deutsche *Lutheran Deaconess Motherhouse,* das 1895 in Baltimore errichtet wurde und sich auf die Gemeindepflege spezialisierte (vgl. Zerull 2010). Wie die Studie zeigt, setzte sich in den USA spätestens in den zwanziger/dreißiger Jahren ein arbeitsteiliges Verständnis von Leibes- und Seelenpflege durch, und das deutsche Modell der Gemeindediakonisse hatte damit in dem US-amerikanischen Kontext keinen Platz.

Diakonissenmutterhäuser in den USA: Eine Geschichte des Scheiterns
Während sich in Deutschland das Mutterhausprinzip im 19. Jahrhunderts als dominierende Organisationsform in der Pflege durchsetzte und das Berufsfeld in Westdeutschland bis in die sechziger Jahre maßgeblich prägte, waren die Diakonissenanstalten in den USA wenig erfolgreich (vgl. Nelson 2001). Der erste Versuch zur Errichtung eines protestantischen Mutterhauses Ende der vierziger Jahre des 19. Jahrhunderts in Pittsburgh scheiterte am ausbleibenden Nachwuchs (vgl. Köser 2006, 118). Erst vierzig Jahre später setzte eine erfolgreiche, wenn auch bescheidene Gründungswelle von zehn Diakonissenanstalten ein.[126] Dazu gehörte das *Lutheran Deaconess Motherhouse* in Baltimore, das 1895 errichtet wurde und sich zum drittgrößten Diakonissenmutterhaus in den USA entwickelte. 1946 zählte es 67 Mitglieder – ein Zehntel des Mitgliederbestandes der Henriettenstiftung.[127]

---

126 Dabei handelte es sich im Einzelnen um die Diakonissenmutterhäuser in Philadelphia, Brooklyn, Omaha, Minneapolis, Milwaukee, Baltimore, Chicago, St. Paul, Brush und Axtell (vgl. Weiser 1960). Zur Gründung des Diakonissenmutterhauses in Philadelphia vgl. auch Schweikardt (2010).

127 Das größte Diakonissenmutterhaus war mit 109 Schwestern das Mutterhaus in Philadelphia, gefolgt von Omaha mit 77 Schwestern. Die Gesamtzahl von Diakonissen in den USA

Angesichts dieser geringen Mitgliederzahlen verwundert es nicht, dass sich die Diskussion um die Ursachen der Rekrutierungsprobleme als roter Faden durch die Geschichte der US-amerikanischen Diakonissenmutterhäuser zieht. Als wesentliche Ursache für die geringe Attraktivität des Diakonissenkonzeptes galt die im Vergleich zu Deutschland unabhängigere Stellung von Frauen in der US-amerikanischen Gesellschaft. Warum sollten Frauen für »Gotteslohn« tätig werden, wenn ihnen der Arbeitsmarkt bereits im 19. Jahrhundert genügend Erwerbsalternativen bot? Der ›Männerüberschuss‹ unter den europäischen Immigranten sorgte außerdem für vergleichsweise gute Heiratschancen von Frauen. Aufgrund der, im Vergleich zur »Alten Welt«, vielfältigen persönlichen und beruflichen Perspektiven mussten Arbeitgeber in den USA Frauen folglich ein attraktives Angebot machen. Es liegt nahe, dass das Konzept des organisierten weiblichen Ehrenamtes der Diakonissenmutterhäuser in dem Kontext nur geringe Durchsetzungschancen hatte (vgl. Nelson 2001, 142).

Erschwerend kam hinzu, dass die Diakonissenmutterhäuser aufgrund der großen Zersplitterung des protestantischen Milieus der USA in eine Vielzahl von Glaubensgemeinschaften auch von kirchlicher Seite nur eine begrenzte Unterstützung erhielten. Die Rahmenbedingungen für die US-amerikanischen Diakonissenanstalten unterschieden sich damit fundamental nicht nur von den deutschen Verhältnissen, in denen die eine große evangelisch verfasste Kirche das Konzept der Diakonissenanstalten förderte, sondern auch von der Situation katholischer Orden, die sich vergleichsweise erfolgreich in den USA etablieren konnten (vgl. Mann Wall 2005 und 2011).

Das bedeutete konkret: Es gab in den USA lutherische, episkopalische, methodistische, evangelikale und mennonitische Diakonissen. Die wenigen vorhandenen Diakonissenanstalten verteilten sich aber nicht nur auf verschiedene protestantische Kirchen, sondern sie gliederten sich darüber hinaus in deutsche, schwedische und norwegische Mutterhäuser auf. Diese gesellschafts- und kirchengeschichtlichen Rahmenbedingungen waren einer Ausbreitung von Diakonissenanstalten nicht zuträglich. Wie das Beispiel des Mutterhauses in Baltimore zeigt, scheiterte die Überführung des deutschen Diakonissenmodells zudem maßgeblich an der mangelnden Unterstützung durch die örtlichen Gemeinden.

Da in Bezug auf das Mutterhaus in Baltimore nur wenige aussagekräftige Ego-Dokumente der Schwestern überliefert sind, liegt der Schwerpunkt der folgenden Darstellung auf den innerkirchlichen Debatten um die Konzeption und Reform der Gemeindearbeit.

---

belief sich auf 450 Frauen. Minutes of the Fifteenth Biennial Convention of The United Lutheran Church in America, Cleveland, Ohio, 5–12.10.1946, Philadelphia 1946, 545, ELCA-*Archives*, ULCA 2/1, Box 5. Die Henriettenstiftung zählte 1949 650 Schwestern. Rückblick auf das Jahr 1949, Archiv der Henriettenstiftung, S-8–8.

Gemeindepflege in den USA: Das Beispiel des Lutheran Deaconess Motherhouse in Baltimore

Bereits bei Gründung des Diakonissenmutterhauses in Baltimore 1895 stand fest, dass der Arbeitsschwerpunkt auf der Gemeinde- und nicht auf der Krankenhauspflege liegen solle. Ab der Jahrhundertwende kamen weitere Aufgabengebiete hinzu, vor allem im Bereich des Bildungswesens und der Auslandsmission. Entsprechend betrieb das Mutterhaus in Baltimore – im Unterschied zur Henriettenstiftung wie zu anderen deutschen Diakonissenmutterhäusern – kein eigenes Krankenhaus. Um die nötigen pflegerischen Fertigkeiten für die Gemeindepflege zu erlernen, wurden die Diakonissenanwärterinnen deshalb zur praktischen Ausbildung in das nahe gelegene Diakonissenmutterhaus nach Philadelphia geschickt, dem ein Krankenhaus angegliedert war. Zwar eröffnete das Mutterhaus in Baltimore 1901 eine eigene Schule, diese konzentrierte sich jedoch auf den Schwerpunkt theologische Bildung, unter anderem zur Vorbereitung auf die Auslandsmission.[128] Die Ausbildung war also von Beginn an arbeitsteilig organisiert: Während das Mutterhaus in Baltimore die Ausbildung in der Seelenpflege übernahm, sicherte die Diakonissenanstalt in Philadelphia die Qualifizierung für die Leibespflege. Der praktische Aufgabenzuschnitt der Gemeindediakonissen orientierte sich jedoch an dem deutschen Vorbild und bestand aus häuslicher Krankenpflege, sozialfürsorgerischen und seelsorgerlichen Tätigkeiten (vgl. Weiser 1984, Zerull 2010, 172–174).

Die Anwerbung von Diakonissen kam von Anfang an nicht richtig in Gang. Bis 1926 waren gerade einmal 79 Diakonissen in Baltimore eingesegnet worden.[129] Vor dem Hintergrund stagnierender Eintrittszahlen rückte Ende der zwanziger Jahre die Frage nach der Zukunft der Gemeindepflege auf die Tagesordnung der Vereinigten Lutherischen Kirche in Amerika (*United Lutheran Church in America*). Die Auseinandersetzungen um die Perspektive ambulanter Gemeindepflege erfolgten zu einem Zeitpunkt, als die Professionalisierung kirchlicher Arbeit und eine Reform des konfessionellen Ausbildungswesens insgesamt zur Diskussion standen. Ein eigens eingesetztes Komitee führte Ende der zwanziger und Anfang der dreißiger Jahre Umfragen in den Gemeinden durch, um den Bedarf an Diakonissen und anderen Arbeitskräften sowie die Ausbildungsanforderungen zu erheben.[130]

---

128 Training School Affiliated With Susquehanna University. In: Motherhouse Tidings. Lutheran Deaconess Motherhouse Baltimore, Maryland, 1946, Januar–März, ELCA-*Archives*, ULCA 61/8/2.

129 Committee on Survey to the Board of Deaconess Work of The United Lutheran Church in America, 24.4.1930, ELCA-*Archives*, ULCA 22/7, Box 1.

130 Questionnaire, o. D., [ca. 1928], ELCA-*Archives*, ULCA 22/7, Box 1; Report of Committee on Survey of the Field, o. D. [ca. 1929], ELCA-*Archives*, ULCA 22/7, Box 1.

Die Ergebnisse waren aus der Perspektive der Mutterhausdiakonie erschütternd. Es zeigte sich, dass ein Großteil der Pastoren kein Interesse an einer Diakonisse hatte, sondern aus einem einfachen Grund Laien bevorzugte: Im Falle des ›weltlichen‹ Personals war der Pastor der Arbeitgeber. Wenn sich eine Person als Fehlbesetzung erwies, konnte er sie wieder entlassen.[131] Im Gegensatz dazu wurde eine Diakonisse vom Mutterhaus entsandt und unterstand der Oberin und dem Theologischen Vorsteher. Der örtliche Gemeindepastor konnte zwar um die Versetzung der Diakonisse bitten, er hatte aber keine Entscheidungsbefugnis. Damit ist ein Grundproblem angesprochen, mit dem Pastoren – ebenso wie im Übrigen die Ärzteschaft – auch in Deutschland zu kämpfen hatten (vgl. Friedrich 2006, 90). Insbesondere dann, wenn die Diakonissen im Pfarrhaus wohnten, konnte es zu massiven Konflikten mit dem Pastor und seiner Ehefrau kommen. Solange die Pflege in Deutschland aber überwiegend in konfessioneller Hand lag und die Pastoren eine soziale Verantwortung für die pflegerische Versorgung ihrer Gemeindemitglieder hatten, mussten sie diese Bedingungen akzeptieren. In den USA hingegen konnte sich wegen der schwächeren Tradition von Schwesternschaften das Arbeitsmarktprinzip des *hire and fire* sehr viel früher durchsetzen.

Die Umfrageergebnisse belegen darüber hinaus, dass sich das Verständnis der Pastoren von Gemeindearbeit fundamental von den deutschen Verhältnissen unterschied. Keiner der Pastoren wünschte sich eine Krankenschwester für die Gemeindearbeit. Sie verwiesen vielmehr auf die Vielzahl von Besuchsvereinen, die *Visiting Nurse Associations*, die sich der gesundheitlichen Probleme der Gemeindemitglieder annehmen könnten.[132] Die meisten Pastoren wünschten sich vor allem eine gut ausgebildete Gemeindesekretärin zur Übernahme von Verwaltungstätigkeiten.[133] Vereinzelt wurden auch Stimmen laut, die eine verbesserte theologische Ausbildung der Diakonissen forderten, damit diese den Anforderungen in den Kindergottesdiensten, Sonntagsschulen und Ähnlichem besser gerecht werden könnten.[134]

Folgt man den Antworten der Pastoren, dann hatten die Diakonissen also aus zwei Gründen keinen Platz in der Gemeindearbeit: *Erstens* bestand mit den Besuchsvereinen eine pflegerische Infrastruktur vor Ort, die sich in den USA bereits im 19. Jahrhundert etabliert hatte. Nach dem Vorbild des britischen

---

131 Committee on Survey to the Board of Deaconess Work of The United Lutheran Church in America, 24. 4. 1930, ELCA-*Archives*, ULCA 22/7, Box 1.
132 Rev. Frederick B. Clausen, St. John's Evangelical Lutheran Church, an Rev. Foster U. Gift, Lutheran Deaconess Motherhouse, 26. 2. 1930, ELCA-*Archives*, ULCA 61/6/1, Box 1.
133 Committee on Survey to the Board of Deaconess Work of The United Lutheran Church in America, 24. 4. 1930, ELCA-*Archives*, ULCA 22/7, Box 1.
134 P. F. W. Teichmann, Christ Evangelical Lutheran Church, an Rev. Dr. Simon, Hagerstown, 23. 7. 1935, ELCA-*Archives*, ULCA 61/6/1, Box 1.

Typus ambulanter Pflege, der *district nurse*, hatten auch in den USA Frauen der gehobenen Gesellschaftsschichten Wohltätigkeitsvereine gegründet und Krankenschwestern für die Pflege der verarmten Kranken eingestellt (vgl. Buhler-Wilkerson 2001, 17–29). Die Diakonissenanstalten betraten damit kein unbestelltes Feld, und die Vermutung liegt nahe, dass sie von Seiten der Besuchsvereine eher als unliebsame Konkurrenz denn willkommene Unterstützung wahrgenommen wurden. Dies dürfte eine plausible Erklärung für das Scheitern des deutschen Konzeptes von Gemeindediakonie in den USA sein.[135]

Die Antworten der Pastoren auf die Umfragen belegen darüber hinaus, dass die lutherische Kirche in den USA der Säkularisierung der Krankenpflege dadurch Vorschub geleistet hat, dass ihre Vertreter die Leibespflege an weltliche Pflegeorganisationen delegierten. Damit zogen sie sich aus ihrer Verantwortung für die krankenpflegerische Versorgung der Gemeindemitglieder zurück und forcierten die Auflösung der Einheit von Leibes- und Seelenpflege. Zwar waren die Organisatorinnen der Besuchsvereine im 19. Jahrhundert in der Regel noch christlich motiviert, und die Vereine wurden von der Kirche mitfinanziert. Diese christliche Einbettung verlor jedoch seit der Jahrhundertwende im Zuge einer Säkularisierung und Professionalisierung häuslicher Krankenpflege rasch an Bedeutung (vgl. Buhler-Wilkerson 2001, 26). In kirchlicher Hand verblieb eine entsomatisierte Seelenpflege, die dann durch eine theologische Ausbildung professionalisiert werden konnte.

Zweitens wurde mit der Zunahme von Verwaltungstätigkeiten in der Gemeindearbeit das Amt der Diakonisse endgültig ad absurdum geführt. Denn warum sollte sich eine junge Frau für den Lebensweg als Diakonisse entscheiden, um letztlich als Sekretärin des Pastors eingesetzt zu werden? In diesem Sinne fragte auch das Untersuchungskomitee 1929 in einem Zwischenbericht, »how far the Church is justified in allowing the deaconess to be diverted from her original work of mercy and of nursing to that of the pastor's and congregation's office secretary.«[136] Das Konzept des »Liebesdienstes« am Anderen ließ sich in der Tat nicht in eine Tätigkeit für den Pastor in der Verwaltung umfunktionieren. Die Rekrutierung für einen weiblichen »Liebesdienst« musste unter diesen Bedingungen scheitern.[137]

Das Mutterhaus in Baltimore versuchte, diesem Dilemma mit dem Aufbau eines arbeitsteiligen Ausbildungssystems zu begegnen: Mitte der vierziger Jahre richtete es einen einjährigen Ausbildungsgang zur Gemeindesekretärin für

---

135 Auch in Deutschland gründeten Frauen im 19. Jahrhundert den *Visiting Nurse Associations* vergleichbare Vereine. Diese konnten sich jedoch im Unterschied zu den Mutterhäusern nicht durchsetzen (vgl. Prelinger 1987).
136 Report of Committee on Survey of the Field, o. D. [1929], ELCA-*Archives*, ULCA 22/7, Box 1.
137 Report of Committee on Survey of the Field, o. D. [um 1930], ELCA-*Archives*, ULCA 22/7, Box 1.

Laienpersonal ein. Die Diakonissenausbildung selbst wurde mit dem Schwerpunkt auf theologischer Ausbildung akademisiert und ab 1946 in Kooperation mit einem College durchgeführt.[138] Die Diakonissen verschwanden damit nicht gänzlich aus der Gemeindearbeit, aber das Verständnis von Gemeindepflege hatte sich fundamental gewandelt und umfasste nun keine Krankenpflege mehr.

Dass sich dieser Akademisierungs- und Säkularisierungsprozess nicht einfach als Fortschritt verbuchen lässt, zeigt die Neuerfindung der Gemeindepflege im Kontext der Gemeindepflegebewegung, das *parish nurse movement*, das 1984 mit großem Erfolg von Granger Westberg initiiert wurde und zur Etablierung eines neuen pflegerischen Spezialgebietes führte. Westberg wandte sich gegen die Arbeitsteilung zwischen Medizin und Kirche, zwischen leiblicher und seelischer Betreuung, und forderte deren Zusammenführung in der Gemeindepflege, um den Bedürfnissen der erkrankten Menschen besser gerecht werden zu können. Diese Idee fand enorme Resonanz und wurde in einer Vielzahl von Gemeindepflegeprogrammen aufgegriffen.

Westberg als Pionier der Gemeindepflege zu bezeichnen, ist jedoch irreführend und blendet die lange Tradition christlicher Gemeindepflege aus. Zutreffender wäre es, von einer Wiederbelebung der Gemeindepflege unter modernen Bedingungen zu sprechen. Zu den veränderten Kennzeichen der neuen Gemeindepflegebewegung gehört ihre dezidiert interkonfessionelle Ausrichtung. Besonders hervorgetreten ist sie mit Bestrebungen zur Standardisierung der Gemeindepflege durch einen Ausbildungsplan von 1986, durch die Anerkennung von Gemeindepflege als pflegerisches Spezialgebiet 1997 sowie durch die Festlegung und Veröffentlichung von Pflegestandards durch die *American Nurse's Association* 1998 (vgl. Zerull o. D.). Insbesondere die Bemühungen zur Standardisierung unterscheiden die US-amerikanische Neuauflage der Gemeindepflege im Kern von ihrem deutschen Vorläufer.

3.3 Pflegen überleben: Konflikte, Krisen und Bewältigungsstrategien

Konflikte im Arbeits- und Lebensalltag gehören zu den wichtigsten Schreibanlässen der Diakonissen. Probleme konnten im täglichen Miteinander unter den Schwestern entstehen, im Verhältnis zu anderen Berufsgruppen des Gesundheitswesens – allen voran zu Ärzten und Pastoren – oder in der Begegnung mit Patienten.

---

138 Training School Affiliated With Susquehanna University. In: Motherhouse Tidings. Lutheran Deaconess Motherhouse Baltimore, Maryland, 1946, January–March, ELCA-*Archives*, ULCA 61/8/2.

In ihren Briefen ging es den Diakonissen häufig vor allem darum, sich einmal auszusprechen und ihre Nöte einem vertrauten Gegenüber mitzuteilen. Oftmals wandten sich die Schwestern auch mit der Bitte um Unterstützung an die Mutterhausleitung. Einige wünschten sich einen Rat, andere hofften, eine Intervention von Oberin oder Vorsteher könne zur Klärung von Differenzen beitragen. Hatten sich die Schwierigkeiten vor Ort krisenhaft zugespitzt, baten viele Diakonissen auch um ihre Versetzung. Die in den Briefen mitgeteilten Konflikte entzündeten sich jedoch nicht nur am täglichen Arbeits- und Lebenskontext der Diakonissen. Auch das Verhältnis zur Mutterhausleitung barg erhebliche Sprengkraft, wenn beispielsweise die Oberin nicht bereit war, dem Versetzungsansinnen einer Schwester zu entsprechen.

Das folgende Kapitel untersucht deshalb nicht nur Konfliktlagen im Arbeits- und Lebensalltag der Krankenhäuser und Gemeindestationen, sondern auch im weiteren Kontext der Schwesternschaft. Besonderes Interesse gilt der Frage, wie Probleme in der Gemeinschaft verhandelt wurden, ob und in welcher Form die Frauen in Konfliktsituationen Unterstützung erhielten und welche Bewältigungsstrategien sie in ihrem Alltag entwickelten. Schließlich wird gefragt, wie sich Konfliktlagen unter den Bedingungen des Pflegenotstands und der Erosion des Arbeits- und Lebensmodells der Diakonissen veränderten.

3.3.1   Konflikte innerhalb der Schwesternschaft und mit freien Schwestern

Konflikte unter den Diakonissen sind vor allem aus dem Bereich der Gemeindepflege überliefert. Grundsätzlich gilt: Je größer die Diakonissengemeinschaft vor Ort war, desto leichter fiel es, die Kontroversen ohne Zuhilfenahme von Oberin oder Vorsteher zu klären. In den Akten der Außenkrankenhäuser sind deshalb nur selten schwesternschaftsinterne Streitigkeiten dokumentiert. Im Allgemeinen werden die leitenden Krankenhausschwestern die Konfliktschlichtung vor Ort übernommen haben und sich nur bei anhaltenden Problemen, etwa mit der Bitte um Versetzung einzelner Schwestern, an die Mutterhausleitung gewandt haben.

So ist es nicht verwunderlich, dass die meisten überlieferten Konflikte aus den Gemeindestationen stammen, in denen oft nur zwei, maximal fünf Schwestern tätig waren. Das folgende Kapitel untersucht deshalb zunächst die Konfliktkonstellationen in den Gemeindestationen. Anschließend werden die Auseinandersetzungen der Diakonissen mit der Mutterhausleitung genauer analysiert. Im Mittelpunkt stehen die Konflikte um das Gehorsamsgebot. Zum Schluss werden die Probleme in der Zusammenarbeit mit der wachsenden Gruppe freier Schwestern beleuchtet.

Konfliktkonstellationen in den Gemeindestationen

Bei den Konfliktanlässen unter den Gemeindeschwestern ging es in den seltensten Fällen um Fragen der Arbeit. Die Aufteilung der Gemeinde in verschiedene Zuständigkeitsbereiche wirkte allem Anschein nach erheblich konfliktminimierend. Die Streitpunkte zwischen den Schwestern entzündeten sich vor allem an dem gemeinsamen Wohnen und der gemeinsamen Haushaltsführung. So beklagten sich bei einem Stationsbesuch der Mutterhausleitung 1944 in der Gemeinde Einbeck die dortigen Gemeindeschwestern darüber, dass es im Zusammenleben mit ihrer Mitschwester Auguste immer dann zu Schwierigkeiten komme, wenn neben ihr »jemand stände, der nur irgendwie Anspruch auf eine gewisse Selbstständigkeit im häuslichen Leben erhebe.«[139] Oft waren es ganz praktische Fragen wie unterschiedliche Vorstellungen von Ordnung oder über die Verwendung der zur Verfügung stehenden Haushaltsmittel, die zu Auseinandersetzungen führten.[140]

Um das Zusammenleben in den größeren Gemeindestationen zu regulieren, bestimmte das Mutterhaus in der Regel eine so genannte Hausmutter. Dabei handelte es sich oft um eine ältere Diakonisse, die organisatorische Aufgaben wie die Verwaltung des Haushaltsgeldes und das Abfassen von Tätigkeitsberichten an das Mutterhaus und den Träger der Gemeindestation übernahm. Darüber hinaus war sie als ›Mutter‹ der Station für den Zusammenhalt der Gemeindeschwestern zuständig – eine Aufgabe, deren Erfüllung unterschiedlich gut gelang.[141]

Bevor sich die Schwestern Hilfe suchend an das Mutterhaus wandten und ihre Not damit schriftlich dokumentierten, dürften sie zunächst versucht haben, sich miteinander zu arrangieren – ein Aspekt, der deshalb weniger in Briefen, sondern vor allem in Interviews thematisiert wird. So erinnert sich Schwester Wilhelmine in einem Interview an das hochproblematische Zusammenleben mit ihrer älteren Mitschwester und die von ihnen praktizierten Konfliktvermeidungsstrategien:

---

139 Vorsteher Pastor Meyer, Aktennotiz betr. Stationsbesuch der Gemeindepflegestation Einbeck am 20.10.1944, Archiv der Henriettenstiftung, S-1–0298.

140 Schwester Meta Ostermann an Oberin Florschütz, 16.3.1960, Archiv der Henriettenstiftung, 1–09–100; Schwester Erna Martin an Oberin Florschütz, 15.7.1952, Archiv der Henriettenstiftung, S-1–0069; Schwester Katharina Braun an Oberin Florschütz, 26.1.1959, Archiv der Henriettenstiftung, S-1–0103.

141 Schwester Katharina Braun an Oberin Florschütz, 19.11.1959; Schwester Katharina Braun an Vorsteher Weber, 9.6.1959, Archiv der Henriettenstiftung, S-1–0103.

»Wenn wir uns mal nicht so sehr einig waren …, dann habe ich meine Handarbeit oder was ich hatte genommen und hab mich in die Küche gesetzt. Dann konnte sie alleine mit niemandem schimpfen, und ich brauchte mich nicht anschimpfen zu lassen. Und so haben wir zusammen fast zehn Jahre gelebt.«[142]

So weit die räumlichen Verhältnisse es zuließen, werden sich die Schwestern im Konfliktfall möglichst aus dem Wege gegangen sein. Auch wenn sich Schwester Wilhelmine in dem Interview mit Schrecken an das Zusammenleben in der Gemeindestation erinnert, gelang es ihr doch offenbar auf diese Weise, sich immerhin zehn Jahre lang mit der Situation zu arrangieren.

Vermochten die Schwestern nicht, ihre Konflikte untereinander auszuhandeln, wandten sie sich häufig an das Mutterhaus. Viele Stationsbesuche der Mutterhausleitung dienten deshalb der Erkundung und Schlichtung von Streitigkeiten unter den Schwestern. Im Allgemeinen hofften Oberin und Vorsteher zunächst, dass sich die Probleme von alleine geben würden, und sie appellierten an den »guten Willen« der Beteiligten, sich »immer besser aneinander [zu] gewöhnen.«[143] Doch die Aufforderung, den »Weg der Liebe«[144] zu gehen, fiel bei den Schwestern keinesfalls immer auf fruchtbaren Boden.

Besonders problematisch wurde die Situation, wenn die Schwestern in den Gemeindestationen keinen eigenen Rückzugsort hatten. Dies traf in besonderem Maße auf die Gemeinde Schneverdingen zu, in der die Wohnverhältnisse Mitte der vierziger Jahre derart beengt waren, dass sich die beiden Schwestern selbst das Bett teilen mussten. Im September 1946 schrieb die dortige Gemeindeschwester Erna an die Oberin und beklagte sich bitterlich über das Zusammenleben mit ihrer Mitschwester Josephine. Es gehe darum, schrieb sie,

»ob ich hier nur Pflichten habe oder auch, wenn auch nur kleine, Rechte. Das gilt ganz besonders in meinen persönlichen Angelegenheiten. Als ich neulich mal sagte: über mich persönlich entscheide ich selbst, sagte Schwester J … sehr von oben herab: Das tun Sie nicht.«[145]

Dieser Autoritätskonflikt ist charakteristisch für die Probleme, die sich aus dem Senioritätsprinzip innerhalb der Schwesternschaft ergeben konnten: Schwester Josephine war zwar nur acht Jahre älter als Schwester Erna, gehörte aber sehr viel länger der Diakonissengemeinschaft an und hatte schon viele Jahre in der Gemeindepflege gearbeitet – davon zwei Jahre in Schneverdingen –, bevor Schwester Erna als »spätberufene« Novizin zu ihr stieß. Die hierarchischen

---

142 Interview mit Schwester Wilhelmine Dietrichs am 2. 4. 2004.
143 Oberin Florschütz an Schwester Josephine Brandt, 18. 9. 1946, Archiv der Henriettenstiftung, S-1 - 0069.
144 Aktenvermerk Vorsteher Pastor Weber, 4. 2. 1957, Archiv der Henriettenstiftung, S-1 - 0069.
145 Schwester Erna Martin an Oberin Florschütz, 21. 9. 1946, Archiv der Henriettenstiftung, S-1 - 0069.

Verhältnisse zwischen den Schwestern waren damit abgesteckt. Alle weiteren Versuche des Mutterhauses, den Konflikt zu schlichten, scheiterten nicht zuletzt an den Charaktereigenwilligkeiten von Schwester Josephine. Diese zeigte sich zwar durchaus einsichtsvoll und räumte ein:

> »Es wird mir immer vorgeworfen, ich sei eine Herrennatur und ich weiß es ja auch, daß dies stimmt. Gott aber weiß, wie ich schon gerungen habe und daß ich niemandem wehtun will. ... Und wenn es mir dann doch nicht gelingen will und Schwester E... meint es an Leib und Seele nicht mehr tragen zu können, mit mir zusammen zu sein, dann möchte ich Sie doch jetzt von ganzem Herzen bitten, lösen Sie Schwester E... ab, um der Arbeit und um ihrer selbst Willen.«[146]

Schwester Josephine waren also die Grenzen ihrer Persönlichkeit sehr wohl bewusst, und sie erkannte die tiefe Not, die sie bei ihrer Mitschwester hervorrief. Doch fühlte sich Schwester Josephine mit ihren 45 Jahren zu keiner Änderung ihres Sozialverhaltens mehr im Stande. Auch die Mutterhausleitung erkannte die persönlichen Grenzen ihrer Diakonisse und folgte letztlich dem Vorschlag, Schwester Erna aus der Gemeinde zurückzuberufen. Damit blieb Schwester Josephine jedoch für mehrere Jahre allein für die große Gemeinde Schneverdingen zuständig. Denn die Suche nach einer Nachfolgerin gestaltete sich extrem schwierig – nicht nur, weil die Gemeinde Schneverdingen aufgrund der überaus weiten Wege hochgradig unbeliebt unter den Diakonissen war, sondern auch, da – so die Oberin an den örtlichen Pastor – »sich zur Zusammenarbeit mit unserer guten Schwester J... auch nicht jede eignet.«[147] Die Mutterhausleitung hatte also sehr wohl die persönlichen Besonderheiten der einzelnen Schwestern im Blick und bemühte sich, zu einem gedeihlichen Zusammenleben in den Gemeindestationen beizutragen. Es lag im wohlverstandenen Interesse des Mutterhauses, dass die Arbeits- und Lebensfreude der Diakonissen nicht durch ein unerquickliches Miteinander verschlissen wurde. Dieses Interesse wurde im Übrigen vom Kirchenvorstand in Schneverdingen geteilt. Als nach fast vier Jahren des Wartens endlich eine Nachfolgerin für Schwester Erna gefunden war, zeigte er sich sehr darauf bedacht, dass sie der Gemeinde erhalten bleibe. Im Wissen um die »schwache Seite« von Schwester Josephine und in der Hoffnung, die Konfliktanlässe zwischen den Schwestern minimieren zu können, ließ er die Gemeindestation eigens so umbauen, dass die Schwestern fortan jeweils ein eigenes Zimmer hatten.[148]

---

146 Schwester Josephine Brandt an den Hausvorstand der Henriettenstiftung, 29.12.1946, Archiv der Henriettenstiftung, S-1-0069.

147 Oberin Florschütz an Pastor Hennig, 10.6.1947, Archiv der Henriettenstiftung, 1-09-229.

148 Pastor Heyken, Schneverdingen, an Oberin Florschütz, 19.10.1950, Archiv der Henriettenstiftung, 1-09-229.

Das enge aufeinander Verwiesen-Sein in den Gemeindestationen konnte dazu
führen, dass neu hinzukommende Schwestern keinesfalls immer als willkommene Unterstützung wahrgenommen wurden. Obwohl in der Gemeinde Hameln
die Zahl der Pflegebedürftigen in der Nachkriegszeit aufgrund der hohen
Flüchtlingszahlen massiv anstieg, kündigte die dortige Gemeindeschwester
Eugenie 1947 ihren »entschlossenen Widerstand« gegen den Einsatz einer weiteren Schwester an mit der Drohung, »wenn eine neue Schwester kommt, dann
gehe ich«[149].

Der örtliche Kirchenvorstand erklärte diese Ablehnung mit der ausgeprägten
Angst von Schwester Eugenie gegenüber allem Neuen. Aber denkbar ist auch,
dass es weniger eine persönliche Marotte als die Angst vor einer weiteren Verengung im Zusammenleben der Gemeindeschwestern war, die den Widerstand
motivierte. Eine neue Schwester bedeutete nicht nur eine zusätzliche Arbeitskraft, sondern auch eine weitere Mitbewohnerin, die die Schwestern vor Ort
nicht selber ausgesucht hatten, sondern die ihnen vom Mutterhaus zugewiesen
wurde. Das Entsendungsprinzip, das heißt die Möglichkeit des Mutterhauses,
die Schwestern jederzeit an einen neuen Einsatzort zu versetzen, brachte also
Probleme nicht nur für die entsandten Schwestern mit sich, sondern auch für die
empfangenden Schwestern, denen es vermutlich mit zunehmendem Alter
immer schwerer fiel, sich auf neue Mitbewohnerinnen einzustellen.[150]

In einzelnen Fällen verfolgte das Mutterhaus sehr kreative Strategien zur
Konfliktlösung. In der Gemeindestation Lüneburg waren Ende der vierziger
Jahre fünf Schwestern tätig und untereinander in derart undurchsichtige Strei-
tereien verwickelt, dass die Versetzung einer einzelnen Schwester keine Lösung
sein konnte. Um die Situation zu entschärfen, schickte das Mutterhaus eine so
genannte »schwebende Schwester« nach Lüneburg. Diese war für die Pflegearbeit zu alt und sollte nun als ›Mutter der Gemeindestation‹ den Haushalt und die
Gemeinschaft der Schwestern zusammen halten und die zerstrittenen Schwestern wieder einen.[151] Der Einsatz dieser »schwebenden Schwester« zeigt nicht
nur, dass sich das Mutterhaus gegenüber den Schwestern in der Verantwortung
sah und fürsorglich Beistand leistete. Deutlich werden hier auch die Spielräume,
die eine noch nicht durchrationalisierte Pflegeorganisation hatte und zu nutzen
verstand, indem sie eine Schwester eigens dafür einsetzte, für die Mit-Schwestern zu kochen, für sie da zu sein, mit ihnen zu sprechen und für sie Bibelstunden
und anderes zu organisieren.

---

149 Superintendent Pellens an Oberin Florschütz, 29.1.1947, Archiv der Henriettenstiftung
     1–09–100.
150 Zu Konflikten um das Entsendungsprinzip vgl. auch Friedrich (2005) und Köser
     (2006, 300).
151 Schwester Eugenie Neufeldt an Oberin Florschütz, 18.12.1949, Archiv der Henriettenstif-
     tung, 1–09–181.

Konflikte um das Gehorsamsgebot

Das Gehorsamsgelübde, das die Diakonissen bei ihrer Einsegnung ablegten, forderte von ihnen, sich den Verhaltensnormen, der Ordnung und Disziplin der Schwesternschaft zu unterwerfen und den Anordnungen der Mutterhausleitung stets Folge zu leisten. Besonders konfliktfördernd wirkte sich das Entsendungsprinzip aus, das jedoch Verhandlungsspielräume vorsah. So waren Oberin und Vorsteher gemäß der Grundordnungen der Kaiserserwerther Generalkonferenz von 1953 angehalten, bei ihren Entscheidungen zum Arbeitseinsatz die »Gaben und berechtigten Anliegen der Schwestern« (Grundordnungen 1953, Abschn. IV, 14)[152] zu berücksichtigen. Diese Regelung lag nicht nur im Interesse der Schwestern, sondern auch der Mutterhausleitung, die ein starkes Eigeninteresse daran hatte, dass die Schwestern ihre Tätigkeit mit Engagement und Überzeugungskraft aufnahmen. Die Auseinandersetzungen, die um die »Gaben und berechtigten Anliegen« der Schwestern geführt wurden, werden im Folgenden genauer beleuchtet: Mit welchen Argumenten und Strategien gelang es den Schwestern, ihre Wünsche durchzusetzen, und welche Vorgehensweisen waren umgekehrt zum Scheitern verurteilt?

Die Konflikte um das Entsendungsprinzip variierten je nach Persönlichkeit und Lebenssituation der Schwester, ihrer Stellung innerhalb der Gemeinschaft und dem Verhältnis zur Mutterhausleitung erheblich. Viele innere Konflikte, die die Entsendeentscheidungen der Oberin bei den einzelnen Diakonissen auslösten, werden die Schwestern kaum schriftlich mitgeteilt haben. Die Diakonissen nahmen das per Gelübde abgegebene Gehorsamsversprechen in der Regel sehr ernst und waren bestrebt, den Entsendungsanordnungen nachzukommen. Dennoch bestehende Zweifel, Ängste und Konflikte werden die Schwestern oft mit sich selbst ausgemacht oder in ihrem alltäglichen Umfeld besprochen haben. Nur selten beschreiben die Diakonissen in ihren Briefen den konfliktbeladenen Prozess, der zur Annahme einer Entsendungsentscheidung führte.

Eine der wenigen Diakonissen, die ihre Unterwerfung unter das Gehorsamsgebot – trotz diverser Zweifel – wortreich begründete, war Schwester Berthilde Carl. Sie sollte 1956 aus der Gemeindearbeit in den so genannten Reisedienst des Mutterhauses versetzt werden. Zu den vorgesehenen neuen Aufgaben gehörte es, Vorträge in Gemeinden und Schulen zu halten, um für die Mutterhausdiakonie zu werben. An den Theologischen Vorsteher schrieb sie,

> »es beschäftigt mich die Frage Tag und Nacht, ob es Gottes Hilfe ist, wenn mir meine geliebte Gemeindearbeit genommen wird. Sollte ER mich näher noch in Seine Nachfolge ziehen wollen, damit ich junge Menschen zu Christus bringen soll? ... Wenn Sie

---

152 Zu den Regularien des Mutterhauses siehe auch Kapitel 1.1.

also keine geeignetere Person als mich für diese gewiß nicht leichte Aufgabe finden, lieber Herr Pastor, will ich bereit sein, es zu versuchen.«[153]

Zunächst widerstrebte es ihr, die gewohnte und von ihr sehr geschätzte Gemeindearbeit zu verlassen. Außerdem war der vorgesehene Einsatz im Reisedienst für sie neu und deshalb beängstigend. Schwester Berthilde stammte zwar aus sozial gehobenen Verhältnissen und hatte die Mittelschule besucht, so dass ihre Bildungsvoraussetzungen über dem durchschnittlichen Niveau der Schwesternschaft lagen, dennoch war ihr die Vortragtätigkeit fremd. Ausschlaggebend für ihre Bereitschaft zur Übernahme des neuen Aufgabengebietes war die Umdeutung der Entsendeentscheidung zu einer Auszeichnung Gottes.

Dieses christliche Deutungsmuster dürfte nicht wenige Diakonissen davon abgehalten haben, sich gegen Entsendungsentscheidungen zu wehren, weil sie sich damit nicht nur gegen den Wunsch der Mutterhausleitung, sondern möglicherweise auch gegen den göttlichen Willen gestellt hätten. Die Frage, ob und inwiefern ein zunächst ungeliebter Einsatz einer höheren Weisung entsprach, dem sie sich als gute Christinnen stellen mussten, oder ob es sich hierbei eventuell um einen zu korrigierenden Irrtum – eine Fehlinterpretation göttlichen Willens – handelte, gehörte deshalb zu den Grundfragen, die die Diakonissen im Zusammenhang mit Entsendungsentscheidungen umtrieb.[154] Der Wunsch, sich gegen eine Entsendung zu wehren, konnte deshalb mit starken inneren religiösen Konflikten verbunden sein.

Wissend um die Ängste und Verunsicherungen, die mit der Übernahme neuer Tätigkeiten verbunden waren, hatte sich die Mutterhausleitung ein Repertoire ermutigender Worte und Strategien zugelegt, mit denen sie den Diakonissen Entsendungsentscheidungen schmackhaft zu machen suchte. Dazu gehörte die eingängige und überaus wirkungsvolle Formulierung: »Wem Gott ein Amt gibt, dem gibt ER auch die Kraft.«[155] Gerne wies die Mutterhausleitung darüber hinaus auf die Vorzüge der neuen Tätigkeit hin, zum Beispiel, wenn die Diakonissen dadurch wieder in die Nähe des Elternhauses zurückkehrten. Häufig teilten Oberin und Vorsteher ihre Entsendungspläne nicht schriftlich mit, sondern suchten das persönliche Gespräch, das sie für besser geeignet hielten, Vorbehalten zu begegnen.

Doch konnte sich die Mutterhausleitung keinesfalls immer mit ihren Entsendungsplänen durchsetzen. Wenn die Schwestern plausibel machten, dass sie

---

153 Schwester Berthilde Carl an Vorsteher Pastor Weber, 22.12.1956, Archiv der Henriettenstiftung, S-1-1081.
154 Schwester Else Kuhn an Schwester Emma Eifert, 13.9.1979, Archiv der Henriettenstiftung, S-1-0672.
155 Schwester Hinrika Schulz an Schwester Alma Sander, 25.2.1952, Archiv der Henriettenstiftung, S-1-0968.

der neuen Arbeit aus Krankheits- oder Altersgründen nicht gewachsen seien, zogen Oberin und Vorsteher ihre Entscheidung in der Regel ohne aufwändige Verhandlungen zurück.

Sie taten das zum Beispiel im Falle von Schwester Ella, die 1956, im Alter von 67 Jahren, die Leitung eines kleinen Außenkrankenhauses im Harz übernehmen sollte. Auf ihre Mitteilung hin, sie fühle sich dafür zu alt, nahm die Oberin umstandslos von dem Plan Abstand.[156] Schwester Frauke konnte ihre geplante Entsendung nach Ostfriesland abwehren mit dem Argument, das Klima bekäme ihr gesundheitlich nicht.[157] Hier griff sowohl das Prinzip der Fürsorgeverantwortung der Mutterhausleitung gegenüber den Diakonissen als auch die Überlegung, dass der Schwesternschaft keinesfalls daran gelegen war, die Gesundheit ihrer Mitglieder zu ruinieren. Auch die Vorstände der Gemeindestationen und Krankenhäuser konnten die Entsendungsentscheidungen beeinflussen. So scheiterte 1960 die Abberufung einer bewährten Gemeindediakonisse am »hartnäckigen Widerstand«[158] der Gemeinde. Es lag nicht im Interesse der Mutterhausleitung, funktionierende Arbeitszusammenhänge aufzulösen, sofern sich dies vermeiden ließ.

Schwieriger war es, wenn den Schwestern eine Tätigkeit aufgrund persönlicher Vorlieben nicht zusagte. In solchen Fällen spielte die Einschätzung der Person der Diakonisse durch die Mutterhausleitung eine wesentliche Rolle: Handelte es sich um ein »berechtigtes Anliegen« der Schwester oder zeigte sie sich nicht ausreichend gehorsam? Die Selbstinszenierung als gehorsame Tochter zählte nämlich zu den elementaren Voraussetzungen erfolgreicher Interessendurchsetzung seitens der Diakonissen.

So sollte Schwester Anneliese 1951 im Alter von 53 Jahren aus der Krankenhausarbeit in die Altenpflege versetzt werden – ein Tätigkeitswechsel, der sich überhaupt nicht mit ihren Wünschen deckte. Daraufhin schrieb sie an die Oberin:

»Aber liebe Frau Oberin, so gerne ich im Gehorsam die [!] Anordnung vom Mutterhause folgen leisten möchte, so muß ich Ihnen doch mitteilen, daß ich das bestimmte Gefühl habe, daß mir diese Arbeit durchaus nicht liegt. Jedenfalls empfinde ich keine Freudigkeit dazu und möchte Sie herzlich bitten, es garnicht erst mit mir zu versuchen. Ich habe in den ganzen Jahren, solange ich Schwester bin[,] Stationsarbeit gehabt und

---

156 Schwester Ella Tietze an Oberin Florschütz, 18.3.1956, Archiv der Henriettenstiftung, S-1-0032; Oberin Florschütz an Schwester Ella Tietze, 24.3.1956, Archiv der Henriettenstiftung, S-1-0032.
157 Schwester Frauke Sattler an Schwester Alma Sander, 13.7.1952, Archiv der Henriettenstiftung, S-1-0807; Schwester Alma Sander an Schwester Frauke Sattler, 15.7.1952, Archiv der Henriettenstiftung, S-1-0807.
158 Vorsteher Pastor Weber an Pastor Henning, 15.2.1960, Archiv der Henriettenstiftung, 1-09-229.

etwas anderes liegt mir nicht und [ich] habe auch keine Veranlagung zu irgend einer
anderen Arbeit. Darum möchte ich Sie bitten, mir doch wieder eine Stationsarbeit zu
geben.«[159]

Indem Schwester Anneliese das Gehorsamsgebot als gültiges Prinzip anerkannte, signalisierte sie ihre grundsätzliche Bereitschaft, den Wünschen des
Mutterhauses Folge zu leisten. Aus dieser Position der gehorsamen Tochter
heraus konnte sie an die elterliche Sorgeverantwortung der Mutterhausleitung
appellieren; denn welche ›guten‹ Eltern wollten ihrer Tochter schon die »Freudigkeit« nehmen? Auch das Argument von Schwester Anneliese, die Arbeit liege
ihr nicht, dürfte seine Wirkung nicht verfehlt haben, hatte die Mutterhausleitung
doch auch eine Verantwortung gegenüber den Bewohnerinnen und Bewohnern
des Altenheimes, die sich eine engagierte und ihnen »freudig« zugewandte
Schwester wünschten. Die Oberin zeigte sich jedenfalls einsichtig und beließ die
Diakonisse deren Wunsch gemäß in der Krankenhausarbeit. Die Schwestern, die
sich gehorsam zeigten oder sich zumindest so inszenierten, durften auf für-
sorgliches Einlenken hoffen.

Die Diakonissen, die diese Spielregeln im Eltern-Tochter-Verhältnis nicht
beherrschten, hatten hingegen deutlich schlechtere Chancen, ihre Wünsche
durchzusetzen. So wandte sich Schwester Helene 1944 an die Mutterhausleitung
mit dem Wunsch, aus der Arbeit im Operationsbereich in die Gemeindepflege
nach Ostfriesland, ihre alte Heimat, versetzt zu werden. Die für den Arbeitseinsatz zuständige Probemeisterin rief Schwester Helene daraufhin zur Raison
und forderte sie auf, die Gehorsamspflicht einzuhalten und sich in die Opera-
tionspflege zu schicken mit den Worten:

> »Natürlich muß der Wille dazu vorhanden sein, und das ist eben das Traurige, daß Ihr
> Wille quer geht. … Und das tut meinem Herzen unsagbar weh, und ich schreibe Ihnen
> diese Zeilen unter Tränen. … Sie müssen sich einen starken Ruck geben und anders
> werden wollen. … Dann würden wir auch überlegen, ob wir Ihnen wohl eine Ge-
> meindearbeit in Ostfriesland übertragen könnten.«[160]

Dies ist ein typisches Beispiel für den moralischen Druck, den die Mutterhausleitung gegenüber nicht ausreichend fügsamen Diakonissen aufbauen
konnte. Die – brieflich mit den Tränen kämpfende – Probemeisterin setzte sich
hier als ›Mutter‹ in Szene, die die mangelnde Passförmigkeit der ›Tochter‹ mit
den klassischen Mitteln elterlichen Enttäuscht-Seins und Liebesentzugs beant-
worte. Erst als Schwester Helene zu Kreuze kroch und Besserung gelobte, konnte
sie die von der Probemeisterin in Aussicht gestellte Versetzung aus der Opera-

---

159 Schwester Anneliese Kramer an Oberin Florschütz, 11.9.1951, Archiv der Henriettenstif-
    tung, S-1-0334.
160 Schwester Alma Sander an Schwester Helene Otte, 6.11.1944, Archiv der Henriettenstif-
    tung, S-1-0004.

tionspflege erwirken. 1946 erhielt sie die gewünschte Arbeit in einer ostfriesischen Gemeindestation.[161]

Hatte Schwester Helene bis dahin eher die autoritären Seiten des Entsendungsprinzips erlebt, zeigt ihr weiterer Werdegang, dass das Mutterhaus durchaus auch das Wohlbefinden der Diakonissen im Blick hatte. Die Versetzung in die ostfriesische Gemeindearbeit erwies sich nämlich in der Tat als hervorragende Entscheidung, ebenso wie die Entsendung einer weiteren Diakonisse, Schwester Gesine, die einige Jahre später folgte.[162] Beide Schwestern entwickelten sich zu einem Paradebeispiel vorbildlichen Zusammenlebens und -arbeitens, so dass sie fortan vom Mutterhaus nur noch gemeinsam versetzt wurden. 1964 sollte Schwester Helene die Leitung eines Krankenhauses in Melle übernehmen. Um ihr den Wechsel nicht zu schwer zu machen, entschied die Mutterhausleitung, die Frauen gemeinsam zu versetzen. Dieser sorgsame Umgang setzte sich weiter fort, denn beide Schwestern waren sehr unglücklich in der Krankenhausarbeit und wurden ein halbes Jahr später – wiederum als Paar – zurück in die Gemeindearbeit versetzt. Als Schwester Helene 1976 in den Feierabend ging, kehrten beide Frauen gemeinsam in das Mutterhaus nach Hannover zurück.[163] Viele ähnliche Entscheidungen belegen, dass die Mutterhausleitung ihre elterliche Sorgeverantwortung durchaus ernst nahm. Das Gehorsamsgebot auf Seiten der Schwestern korrespondierte demnach mit dem Gebot (paternalistischer) Fürsorglichkeit seitens der Mutterhausleitung.

Doch galten die Regeln des Verhältnisses ›gehorsame Tochter‹ und ›fürsorgliche Eltern‹ nicht gleichermaßen für alle Schwestern. Insbesondere alt gediente Diakonissen konnten beachtliche Durchsetzungsmacht entwickeln. Dies lässt sich am Beispiel eines Gehorsamskonflikts zeigen, der sich in einer Gemeindestation der fünfziger Jahre ereignete. Es ist ein Beispiel für die Kapitulation der beteiligten Institutionen vor dem Eigensinn der Diakonissen. Der Konflikt drehte sich um die älteste der Diakonissen, Schwester Emilie, die nach

---

161 Schwester Helene Otte an Schwester Alma Sander, 23.11.1944, Archiv der Henriettenstiftung, S-1-0004; Oberin Florschütz an Schwester Helene Otte, 16.12.1946, Archiv der Henriettenstiftung, S-1-0004.

162 Schwester Gesine hatte zuvor im Krankenhaus gearbeitet, war aber derart regelmäßig in Konflikt mit ihren Mitschwestern und den Ärzten geraten, so dass ihre dortige Stationsschwester die Versetzung in eine »Gemeinde ohne größere Gemeinschaft« vorschlug. Die Entsendung in eine kleine Gemeindestation galt offenbar als probates Mittel zur Unterbringung von Diakonissen, die sich nicht ausreichend in die hierarchischen Strukturen eines Krankenhauses und der Schwesterngemeinschaft einzufügen vermochten. Die Zusammenarbeit mit Schwester Helene erwies sich insofern auch für Schwester Gesine als großer Glücksfall. Schwester Barbara Glaser an Oberin Florschütz, 24.2.1957, Archiv der Henriettenstiftung, S-1-0393.

163 Schwesternakte Helene Otte, Archiv der Henriettenstiftung, S-1-0004; Schwesternakte Gesine Hahn, Archiv der Henriettenstiftung, S-1-0393.

56 Jahren der Arbeit in der Gemeinde fast vollständig erblindet war und deshalb
ihre Tätigkeit im hohen Alter von 78 Jahren aufgeben musste.

Der Streit entzündete sich an der Frage: Wohin nun mit Schwester Emilie?
Überliefert ist ein umfangreicher Briefwechsel zwischen Oberin und örtlichem
Kirchenvorstand sowie den Mit-Schwestern in der Gemeindestation, die alle der
festen Überzeugung waren, dass Schwester Emilie keinesfalls weiter in der Ge-
meindestation wohnen könne. Der Verbleib einer altgedienten Diakonisse, die
inmitten der nachkommenden Schwesterngeneration auf der Fortsetzung ihrer
Gewohnheiten beharrte, barg erfahrungsgemäß enormes Konfliktpotenzial.
Allein Schwester Emilie war keinesfalls bereit, ihr Zuhause zu räumen. Die Regularien waren in diesem Fall eindeutig. Wenn das Mutterhaus bestimmte, eine
Schwester könne nicht in der Gemeindestation verbleiben, musste sie ausziehen.

Ein ausführlicher Briefwechsel zwischen Oberin und örtlichem Kirchenvorstand lässt darauf schließen, dass sich beide Seiten nicht trauten, diese unliebsame Entscheidung gegenüber Schwester Emilie durchzusetzen. Die Oberin bat
den Kirchenvorstand, diese unangenehme Aufgabe auf sich zu nehmen,

> »da es für uns als Mutterhaus ja sehr viel schwieriger ist, wenn sich die Bitternis, die aus
> einer solchen Entscheidung entsteht, gegen uns richtet, die wir bis an ihr Lebensende
> mit ihr zusammen leben müssen, als es für Sie zu tragen wäre, die Sie ja nicht mehr in
> direkter Verbindung mit ihr dann stehen würden.«[164]

Gemäß Entsendungsprinzip hatte die Oberin zwar die Befugnis, über den
Wohnort der Schwestern im Feierabend zu entscheiden. Wie das Beispiel zeigt,
machte sie davon jedoch nicht bedenkenlos Gebrauch, schließlich waren die
Beziehungen innerhalb der Gemeinschaft nicht als Arbeitskontrakte mit be-
grenzter Laufzeit, sondern als lebenslange soziale Beziehungen konzipiert. Die
Rückbeorderung einer widerstrebenden Diakonisse, die für den Rest ihres Lebens im Mutterhaus ihre Bitternis über das erfahrene Leid verbreiten könnte, lag
nicht im Interesse der Schwesternschaft. Die Oberin hoffte deshalb, die Verantwortung für die Entscheidung an den Kirchenvorstand abgeben und dem
Unmut der Schwester entgehen zu können.

Der Kirchenvorstand fand ebenfalls nicht den Mut, sich den Wünschen von
Schwester Emilie entgegenzustellen – im Wissen darum, »wie treu gewissenhaft,
selbstlos sie in all den Jahrzehnten ihren Dienst zum Segen der Gemeinde getan
hat.«[165] Auch der Kirchenvorstand sah sich in einer persönlichen Verantwortung
und aufgrund der Lebensleistung von Schwester Emilie zu Dankbarkeit verpflichtet. Da niemand wagte, die Bitterkeit und auch die Wut von Schwester

---

164 Oberin Florschütz an Superintendent Pellens, Hameln, 4.6.1953, Archiv der Henrietten-
     stiftung, S-1-0395.
165 Ev.-luth. Gesamtverband, Kirchengemeinde Hameln an Oberin Florschütz, 22.6.1953,
     Archiv der Henriettenstiftung, S-1-0395.

Emilie auf sich zu ziehen, verblieb diese letztlich in der Gemeindestation und bekam vom Kirchenvorstand eigens eine junge Frau zur Pflege an die Seite gestellt.[166] Auch wenn es sich dabei um einen ungewöhnlichen Konfliktverlauf gehandelt haben mag, zeigen weitere Beispiele, dass das Gehorsamsgebot gegenüber den alt gedienten Diakonissen außer Kraft gesetzt werden konnte.

Auch jüngere Diakonissen konnten sich im Verhältnis zur Mutterhausleitung mitunter erstaunlich viel herausnehmen. Dazu gehörte insbesondere Schwester Mathilde. Sie kam aus einer wohlhabenden ehemaligen Gutsbesitzerfamilie, hatte die Oberschule besucht und hob sich damit bereits qua sozialer Herkunft deutlich vom Gros der Diakonissenschwesternschaft ab. Gegenüber dem Theologischen Vorsteher artikulierte sie ihre Interessen mit einer auffallenden Selbstverständlichkeit und knüpfte beispielsweise Zusagen zu Entsendungen an Bedingungen – ein Schritt, den kaum eine andere Diakonisse gewagt hätte und der in anderen Fällen vermutlich energisch sanktioniert worden wäre.[167] Geschickt ließ Schwester Mathilde im Rahmen von Entsendungsverhandlungen einfließen, dass das Mutterhaus später einmal eine »Auszahlung«[168] des Vaters erhalte. Ihre soziale Herkunft sowie die Aussicht auf eine finanzielle Zuwendung scheinen die beträchtliche Geduld, die die Mutterhausleitung im Falle dieser Schwester bewies, erheblich befördert zu haben. Nicht zuletzt die soziale Verortung der Diakonissen entschied darüber, wie die Spielräume erlaubter und unerhörter Verhaltensweisen bei den einzelnen Schwestern vermessen wurden. Den Bogen überspannte Schwester Mathilde erst, als sie es wagte, sich als mögliche Nachfolgerin der amtierenden Oberin ins Gespräch zu bringen. Damit hatte sie den Rahmen eingeräumter Sonderrechte eindeutig überschritten; der Vorsteher griff zur Bremse und forderte sie nachdrücklich zur Mäßigung auf.[169]

Gehorsamskonflikte in den Umbrüchen der sechziger Jahre

In den sechziger Jahren änderten sich Ton und Duktus, mit denen die Diakonissen ihre Anliegen gegenüber der Mutterhausleitung vorbrachten. Auffallend ist, dass der Gehorsamsbegriff in den Entsendungsverhandlungen nicht mehr auftauchte. Statt auf das Gehorsamsgelübde zu verweisen, verlegten sich Oberin und Vorsteher bei den Auseinandersetzungen über den Arbeitseinsatz der

---

166 Aktennotiz Schwester Martha Koch, 26. 8. 1953, Abschrift des Sitzungsprotokolls des Ev.-luth. Gesamtverbandes Hameln, 3. 9. 1953, Archiv der Henriettenstiftung, S-1 – 0395.

167 Schwester Mathilde von Rothenstein an Oberin Florschütz und Vorsteher Pastor Weber, 29. 11. 1958, Archiv der Henriettenstiftung, S-1 – 0472; Schwester Mathilde von Rothenstein an Oberin Florschütz, 7. 1. 1959, Archiv der Henriettenstiftung, S-1 – 0472.

168 Schwester Mathilde von Rothenstein an Vorsteher Pastor Weber, 23. 8. 1958, Archiv der Henriettenstiftung, S-1 – 0472.

169 Vorsteher Pastor Weber an Schwester Mathilde von Rothenstein, 8. 12. 1960, Archiv der Henriettenstiftung, S-1 – 0472.

Diakonissen auf Bitten und gutes Zureden. Hier schlug sich offenbar das veränderte gesellschaftliche Klima der sechziger Jahre nieder, in dem der Gehorsamsbegriff zunehmend negativ besetzt wurde. Anfang der siebziger Jahre strich
die Henriettenstiftung den Begriff der »gehorsamen Tochter« aus dem Einsegnungsgelübde (vgl. Kapitel 1.1).

Auch der dramatisch wachsende Pflegenotstand hinterließ seine Spuren in
den Auseinandersetzungsformen und förderte eine deutliche Interessenartiku-
lation seitens der Diakonissen. 1960 wandte sich die leitende Krankenhausschwester aus Stadthagen unmissverständlich an die Oberin:

> »Ich muß Ihnen sagen, wenn wir mit so wenigen Schwestern auskommen sollen, kann
> ich die Arbeit nicht fortsetzen, denn es geht über meine Kraft, diese Verantwortung zu
> tragen, die Schwestern sind dauernd gehetzt u. kommen doch nicht zu ihrer freien Zeit,
> u. was das Resultat ist, wissen sie. ... Unter diesen Umständen kann und mag keine von
> uns älteren hier arbeiten.«[170]

Unter dem Druck des Personalmangels und der allgemeinen Überarbeitung des
Pflegepersonals trauten sich neben der bereits erwähnten Schwester Mathilde
nun auch andere Diakonissen, ihren Arbeitseinsatz an die Erfüllung von Be-
dingungen zu knüpfen. Mit diesem Anliegen stießen sie mittlerweile auf das
Verständnis der Mutterhausleitung, die ihrerseits mit Besorgnis die wachsende
Überlastung der Diakonissen verfolgte (vgl. dazu Kapitel 2.2).

Problematisch wurde es erst, wenn sich die Schwestern mit ihren Forderungen offen gegen das Mutterhaus stellten. Schwester Inge arbeitete Anfang der
sechziger Jahre in einem der Außenkrankenhäuser der Stiftung und wagte es,
ihren Wunsch nach einer Weiterbildung für leitende Funktionen mit der Drohung zu verknüpfen, andernfalls aus der Schwesternschaft auszutreten. Mit
diesem Vorgehen stellte sie sich gegen die Gemeinschaft – ein Schritt, der eine
energische Intervention des Vorstehers provozierte.[171] Harsch gerügt, ruderte
Schwester Inge zurück und räumte ein, etwas aus dem »Gleichgewicht«[172] geraten zu sein. Damit kehrte sie wieder auf den Boden der Schwesternschaft
zurück, und ihr Weiterbildungswunsch wurde erfüllt.

Mit der abnehmenden Zahl von Diakonissen entstand ferner ein neues
Konfliktfeld, das sich an der Frage des Verbleibs der Schwestern im Ruhestand
entzündete. Wollte eine Diakonisse nicht in eins der mutterhauseigenen Feierabendhäuser ziehen, bedurfte es gemäß Versorgungsordnung der Zustimmung

---

170 Schwester Hinrika Schulz an Oberin Florschütz, 30. 4. 1960, Archiv der Henriettenstiftung,
     1 – 09 – 239.
171 Vorsteher Pastor Weber an Schwester Inge Kunze, 6. 2. 1964, Archiv der Henriettenstiftung,
     S-1 – 0193.
172 Schwester Inge Kunze an Oberin Florschütz, 24. 2. 1964, Archiv der Henriettenstiftung,
     S-1 – 0193.

von Oberin und Vorsteher.[173] In den fünfziger Jahren war es durchaus üblich, dass die Oberin die Schwestern fragte, wo sie ihren Feierabend verbringen wollten. Oft zogen die Diakonissen zunächst zu Verwandten und kehrten erst bei Pflegebedürftigkeit ins Mutterhaus zurück. Mit der sinkenden Auslastung der mutterhauseigenen Feierabendhäuser und den wachsenden Schwierigkeiten, die schrumpfende Schwesternschaft zusammenzuhalten, griff das Mutterhaus seit den siebziger Jahren verstärkt in die Ruhestandspläne der einzelnen Schwestern ein.[174] Dies konnte im Konfliktfall bis zum Austritt führen, so zum Beispiel im Fall von Schwester Elise, die sich noch im Alter von 65 Jahren von der Gemeinschaft trennte. Sie hatte 23 Jahre lang in einem Krankenhaus in Ostfriesland gearbeitet und sollte mit Eintritt in den Feierabend 1986 in das Mutterhaus zurückkehren. Sie aber weigerte sich, ihr langjähriges soziales Umfeld zu verlassen. Da die Mutterhausleitung hart blieb, entschied sich Schwester Elise für den Austritt.[175] Ein vergleichbarer Konfliktverlauf wäre 30 Jahre zuvor noch undenkbar gewesen.

Konflikte mit freien Schwestern
Standen bislang die Beziehungen innerhalb der Diakonissengemeinschaft im Mittelpunkt, geht es im folgenden Abschnitt um die Konflikte mit der wachsenden Gruppe freier Schwestern. Damit sind hier nicht die Verbandsschwestern gemeint, die zwar in der Tradition freiberuflicher Schwestern standen und ein Gehalt bezogen, aber eng an das Mutterhaus angeschlossen waren. Das Verhältnis zwischen Diakonissen und Verbandsschwestern wird vor allem für Letztere konfliktbeladen gewesen sein, weil die Verbandsschwestern als ›Stieftöchter‹ der Mutterhäuser einen geringeren Status in der Hierarchie der Schwesternschaft einnahmen.[176] Für die Diakonissen scheint der Umgang mit dieser im gleichen Mutterhaus sozialisierten und ihnen nachgeordneten Gruppe weniger belastet gewesen zu sein.

Die Konflikte der Diakonissen mit ›Berufsschwestern‹ entzündeten sich vor allem im Verhältnis zu den nicht mit dem Mutterhaus verbundenen freien Schwestern, die seit den fünfziger Jahren rasch an Bedeutung gewannen. Dazu gehörten Mitglieder anderer Schwesterngemeinschaften, beispielsweise des

---

173 Vorsteher Pastor Weber an Schwester Gerlind Oppermann, 26.01.1962, Archiv der Henriettenstiftung, S-1-0352

174 Oberin Krause an Schwester Mathilde von Rothenstein, 5.9.1981, Archiv der Henriettenstiftung, S-1-0472, Oberin Krause an Schwester Hiltrud Lange, 6.7.1983, Archiv der Henriettenstiftung, S-1-0194.

175 Schwester Elise Vogelsang an den Hausvorstand der Henriettenstiftung, 3.4.1986, Archiv der Henriettenstiftung, S-3-0328, Schwester Elise Vogelsang an Oberin Krause, 5.6.1987, Archiv der Henriettenstiftung, S-3-0328.

176 Zur Verbandsschwesternschaft vgl. Kapitel 1.1.

Agnes Karll Verbands oder der freien evangelischen Schwesternschaft der Inneren Mission.[177] Seit den sechziger Jahren setzte sich zudem der Typus ›ganz
freier‹ Schwestern durch, der keiner Schwesterngemeinschaft mehr angehörte.
Auf den Außenstationen der Henriettenstiftung schlossen sämtliche freien
Schwestern einen Einzelarbeitsvertrag mit dem Stationsträger ab. In den öffentlichen Krankenanstalten fielen die freien Pflegekräfte außerdem in den
Geltungsbereich gewerkschaftlicher Tarifverträge und des Personalvertre-
tungsgesetzes. Damit waren sie der Weisungsbefugnis des Mutterhauses entzogen.

Freie Schwestern wurden im Arbeitsgebiet der Henriettenstiftung sowohl in
der ambulanten als auch in der stationären Krankenversorgung eingesetzt.
Konflikte gab es vor allem im Krankenhausbereich, weil die Diakonissen hier
sehr viel enger mit freiem Personal zusammen arbeiten mussten als in der
selbständig organisierten Gemeindepflege. So war es in den Gemeinden
durchaus üblich, die Arbeits- und Lebensbereiche der freien und der mutterhausgebundenen Schwestern aufzuteilen, wenn die Konflikte Überhand nahmen.[178] Im Krankenhaus hingegen waren die Diakonissen gezwungen, sich mit
den veränderten Arbeits- und Lebensperspektiven der nachkommenden Frauengeneration zu arrangieren. Mit dem Personalrat verfügten die freien
Schwestern in den öffentlichen Krankenhäusern außerdem über eine einflussreiche Interessenvertretung.

Die Konflikte zwischen Diakonissen und freien Schwestern sind vor allem in
Briefen leitender Krankenhausschwestern überliefert, die mit dem Mutterhaus
über die personelle Ausstattung ihrer Einrichtungen verhandelten. Bis weit in
die fünfziger Jahre hinein hielten diese leitenden Diakonissen am Ziel einer
möglichst großen Homogenität der Schwesternschaft fest. Die Klagen lauteten
unisono: Freie Schwestern störten die Gemeinschaft, weil sie nicht integrati-
onsbereit seien.

In dem Sinne schrieb die leitende Diakonisse des Kreiskrankenhauses Leer,
Schwester Martha, 1946 an die Probemeisterin in Hannover, es sei »wirklich ein
schweres Arbeiten mit all den freien Hilfen, die immer meinen, das Recht zu
haben, sich außerhalb der Schwesterngemeinschaft zu stellen.«[179] In der Tat
werden die freien Pflegekräfte nicht im gleichen Maße wie die Diakonissen bereit
gewesen sein, ihr Leben allein in den Dienst der Schwesternschaft und der Arbeit
am kranken Menschen zu stellen. Konflikte waren deshalb vorprogrammiert.

---

177 Zum Spektrum von Schwesternschaften und der Erosion des Schwesternschaftsprinzips
    nach 1945 vgl. Kreutzer (2005, 33–44).
178 Aktennotiz Pastor Teschner, 13.10.1959, Archiv der Henriettenstiftung, 1–09–181. Vgl.
    auch Kapitel 3.2.2.
179 Schwester Martha Huge an Schwester Alma Sander, 12.8.1946, Archiv der Henriettenstif-
    tung, 1–09–173.

Es gibt zu denken, mit welcher Selbstverständlichkeit Schwester Martha das gesamte freie Personal als Hilfskräfte bezeichnete, obwohl zu vermuten ist, dass sich auch examinierte Kräfte darunter befanden. So gesehen ließe sich der von den Diakonissen erhobene Vorwurf mangelnder Integrationsbereitschaft seitens der freien Schwestern mit gutem Grund auch umkehren: Offenbar hatten die Diakonissen erhebliche Probleme, freies Personal als gleichwertige Mitarbeiterinnen in den Arbeitszusammenhang der Schwestern zu integrieren.

Dass die Diakonissen die Zugehörigkeit zum Mutterhaus und eine richtige Gesinnung mitunter höher bewerten konnten als eine fachliche Qualifikation, zeigte sich deutlich, als Schwester Martha 1949 erneut an die Mutterhausleitung schrieb mit der dringenden Bitte um die Entsendung einer Diakonisse oder Diakonissenschülerin. Einschränkend fügte sie hinzu: »Es kann eine Schwester ohne Examen sein, wenn sie nur durchs Mutterhaus gegangen ist.«[180] Die vielfältigen Zumutungen und Demütigungen, die diese Privilegierung mutterhausgebundener Schwestern für freies Pflegepersonal mit sich brachte, lassen sich aus den Quellen immerhin erahnen. Die Tatsache, dass Leitungsfunktionen bis in die sechziger Jahre vor allem mit Diakonissen besetzt wurden, löste immer wieder Konflikte aus – insbesondere dann, wenn das freie Personal qualifizierter und erfahrener war.[181]

Mit dem sich zuspitzenden Pflegenotstand ab Mitte der fünfziger Jahre wurde immer deutlicher, dass die Henriettenstiftung nicht mehr auf die Mitarbeit von freien Schwestern verzichten konnte. Je mehr sich der Personalmangel verschärfte, umso wichtiger wurde es, überhaupt Schwestern zur Verfügung zu haben. Diese Situation stärkte die Verhandlungsposition der freien Schwestern in erheblichem Maße. Die Androhung einer Kündigung erwies sich als besonders probates Mittel zur Interessendurchsetzung – etwa bei Konflikten im Pflegealltag oder bei Auseinandersetzungen um Arbeitszeit- und Gehaltsregelungen.[182]

Hinzu kam, dass in den kommunalen Krankenhäusern mit der wachsenden Zahl freier Schwestern die Institution des Personalrates an Bedeutung gewann. 1962 klagte die leitende Krankenhausschwester aus Leer in einem Brief an die Oberin:

> »... in den letzten 1 – 2 Jahren wurde das gewerkschaftliche Denken bei einem großen Teil stärker und damit immer deutlicher, daß man die ›schwarzen Schwestern‹, wie wir

---

180 Schwester Martha Huge an Schwester Alma Sander, 31.1.1949, Archiv der Henriettenstiftung, 1 – 09 – 173.

181 Schwester Mathilde von Rothenstein an Vorsteher Pastor Weber, 21.03.1954, Archiv der Henriettenstiftung, S-1 – 0472; Aktenvermerk Vorsteher Pastor Weber, 2.9.1955, Archiv der Henriettenstiftung, S-1 – 0472.

182 Schwester Auguste Schneider an Oberin Florschütz, 6.1.1962, Archiv der Henriettenstiftung, 1 – 09 – 173.

genannt werden, heraus haben möchte .... Sie wollen nach ihren freien Interessen leben und sich durchsetzen und fühlen sich besonders stark, seitdem der Personalrat fungiert und dort werden ihre Wünsche bearbeitet und die leitenden Schwestern brauchen davon nichts zu erfahren.«[183]

Mit dem Personalrat gewann in den öffentlichen Krankenhäusern eine institutionalisierte Interessenvertretung der freien Schwestern an Bedeutung, die die Einhaltung von arbeitsrechtlichen Bestimmungen überwachte und bei Einstellungen sowie Entlassungen gehört werden musste. Dies schränkte den Kompetenzbereich der leitenden Diakonissen beträchtlich ein, denn sie waren gewohnt, im Pflegebereich eigenständig schalten und walten zu können. Das Kräfteverhältnis zwischen Diakonissen und freien Schwestern hatte sich innerhalb nur weniger Jahre tiefgreifend verschoben. Wurden gewerkschaftlich organisierte Schwestern in den fünfziger Jahren noch als »rote Schwestern« (Kreutzer 2005, 63) stigmatisiert, kehrte sich die Farbmetapher nun gegen die Diakonissen: Als »schwarze Schwestern« wurden sie zum Relikt vergangener Zeiten erklärt, das das übrige Pflegepersonal alsbald aus dem Hause »heraus haben« wollte. Dennoch mussten sich beide Schwesterngruppen vorerst miteinander arrangieren.

Aber angesichts der divergierenden Arbeits- und Lebensvorstellungen gestaltete sich die alltägliche Zusammenarbeit hochgradig konfliktbeladen, zumal die Diakonissen wenig Verständnis für die freien Schwestern aufbrachten. Stellvertretend für viele sei hier angeführt, was 1964 die Diakonisse Schwester Emma an ihre Oberin in Hannover schrieb:

»Fast die halbe Zeit im Jahr ist wirklich Freizeit! Es kommt nicht viel dabei heraus, die Interesselosigkeit wächst. Die Arbeitszeit ist rum und sie sind draußen! Es wird nicht mal mehr gegessen. Eine Hausgemeinschaft, wie wir sie früher pflegten, gibt es nicht mehr!«[184]

In der Tat war das tradierte Modell der Stationsfamilie mit der wachsenden Zahl freier Schwestern kaum noch lebbar. Die pauschale Verurteilung des freien Pflegepersonals, das auf die Einhaltung von Arbeitszeitbegrenzungen Wert legte, als uninteressierte ›Teilzeitkräfte‹ war jedoch nicht geeignet, das Verhältnis zwischen beiden Schwesterngruppen zu verbessern. In den zeitgenössischen Quellen findet sich kein einziger Hinweis darauf, dass die Diakonissen Verständnis für die Interessen, Bedürfnislagen und möglichen familiären Verpflichtungen freier Schwestern entwickelten.[185]

---

183 Schwester Auguste Schneider an Oberin Florschütz, 16.5.1962, Archiv der Henriettenstiftung, 1–09–173.
184 Schwester Emma Schmidt an Oberin Florschütz, 23.10.1964, Archiv der Henriettenstiftung, S-1–0039
185 Auch in der Ausbildung des Nachwuchses stiegen die Konflikte massiv an. So stieß die

Auch die freien Schwestern werden oftmals keinen besonders empathischen Umgang mit den Diakonissen gepflegt haben. Viele Diakonissen waren in kleinen Krankenhäusern tätig, die sie – nicht selten unter beträchtlichen Verzichtsleistungen – mit aufgebaut hatten. Den neu hinzukommenden freien Schwestern war diese Lebensleistung nicht mehr zugänglich. Das belegt eindrucksvoll das Beispiel von Schwester Emma, die von 1934 bis 1965 das Lüneburger Kinderhospital leitete, das nach dem Zweiten Weltkrieg gerade einmal über 70 Betten verfügte.

Um den Ausbau des Hauses voranzutreiben, verzichtete Schwester Emma jahrelang aus Kostengründen auf ein eigenes Zimmer. Mit der allgemeinen Modernisierung des Krankenhauswesens seit den späten fünfziger Jahren konnte das kleine Hospital nicht mehr mithalten, obwohl es mittlerweile zum 200-Bettenhaus ausgebaut worden war. Die Gewinnung von freien Schwestern gestaltete sich deshalb extrem schwierig. 1963 gelang es dennoch, einige junge freie Schwestern anzuwerben, die, kaum hatten sie ihre Arbeit aufgenommen, wieder kündigten. Über die Begründung informierte Schwester Emma ihre Oberin so:

> »Es gefällt ihnen nicht bei uns. Es ist zu simpel hier. Sie kommen aus Universitätskliniken u. wir aus dem vorigen Jahrhundert. All' unser Bauen u. Überholen macht gar keinen Eindruck. Sie blasen sich auf u. gehen wieder.«[186]

In der Konfrontation mit freien Schwestern erlebten die Diakonissen nicht nur eine dramatische Entwertung ihres Pflegeverständnisses, sondern auch ihrer Lebensleistung, die sich der nachkommenden Schwesterngeneration nicht mehr erschloss.

Dennoch dürfte die Auseinandersetzung mit freien Schwestern den Diakonissen auch stabilisierende Momente geboten haben. Arbeitszeitverkürzungen für freie Schwestern werden zwar oft zu Lasten der Diakonissen gegangen sein, die die Mehrarbeit übernahmen.[187] Mit ihrem aufopferungsvollen Einsatz konnten sich die Diakonissen – in Abgrenzung zum freien Personal – jedoch gleichzeitig als moralische Siegerinnen in Szene setzen, die die Aufrechterhaltung der Krankenversorgung gewährleisteten. In diesem Sinne beklagte sich Schwester Emma 1964 über die jungen Schwestern, die nach Dienstende ungeachtet der Versorgungsnotwendigkeiten das Krankenhaus verließen. »Ich weiß

---

bisherige Gewohnheit, die Freizeit der Schülerinnen bis ins Detail zu regulieren, auf wachsenden Widerstand (vgl. genauer Kapitel 2.3.2).

186 Schwester Emma Schmidt an Oberin Florschütz, 24.6.1963, Archiv der Henriettenstiftung, S-1-0039.

187 Schwester Emma Schmidt an Vorsteher Pastor Weber, 21.5.1964, Archiv der Henriettenstiftung, 1-09-182.

nicht, wie das wird,« schrieb sie an die Probemeisterin der Henriettenstiftung, »wenn wir alten Hüterinnen fort sind!«[188]

Die Entwertung des eigenen Lebensmodells beantworteten die Diakonissen also mit einer Strategie der Selbstaufwertung. In der Vorstellung ihrer Unabkömmlichkeit werden die Diakonissen insbesondere von älteren Patienten bestärkt worden sein, die die christlichen Schwestern in ihrer traditionellen Tracht noch als ›richtige‹ Schwestern betrachteten.[189]

3.3.2   Konflikte mit Ärzten und Pastoren

Auseinandersetzungen mit Angehörigen anderer Berufsgruppen des Gesundheitswesens spielen in den Briefen der Diakonissen – im Unterschied zu den Konflikten innerhalb der Schwesternschaft – eine deutlich nachgeordnete Rolle. Zählten Vorsteher und Oberin bei innergemeinschaftlichen Disputen aufgrund ihrer Funktion als ›Eltern‹ zu den ersten Ansprechpartnern, sollten über diesen Rahmen hinausreichende Konflikte in der Regel von den leitenden Schwestern vor Ort geklärt werden.

Dieser Grundsatz war durchaus sinnvoll, hatte die Mutterhausleitung doch weder die Kapazität noch ausreichende Kenntnisse, um sich sämtlicher Konfliktlagen in dem breiten Arbeitsgebiet der Stiftung anzunehmen. Außerdem galt es, die Interventionen des Vorstehers nicht durch zu häufige Einmischung zu entwerten.[190] Die Hinzuziehung seiner Person galt in der Stiftung deshalb als *ultima ratio*, wenn alle anderen Mittel vor Ort gescheitert waren. Hinzu kam, dass der Einfluss des Vorstehers durchaus begrenzt war. So arbeiteten privat praktizierende Ärzte außerhalb des Zuständigkeitsbereiches der Mutterhausleitung; wenn sich in der Gemeindepflege Schwierigkeiten in der Zusammenarbeit ergaben, hatte der Vorsteher so gut wie keine Handhabe.

Die genannten Faktoren führten dazu, dass sich die Diakonissen bei Auseinandersetzungen, die über den Rahmen der Schwesternschaft hinausgingen, nur selten an die Mutterhausleitung wandten und deshalb nur wenige Fälle aktenkundig wurden. Insgesamt scheinen die Kooperationen mit anderen Berufsgruppen des Gesundheitswesens jedoch weniger Konflikte hervorgerufen zu haben als die Beziehungen innerhalb der Schwesternschaft. In der Gemeindepflege reduzierte die große Selbständigkeit der Diakonissen potenzielle Reibungspunkte. Aufgrund des geringen Spezialisierungsgrades der Pflege erüb-

---

188 Schwester Emma Schmidt an Schwester Martha Koch, 16.8.1964, Archiv der Henriettenstiftung, S-1–0039.

189 Interview mit Schwester Hiltrud Lange am 16.2.2005.

190 Vorsteher Pastor Weber an Schwester Hinrika Schulz, 12.4.1961, Archiv der Henriettenstiftung, S-1–0968.

rigten sich zudem viele der heute gängigen Kooperations- und Abgrenzungs-
konflikte mit anderen Berufsgruppen. Auch der Stellenwert von Verwaltungen
war noch vergleichsweise gering.

Die wenigen überlieferten Auseinandersetzungen beziehen sich vor allem auf
die beiden – gemeinsam mit den Schwestern tätigen – großen Akteursgruppen
christlicher Krankenversorgung: die Ärzte und Pastoren. Da sich die Konfliktkonstellationen je nach institutionellem Rahmen unterschiedlich gestalteten,
wird im Folgenden zunächst der Bereich der Gemeindpflege und anschließend
der des Krankenhauses vorgestellt. Geht es im ambulanten Pflegebereich sowohl
um das Verhältnis zu Pastoren und Ärzten, steht bei der stationären Krankenversorgung die Zusammenarbeit mit den Medizinern im Vordergrund. Abschließend wird untersucht, wie sich die Art der Auseinandersetzungen unter
den Bedingungen des Pflegenotstands und der allgemeinen Professionalisierung
der Krankenversorgung veränderte.

Konfliktkonstellationen in den Gemeindestationen
Die Zusammenarbeit der Diakonissen mit den Pastoren scheint in den meisten
Fällen vergleichsweise unproblematisch verlaufen zu sein. Die Pastoren bezogen
sich auf das gleiche Wertesystem wie die Diakonissen und wussten im Allgemeinen den Arbeitseinsatz der Schwestern sehr wohl zu schätzen. Da sie in der
Regel nicht in den Dienst der Diakonissen eingriffen, boten sich nur selten
Konfliktanlässe. Bei der Klage von Schwester Hulda über die »Diktatur« eines
örtlichen Pastors, der die Auffassung vertrete, dass sie sich ihm »unbedingt zu
fügen habe«[191], dürfte es sich um eine Ausnahme gehandelt haben.

Probleme konnte es geben, wenn die Diakonissen im Pfarrhaus wohnten. Wie
schon anlässlich der Erörterung des schwesternschaftlichen Zusammenlebens
beschrieben, bot das alltägliche Miteinander von Pastorenfamilie und Diakonisse reichlichen Konfliktstoff. Der Landessuperintendent von Georgsmarien-
hütte bat den Vorsteher der Henriettenstiftung 1944 um die Versetzung der
Gemeindeschwester, weil beide Seiten »sich einfach auseinander gelebt« hätten
und »so weit [seien], daß sie sich gegenseitig reizten, und das wäre für beide Teile
nicht gut.«[192] Das Bild des »Auseinanderlebens« verweist auf die engen persönlichen Beziehungen, die zwischen Diakonissen und Pastorenfamilien entstehen konnten. In diesem Fall war es offenbar vor allem die Pfarrfrau, die – als
nicht zu vernachlässigende Konfliktpartei – intervenierte und den Auszug der
Gemeindeschwester forderte. Um Differenzen dieser Art zu vermeiden, setzte

---

191 Schwester Helga Zehn an Oberin Florschütz, 8.8.1945, Archiv der Henriettenstiftung,
     1-09-02-181.
192 Aktennotiz Vorsteher Pastor Meyer, 17.11.1944, Archiv der Henriettenstiftung, S-1-0326.

sich die Mutterhausleitung deshalb prinzipiell dafür ein, die Diakonissen außerhalb des Pfarrhauses unterzubringen.

Die meisten der überlieferten Schwierigkeiten entstanden dadurch, dass sich
die Diakonissen nicht ausreichend von den örtlichen Pastoren unterstützt sahen.
Vor allem in den kleinen Gemeindestationen mit nur einer Schwester stellte der
Pastor einen wichtigen Ansprechpartner dar, da ihm die Gemeindemitglieder
und die Schwierigkeiten vor Ort wohl vertraut waren und er sich deshalb eher
dafür anbot, mit ihm anstehende Probleme zu besprechen, als die Mutterhausleitung in Hannover. So schrieb aus der Gemeinde Schneverdingen
Schwester Josephine 1944 an den Vorsteher, im Pfarrhaus fühle sie sich »wie zu
Hause«[193] und bei dem Pastor könne sie »sich immer so nett über alles schwere in
der Gemeinde unterhalten und auch Rat holen.«[194] Wenn der Austausch zwischen Diakonissen und Pastoren umgekehrt nicht funktionierte, konnten sich
die Schwestern mit ihren Problemen sehr allein gelassen fühlen. Nicht immer
gelang es der Mutterhausleitung, in diesen Fällen moderierend einzugreifen. In
den mitunter schwer durchschaubaren Beziehungskonstellationen half oft nur
die Versetzung der jeweiligen Schwester.[195]

Im Unterschied zu den Pastoren tauchen Ärzte in den Briefen der Gemeindeschwestern allenfalls an der Peripherie auf. Zwar waren es oft die Mediziner,
die ihre Patienten an die Gemeindestation vermittelten, und manchmal mussten
Behandlungen durch die Gemeindeschwester abgesprochen werden. Dennoch
war der Kontakt zwischen Diakonissen und Ärzten im ambulanten Sektor eher
sporadischer Art. Da die frei praktizierenden Mediziner jenseits des Einfluss-
bereiches von Oberin und Vorsteher arbeiteten, mussten die Schwestern
Schwierigkeiten in der Zusammenarbeit eigenständig vor Ort klären, so dass sie
sich in diesen Fällen nur selten an die Mutterhausleitung wandten.

Eine der wenigen Gemeindediakonissen, die über schwere Konflikte mit
einem Arzt berichtete, war Schwester Josephine. Zwischen 1943 und 1946
schrieb sie mehrfach an die Mutterhausleitung und beschwerte sich bitterlich
über die Zumutungen, die sie seitens eines dezidiert nationalsozialistisch ausgerichteten Mediziners vor Ort erfuhr. Ihre Briefe gehören zu den wenigen in der
Henriettenstiftung überlieferten Beispielen für die spezifischen Konfliktlagen,
die sich für christliche Schwestern im Nationalsozialismus ergeben konnten.

---

193 Schwester Josephine Brandt an Vorsteher Pastor Meyer, 3. 3. 1944, Archiv der Henriettenstiftung, 1 – 09 – 229.
194 Schwester Josephine Brandt an Vorsteher Pastor Meyer, 26. 11. 1944, Archiv der Henriettenstiftung, 1 – 09 – 229.
195 Superintendent Dr. Engler an Oberin Florschütz, 2. 2. 1965, Archiv der Henriettenstiftung, S-1 – 0747; Oberin Florschütz an den Kirchenvorstand der Gemeinde Schlede-
   hausen, 18. 2. 1965, Archiv der Henriettenstiftung, S-1 – 0747.

Der Arzt Dr. M., berichtete Schwester Josephine in der Endphase des Zweiten Weltkrieges, zeige »einen glühenden Haß den Diakonissen gegenüber« und verweigere jegliche Zusammenarbeit mit ihr; wenn sie ihn anrufe, lege er den Telefonhörer auf, und er bezeichne sie nur noch als das »Diakonissenschwein.«[196] Neben seinen verbalen Angriffen und Demütigungen machte Schwester Josephine vor allem seine Verweigerung jeglicher Zusammenarbeit zu schaffen, weil sie dadurch häufig ärztliche Aufgaben übernehmen müsse und sich damit überfordert fühle. Als auch der örtliche Pastor keinen Rat wusste, wandte sich Schwester Josephine an den Vorsteher der Henriettenstiftung mit der Frage, »was man da machen soll.«[197]

Der damalige Vorsteher Pastor Meyer betreute eine Vielzahl von Gemeindestationen, so dass ihm derartige Probleme nicht unbekannt gewesen sein werden und die Diakonisse zu Recht auf einen Rat hoffen durfte. Doch scheint der Vorsteher in diesem Fall eine Antwort schuldig geblieben zu sein. In der überaus akribisch archivierten Briefsammlung der Henriettenstiftung ist jedenfalls keine Abschrift eines Antwortschreibens überliefert. Angesichts der enorm erschwerten Reisebedingungen der letzten Kriegszeit werden stattdessen auch keine persönlichen Gespräche stattgefunden haben.[198] Die Vermutung liegt nahe, dass der Vorsteher vor einer Auseinandersetzung mit den Nationalsozialisten zurückschreckte und den Konflikt deshalb lieber auf Kosten der Diakonisse aussaß.

Auch nach 1945 legte die Mutterhausleitung eine auffällige Beschwichtigungsstrategie an den Tag. Im April 1946 schrieb Schwester Josephine erneut an die Oberin und berichtete:

»Das Verhältnis zu den Ärzten ist jetzt recht gut. Herr Dr. M... hatte mich zu einer Aussprache gebeten und wir sind dann auch friedlich geschieden, nachdem er sich entschuldigt hat. So macht das Arbeiten nun rechte Freude, wenn es in Frieden geschehen kann.«[199]

Die Oberin antwortete erleichtert, es sei ihr eine große Freude, dass Schwester Josephine die Schwierigkeiten mit dem Arzt überwunden habe und »es nun ein harmonisches Miteinander«[200] gebe. Sowohl Schwester Josephine als auch die

---

196 Schwester Josephine Brandt an Vorsteher Pastor Meyer, 27. 10. 1943 und 3. 3. 1944, Archiv der Henriettenstiftung, 1 – 09 – 229.

197 Schwester Josephine Brandt an Vorsteher Pastor Meyer, 27. 10. 1943, Archiv der Henriettenstiftung, 1 – 09 – 229.

198 Vorsteher Pastor Meyer an Schwester Josephine Brandt, 5. 12. 1944, Archiv der Henriettenstiftung, 1 – 09 – 229.

199 Schwester Josephine Brandt an Oberin Florschütz, 28. 4. 1946, Archiv der Henriettenstiftung, 1 – 09 – 229.

200 Oberin Florschütz an Schwester Josephine Brandt, 31. 8. 1946, Archiv der Henriettenstiftung, S-1 – 0069.

Oberin zeigten damit eine auffallend hohe Bereitschaft, nicht nur die jahrelan-
gen Verunglimpfungen der Diakonisse, sondern auch die dramatische Verweigerung ärztlicher Hilfeleistungen seitens Dr. M. unter den Tisch zu kehren. Wie
schon Traudel Weber-Reich gezeigt hat, verweigerte die Mutterhausleitung nach
Kriegsende jegliche Auseinandersetzung mit der nationalsozialistischen Vergangenheit (vgl. Weber-Reich 2006, 122).

Dies gilt im Übrigen auch in Bezug auf die Diakonissen, unter denen es
ebenfalls einzelne überzeugte Nationalsozialistinnen gegeben hatte. Im Juli 1945
wandte sich der Superintendent von Bleckede an den Vorsteher der Henriettenstiftung mit der dringenden Bitte, die dortige Gemeindeschwester abzulösen,
die »ein überaus tätiges Mitglied der Partei bis zuletzt gewesen« sei. Schon seit
zehn Jahren habe sie nicht mehr am Gottesdienst teilgenommen mit der Begründung, sie lasse sich »auch als Schwester nicht in die Kirche zwingen.« Als
bekannt wurde, dass sie Patienten schlage, habe er nichts unternehmen können,
weil sie »durch die Partei gedeckt wurde.«[201] Der Vorsteher berief die Diakonisse
daraufhin zwar aus der Gemeindearbeit ab. Es ist aber nicht erkennbar, dass er
den erhobenen Vorwürfen auf den Grund zu gehen versuchte.[202] Auch im Falle
einer anderen Gemeindeschwester, die noch 1946 den örtlichen Kirchenvor-
steher als »Judenfreund«[203] bezeichnete, als sie ihn beschimpfen wollte, musste
nicht mit ernsthaften Sanktionen der Mutterhausleitung rechnen. Der Vorsteher
zog die Diakonisse zwar aus der Gemeinde ab, nicht jedoch, weil ihm der An-
tisemitismus der Schwester Sorgen bereitete, sondern weil er eine Anzeige wegen
ihrer »antijüdischen Äußerungen«[204] und damit einen Ansehensverlust des
Mutterhauses befürchtete.

Konfliktkonstellationen in der stationären Krankenversorgung
Aufgrund der vergleichsweise engen Kooperation von Schwestern und Ärzten
im Krankenhausbereich gestaltete sich die Zusammenarbeit in der stationären
Krankenversorgung deutlich problembeladener als in der Gemeindepflege. Zu
unterscheiden ist dabei aber zwischen Krankenhäusern mit einem eigenen
Stamm angestellter Fachärzte und den so genannten Belegkrankenhäusern, in
denen die ärztliche Versorgung ausschließlich beziehungsweise überwiegend

---

201 Superintendent Jacobi an Vorsteher Pastor Meyer, 5.7.1945, Archiv der Henriettenstiftung,
      S-3–256.
202 Die Schwester selbst entschloss sich zum Austritt mit der Begründung, sie habe zu lang
      in Selbständigkeit gelebt, als dass sie – wie vorgesehen – in die Mutterhausgemeinschaft
      nach Hannover zurückkehren könne. Schwester Erika Schulze an Vorsteher Pastor
      Meyer, 6.8.1945, Archiv der Henriettenstiftung, S-3–256.
203 Aktennotiz Oberin Florschütz, o. D. [um 1946], Archiv der Henriettenstiftung, S-3–343.
204 Dies notierte die Oberin in einer Aktennotiz, Aktennotiz Oberin Florschütz, o. D. [um
      1946], Archiv der Henriettenstiftung, S-3–343.

von Belegärzten wahrgenommen wurde, die ihre Praxis außerhalb hatten und nur zu einzelnen Behandlungen in das Krankenhaus kamen.

In den Belegkrankenhäusern hatte das Pflegepersonal vergleichsweise große Handlungsspielräume, da die kontinuierliche Versorgung der Patienten vor allem in den Händen der Schwestern lag – unterbrochen lediglich von den Besuchen wechselnder Belegärzte. Die Konflikte entzündeten sich hier vor allem an der Frage, wie diese ›vagabundierende‹ Ärzteschaft in den Stationsalltag integriert werden könne.

In Dissen versorgten zum Beispiel 1950 zwölf bis 14 Belegärzte ihre Patienten in dem kleinen 80-Betten-Belegkrankenhaus, das von einer Stiftung geführt wurde. Die dortige leitende Krankenhausschwester Dorette berichtete an die Oberin:

> »Was das für uns bedeutet, können Sie sich wohl denken, da gibt es nun den Kampf, daß jeder sein Recht bekommt und ... ich ein Gleichmaß finde, die Betten zu vergeben. Solange die Herren sich untereinander vertragen, mag es wohl gehen, sonst fürchte ich, kann es kein Dauerzustand bleiben. Ich habe darum gebeten, einen Tages- und Stundenplan aufzustellen und die Mittagszeit von 1–3 Uhr frei zu lassen. ... Dagegen denken die Ärzte ja nur an sich.«[205]

Schwester Dorette hatte demnach an zwei Fronten zu kämpfen. Einerseits musste sie für Frieden unter den Ärzten sorgen, die eifersüchtig die Bettenzuteilung verfolgten und ständig befürchteten, übervorteilt zu werden. Andererseits galt es, die Arbeiteinsätze der Ärzte so zu gestalten, dass nicht fortwährend die Tätigkeitsabläufe der Schwestern auf den Stationen in Frage gestellt wurden.

Insbesondere der Versuch, die Zeiten der ärztlichen Visiten zu regulieren, entwickelte sich zu einem Anlass andauernder Konflikte. Zwar griff der von dem Stiftungsträger eingesetzte Krankenhausausschuss ein und legte einen festen Stundenplan für die einzelnen Ärzte fest. Dieser werde von ihnen jedoch nur in seltenen Fällen eingehalten, klagte Schwester Dorette 1951, »und wir können ja unsere Hilfe nicht versagen, wenn es man einigermaßen geht, läßt man es ja zu und solange die Ärzte sich einig sind, geht es auf.«[206]

Nicht nur die mangelnde Kooperationsbereitschaft der Ärzte, sondern auch die Nachgiebigkeit der leitenden Krankenhausschwester, die sich immer wieder dem Appell an ihr Pflegeethos und den (scheinbaren) Notwendigkeiten des Augenblicks beugte, trugen maßgeblich zum Konflikt mit der Ärzteschaft und einer andauernden Überlastung der Schwestern bei. Nach Rainer Wettreck trat Schwester Dorette damit in eine typische »Pflegefalle«. Angesichts der unmit-

---

205 Schwester Dorette Winter an Oberin Florschütz, 16.1.1950, Archiv der Henriettenstiftung, 1–09–61.
206 Schwester Dorette Winter an Oberin Florschütz, 21.4.1951, Archiv der Henriettenstiftung, S-1–0096.

telbaren Not von Patienten seien Pflegende immer wieder bereit, sich zur Pflege »erpressen« zu lassen und ihre Kräfte über Gebühr zu belasten – ein Mechanismus, der, so Wettreck, als fester Bestandteil in das Kalkül von Krankenversorgungssystemen eingehe (vgl. Wettreck 2001, 16–17). Doch auch der damaligen Oberin der Henriettenstiftung war dieses Prinzip nicht unbekannt. 1952 zog sie Schwester Dorette wegen anhaltender Leitungsschwierigkeiten aus dem Krankenhaus zurück, und deren Nachfolgerin scheint es in der Tat besser gelungen zu sein, die Ärzte in ihre Grenzen zu verweisen, so dass diesbezüglich keine weiteren Differenzen überliefert sind. Dieses Beispiel zeigt deutlich, dass auch die Schwestern ihren Beitrag zur Verschärfung beziehungsweise Verminderung von Konfliktlagen leisteten.

Anders gestalteten sich die Konfliktkonstellationen in den Einrichtungen, die eigene Fachärzte zur Versorgung der Patienten beschäftigten und in denen kontinuierlich alltägliche Arbeitsbeziehungen zwischen Pflegenden und Ärzten bestanden. Die überlieferten Auseinandersetzungen beziehen sich nur selten auf einzelne Stationsärzte, weil Probleme auf dieser Ebene vermutlich im Krankenhaus selbst verhandelt und im Notfall durch Versetzungen zwischen den Stationen gelöst wurden.

Wenn sich die leitenden Schwestern Hilfe suchend an das Mutterhaus wandten, ging es vor allem um die Zusammenarbeit mit den Chefärzten. Ausschlaggebend war dabei nicht zuletzt die Persönlichkeit der Beteiligten. Besonders der Chefarzt des Kreiskrankenhauses Leer bot immer wieder Anlass zu massiven Auseinandersetzungen und energischen Interventionen seitens des Vorstehers. Im Umgang mit dem als impulsiv und herrisch beschriebenen Leerer Chefarzt gewährte die Mutterhausleitung immer wieder wirksame Unterstützung. Als der Chefarzt 1954 die Abberufung der stellvertretenden leitenden Schwester Hinrika mit der Begründung forderte, dass »ein vertrauensvolles Zusammenarbeiten zwischen ihr und ihm nicht zustande käme« und sie sich als »Spaltpilz in der Hausgemeinschaft«[207] betätige, reiste der Vorsteher persönlich nach Leer, konnte jedoch nach ausführlichen Gesprächen kein besonderes Verschulden von Schwester Hinrika feststellen. Daraufhin stellte er sich mit aller Entschiedenheit hinter die Diakonisse. Denn ein Chefarzt, der nach Belieben die Ablösung einer Schwester forderte, untergrub nicht nur die Autorität der Mutterhausleitung, die in dieser Sache die Entscheidungshoheit beanspruchte, sondern auch das Ansehen und den Stellenwert der Schwesternschaft im Krankenhaus. Auf die Intervention des Vorstehers hin zog der Chefarzt denn auch seine Vorwürfe zurück – ein wichtiges Signal nicht nur für Schwester

---

207 Aktenvermerk Oberin Florschütz, 7.5.1954, Archiv der Henriettenstiftung, S-1-0968.

Hinrika, sondern auch für alle anderen Diakonissen vor Ort.[208] Die Mutterhausleitung konnte sich in Konfliktfällen also durchaus schützend vor die
Schwestern stellen.

Allerdings verhielt sich der Vorsteher keineswegs per se loyal zu den Diakonissen. Er versuchte vielmehr, sich einen Eindruck von den Verhältnissen vor
Ort zu verschaffen, und das Ergebnis fiel nicht immer zugunsten der Schwestern
aus. 1950 beschwerten sich die Diakonissen eines Außenkrankenhauses bitterlich über »mangelndes Benehmen« des Chefarztes der Inneren Abteilung. Nach
einem Besuch des Krankenhauses und eingehender Besprechung mit den Beteiligten kam der Vorsteher zu dem »deutlichen Eindruck«, wie er in einer
Aktennotiz festhielt, »daß die Schwestern sich mit einiger Freudigkeit über
Dr. H… ärgern und sich gegenseitig in ihrer Stellungnahme bestärkten.«[209] Der
Mutterhausleitung war also durchaus an einem ausgewogenen Urteil gelegen, da
eine einseitige Parteinahme nicht geeignet gewesen wäre, zu einer konstruktiven
Zusammenarbeit im Krankenhausalltag und mit den Stationsträgern beizutragen. In diesem Fall schlug der Vorsteher vor, künftig regelmäßige Arbeitsbe-
sprechungen zwischen Krankenhausvorstand, Ärzten und Schwestern durchzuführen, um die Kooperation zu verbessern und Missverständnisse frühzeitig
aus dem Weg zu räumen.[210] Der Vorsteher trat demnach in Konfliktfällen nicht
nur als Vertreter der Schwesternschaft, sondern auch als Moderator und Orga-
nisationsberater auf – eine Aufgabe, für die sich der damalige Pastor Meyer
angesichts einer 25jährigen Amtszeit und entsprechend reicher Erfahrung in der
Organisation sozialer Einrichtungen empfohlen hatte.

Es wäre jedoch irreführend, das Verhältnis zwischen Schwestern und Ärzten
als primär konfliktbeladen zu beschreiben. Ganz im Gegenteil gestaltete sich die
Beziehung in vielen Fällen als überaus kooperativ. Vor allem in kleinen Krankenhäusern wussten die Mediziner, dass sie bei ihrer Tätigkeit elementar auf die
Arbeit der Diakonissen angewiesen waren. So schrieb der Chefarzt des Evangelischen Krankenhauses in Bückeburg 1944 anlässlich des 25. Diakonissenju-
biläums in Dankbarkeit an die leitende Krankenhausschwester:

> »… haben wir doch fast 20 Jahre Leid und Sorge und Freud um den Einzelnen wie um
> das Haus in engster Zusammenarbeit getragen. … Nur der, der Ihren Anfang in Bü-
> ckeburg miterlebt hat, weiß, was das Haus Ihnen zu danken hat. Es fehlte an allem. Ihre
> unermüdliche Arbeit, Ihre Sparsamkeit und Ihr unbeirrbarer Blick in die Zukunft
> brachten das Haus Schrittchen für Schrittchen weiter. … Wenn man fast 20 Jahre
> zusammen gearbeitet hat wie wir Beide, dann ist man zusammengewachsen. Es fällt

---

208 Aktenvermerk Vorsteher Pastor Meyer, 4.6.1954, Archiv der Henriettenstiftung, 1–09–
173.
209 Aktenvermerk Vorsteher Pastor Meyer, 10.2.1950, Archiv der Henriettenstiftung, S-1–
1084.
210 Ebd.

schwer, meinen Dank für das, was Sie mir bedeuten, in Worte zu fassen. In frohen und schweren Tagen standen Sie meiner Familie und mir zur Seite, so als ob Sie zu uns gehörten.«[211]

Auch wenn in einem Schreiben zum Diakonissenjubiläum kaum kritische Anmerkungen zu erwarten sind, gehören ausführliche Briefe seitens der Ärzteschaft zu diesem Anlass keinesfalls zu den selbstverständlichen Gepflogenheiten. Die Dankesbekundung wird dem Chefarzt vielmehr ein aufrichtiges Anliegen gewesen sein. Sein Brief zeigt deutlich, dass er die Beziehung zu der Diakonisse keinesfalls als hierarchisches, sondern als kooperatives Verhältnis betrachtete. Die knapp 20jährige gemeinsame Tätigkeit, in der er Leid, Sorge und Freude mit der leitenden Krankenhausschwester geteilt hatte, ließen beide zu einem »Arbeitspaar«[212] werden, das über den Dienst hinaus auch eine persönliche Beziehung entwickelte. Entscheidende Voraussetzung für die große Wertschätzung der Diakonisse war, dass sowohl Chefarzt als auch leitende Schwester mit einer beachtlich hohen Kontinuität in dem Krankenhaus tätig waren und das Wissen um die Aufbauleistung der Diakonisse damit in das Gedächtnis der Organisation eingeschrieben war.

Förderlich für die Konstituierung dieser, auch in anderen Krankenhäusern anzutreffenden, ärztlich-pflegerischen ›Arbeitspaare‹ war, dass die evangelischen Häuser in der Regel darauf achteten, dass die Ärzte nicht nur »fachlich tüchtig«, sondern auch »kirchlich eingestellt«[213] waren. Viele der angestellten Ärzte werden deshalb kein strikt biomedizinisches, auf naturwissenschaftlichen Konzepten basierendes Krankheitskonzept vertreten, sondern ein Verständnis für die Bedeutung seelenpflegerischer Aufgaben gehabt haben.[214] Als der Vorsteher 1959 mit dem Krankenhaus Melle über die Abberufung einer 75jährigen Diakonisse verhandelte, die aus Altersgründen in den Feierabend gehen sollte, intervenierte der dortige Stationsarzt energisch und erklärte, die Schwester sei »ihm wegen ihrer seelsorgerlichen Haltung unentbehrlich. Wenn ihre Arbeitsleistung auch nicht mehr groß sei, so gäbe sie sich die größte Mühe im Gespräch mit schwierigen Patientinnen.«[215] Die hier zum Ausdruck gebrachte Wert-

---

211 Hermann Velte an Schwester Friederike Wagner, 11.5.1944, Archiv der Henriettenstiftung, S-1-0077.

212 Der Begriff des Arbeitspaares stammt von Heide Wunder, die mit diesem Bild die Arbeitswelt von Ehepaaren in der Frühen Neuzeit als gleichwertig und einander ergänzend beschreibt. »Er ist der Sonn', sie ist der Mond« heißt das schöne Buch (vgl. Wunder 1992).

213 Aktenvermerk Vorsteher Pastor Weber, 18.7.1955, Archiv der Henriettenstiftung, S-1-0827; außerdem: Vorsteher Pastor Weber an Oberkreisdirektor Nendel, 3.10. 1964, Archiv der Henriettenstiftung, 1-09-239.

214 Schwester Marga Gunther an Schwester Martha Koch, 26.8.1973, Archiv der Henriettenstiftung, S-1-0888.

215 Aktenvermerk Vorsteher Pastor Weber, 23.11.1959, Archiv der Henriettenstiftung, 1-09-187.

schätzung seelenpflegerischer Aufgaben und Kompetenzen wird einem respektvollen Umgang mit der Arbeitsleistung der Diakonissen erheblich zugute gekommen sein.

Pflegenotstand und generationelle Umbrüche der »langen« sechziger Jahre

Mit dem in der zweiten Hälfte der fünfziger Jahre sich zuspitzenden Pflegenotstand und der allgemeinen Professionalisierung der Krankenversorgung veränderten sich die Konfliktkonstellationen zwischen Diakonissen und Ärzten vor allem im Krankenhausbereich. Da kaum noch eine junge Frau der Diakonissen-Schwesternschaft beitrat, erhöhte sich das Durchschnittsalter der Diakonissen immer mehr. Ärzte und Krankenhausträger waren jedoch primär an jungen Schwestern interessiert, die als leistungsfähiger galten. Der immer lauter werdende Ruf nach jungen Kräften bedeutete eine schmerzliche Herabsetzung der Diakonissen, die zwar vielerorts die Krankenversorgung aufrechterhielten, gleichzeitig aber als möglichst rasch zu ersetzendes ›altes Eisen‹ stigmatisiert wurden. So beklagte sich die leitende Schwester des Kinderhospitals Osnabrück 1956 bitterlich über den dortigen Chefarzt, der »sich verschiedentlich abfällig geäußert [habe], etwa in der Art: ›Die Alten kriegen einen Tritt, daß sie rausfliegen.‹«[216] Ähnliches berichtete die leitende Schwester des Krankenhauses Stadthagen 1965 über den dortigen Chefarzt der Chirurgie, der mit Blick auf das Alter der Diakonissen erkläre, er werde »aus dem Haus kein Pflegeheim«[217] machen.

Bei diesen Auseinandersetzungen ging es nicht allein um die Frage, ob die Schwestern den körperlichen Anforderungen des Berufes noch in ausreichendem Maße standhielten. Es trat auch eine neue Ärztegeneration an, der das tradierte Pflegeverständnis der Diakonissen fremd war und die sich der Aufbauleistung der Schwestern nicht mehr verpflichtet fühlte – eine Entwicklung, die sich für die Henriettenstiftung ab Mitte der fünfziger Jahre abzeichnete. Über den frisch berufenen Chefarzt des Vereinskrankenhauses Goslar etwa hielt der Vorsteher 1955 in einem Aktenvermerk fest, er sei als »reiner Wissenschaftler«[218] nicht an einer konfessionellen Orientierung der Schwestern und des Hauses insgesamt interessiert. Auch der neue chirurgische Chefarzt des Krankenhauses Dissen teilte die veränderte Prioritätensetzung und sah vor allem, dass die älteren Diakonissen nicht mehr ausreichend in der Lage seien, »die neuen, mo-

---

216 Aktenvermerk Vorsteher Pastor Weber, 22. 3. 1956, Archiv der Henriettenstiftung, S-1-0827.

217 Schwester Hinrika Schulz an Oberin Florschütz, 31. 5. 1965, Archiv der Henriettenstiftung, 1-09-239.

218 Aktenvermerk Vorsteher Pastor Weber, 19. 8. 1955, Archiv der Henriettenstiftung, S-1-0494.

dernen Geräte und Apparate im Operationssaal«[219] zu bedienen. Mit der Durchsetzung des biomedizinischen Krankheitsverständnisses verloren die Diakonissen nach und nach den Rückhalt seitens der Ärzteschaft (vgl. auch Kapitel 2.1).

Dass sich die Konflikte auch am Lebensmodell der Diakonissen entzündeten, zeigt das Beispiel des Krankenhauses Stadthagen. 1964 kam dem Vorsteher zu Ohren, der dortige Chefarzt sei der Auffassung, »man könne jungen Schwestern nicht zumuten, mit alten Jungfern zusammenzuarbeiten.«[220] Nun lässt sich im Nachhinein die genaue Aussage des Chefarztes und deren Entstehungskontext nicht mehr rekonstruieren. Die Vermutung liegt jedoch nahe, dass die jüngere Ärztegeneration die um sich greifende Abwertung des zölibatären Lebensentwurfs teilte. Fraglos musste der Vorsteher hier einschreiten und sich gegen eine abschätzige Behandlung der Diakonissen verwahren.[221]

Ungeachtet der Frage, wie genau seine Formulierung gelautet habe, sprach der Chefarzt allerdings ein durchaus ernstzunehmendes Problem an: Die Diakonissen hatten, wie an anderer Stelle bereits ausgeführt, ihrerseits massive Schwierigkeiten, die Lebensentwürfe freier Schwestern als gleichwertig anzuerkennen (siehe Kapitel 3.3.1). Vermutlich werden die Ärzte die Probleme, die sich daraus für junge Pflegekräfte ergaben, erheblich besser verstanden haben als die Diakonissen und die Mutterhausleitung in Hannover.

Dies dürfte im Übrigen auch für den Pastorennachwuchs gelten, der sich ab der zweiten Hälfte der fünfziger Jahre zunehmend von der Mutterhausdiakonie distanzierte. 1957 übernahm ein neuer Pastor die Leitung des Evangelischen Hospitals in Neuenkirchen und eröffnete seine Tätigkeit mit einer massiven Kritik an der Diakonissen-Schwesternschaft der Henriettenstiftung. Völlig zu recht warf er ihr vor, die Verbandsschwestern als Pflegekräfte zweiten Grades zu behandeln.[222] Damit schlug er sich auf die Seite des freien Pflegepersonals, das berechtigterweise eine Anerkennung seiner Leistungen erwartete. Auch in den Augen der jüngeren Pastoren zeichnete sich eine ›gute‹ Schwester nicht mehr primär durch eine göttliche Berufung aus.

Die Diakonissen büßten an Anerkennung also nicht nur seitens der Ärzteschaft, sondern auch seitens der Pastoren ein. In dieser sich zuspitzenden Konfliktkonstellation griff die Mutterhausleitung vermehrt zu dem schärfsten ihr zur Verfügung stehenden Mittel und drohte die Kündigung des Gestel-

---

219 Dr. Pook an Oberin Florschütz, 23.8.1960, Archiv der Henriettenstiftung, 1-09-61.
220 Vorsteher Pastor Weber an Dr. Blattgerste, 12.2.1964, Archiv der Henriettenstiftung, S-1-0193.
221 Ebd.
222 Vorsteher Pastor Weber an Pastor Hesse, 27.5.1957, Archiv der Henriettenstiftung, S-1-1007.

lungsvertrages an, wenn den Diakonissen vor Ort nicht ausreichend Respekt entgegengebracht werde.[223]

3.3.3 Umgang mit Krankheit und Sterben

Der Umgang mit Sterben und Tod gehört zu den belastendsten Seiten pflegerischer Arbeit. Standen bisher Konflikte mit anderen Personen – Schwestern, Ärzten oder Pastoren – im Mittelpunkt, wird im Folgenden die Begegnung mit schwerkranken und sterbenden Patienten als besondere berufliche Krisensituation beleuchtet. Die Schwestern sind in diesen Momenten nicht nur mit der Not der Sterbenden und ihrer Angehörigen, sondern auch mit der Endlichkeit des eigenen Lebens konfrontiert. Der Umgang mit dem Sterben zählt deshalb zu den Schlüsselsituationen pflegerischen Handelns. In der ersten Hälfte des 20. Jahrhunderts, so Andreas Heller, galt die Erfahrung der ersten Sterbebegleitung sogar als Initiation in das pflegerische Berufsleben. Wenn die Schülerinnen in der Lage waren, mit Sterbenden und mit dem Tod umzugehen, wurden sie für den Beruf insgesamt als geeignet erachtet (vgl. Heller 1996, 201–202).

Nun begegnen Pflegende Krankheit und Sterben aber nicht nur im Umgang mit Patienten. Sie verfügen auch über eigene Erfahrungen des Krankseins. Wie die Analyse der Motive zum Eintritt in die Diakonissenschwesternschaft gezeigt hat, spielten lebensgeschichtliche Erfahrungen von Krankheit, Ohnmacht, Hoffnungslosigkeit und deren Bewältigung eine wichtige Rolle bei der Berufswahl (vgl. Kapitel 1.2.1). Das eigene Krankheitserleben der Pflegenden kann eine »Beziehungsbrücke« (Wolff 1987, 295) zur Erlebniswelt der Patienten und ihrer Angehörigen bieten. Angesichts des ausgeprägten Arbeitsethos der Diakonissengemeinschaft liegt darüber hinaus die Vermutung nahe, dass Schwestern, die krankheitsbedingt Arbeitsfähigkeit einbüßten, einen schweren Stand in der Gemeinschaft hatten. Auch eigene Erkrankungen konnten also unter Umständen zu schweren lebensgeschichtlichen Krisen führen.

Das folgende Kapitel untersucht deshalb sowohl eigene Krankheitserfahrungen der Diakonissen als auch deren Umgang mit schwerkranken und sterbenden Patienten. Besonderes Interesse gilt dabei dem Glauben als tradiertem und gleichsam vor-professionellem Mittel der Krankheitsdeutung und -bewältigung. Gefragt wird einerseits nach der Bedeutsamkeit des Glaubens und der Einbindung in die Glaubensgemeinschaft der Schwestern. Andererseits werden die Grenzen religiöser Deutungskonzepte analysiert. Wo ergaben sich Brüche zwischen christlichem Erklärungsmodell und gelebter Praxis? Wie veränderten

---

223 Vorsteher Pastor Weber an Oberkreisdirektor Eckmann, 1. 10. 1969, Archiv der Henriettenstiftung, 1 – 09 – 239.

die neuen Rahmenbedingungen technisierter und spezialisierter Krankenversorgung der sechziger und siebziger Jahre die Begegnung mit sterbenden Patienten?

Krankheit als Krisen im eigenen Lebenslauf
In vielen der überlieferten Briefe berichten die Diakonissen über eigene
Krankheitserfahrungen. Da das Mutterhaus die Sorgeverantwortung für die
Schwestern hatte und auch deren Arbeitseinsatz organisierte, mussten praktische Fragen wie Absprachen über die Behandlung, die Regelung von Arbeits-
vertretungen und bei Arbeitsunfähigkeit auch die Ablösung vom Einsatzort
geklärt werden. Sofern die einzelnen Schwestern ein vertrauensvolles Verhältnis
zu Oberin und Theologischem Vorsteher hatten, schrieben sie auch über ihre
persönlichen körperlichen und seelischen Nöte. Die überlieferten Antworten
der Mutterhausleitung geben darüber hinaus Aufschluss über den Umgang mit
erkrankten Schwestern, die Deutung von Krankheit und die Strategien des
Trostspendens.

Eine konkrete Krankheitsdiagnose geht aus den Briefen in der Regel nicht
hervor. Die Schwestern bedienten sich nicht einer medikalisierten Sprache und
teilten deshalb meist keine medizinischen Diagnosen mit. Erkrankten sie zum
Beispiel am Herzen, sprachen sie von der Not, die ihnen das Herz mache. Ein
Hautexzem beschrieben sie als »Unruhe in der Haut«[224], die ihnen zu schaffen
mache. Nicht die medizinische Diagnose, die Krankheit, sondern das Erleben
der Erkrankung, das Kranksein, stand im Mittelpunkt ihrer Krankheitserzäh-
lungen (vgl. Benner/Wrubel 1997, 12–13). Die Briefe der Schwestern sind ein
eindrucksvoller Beleg dafür, dass sich das biomedizinische Krankheitsverständnis nur sehr langsam durchsetzen konnte. Selbst im Bereich der professionellen Gesundheitsberufe konnten sich laienmedizinische Vorstellungen bis
in die zweite Hälfte des 20. Jahrhunderts halten.

Die meisten Krankheitsschilderungen der Diakonissen folgen dem vorgege-
benen christlichen Deutungs- und Bewältigungsmodell von Krankheit als
Chance zur Glaubensvertiefung.[225] In diesem Sinne schrieb etwa Schwester
Margarete 1945 nach einer langen Erkrankung an die Mutterhausleitung,

> »daß Krankheitszeiten Segenszeiten sein können, habe ich besonders erfahren, wo ich
> jetzt schwer krank war und wochenlang von den heftigsten Schmerzen geplagt wurde.
> … dieses Mal habe ich mich ganz dem Willen Gottes anheimgestellt und habe immer
> wieder gebetet: ›Herr, wenn du willst, kannst du mich gesund machen.‹ Und wenn es

---

224 Schwester Erika Walser an Oberin Florschütz, 10.11.1956, Archiv der Henriettenstif-
     tung, S-1-0297.
225 Zur christlichen Deutung von Krankheit und Sterben vgl. Kapitel 2.1.

hätte sein sollen[,] hätte ich ruhig sterben können. Nun fühle ich mich meinem Gott ganz besonders zu Dank verpflichtet, da Er mir sichtbar geholfen hat.«[226]

Der Glaube stellte nicht nur ein wichtiges Mittel zur Bewältigung von Krankheitserfahrungen dar (siehe auch Kapitel 1.2.1). Das Erleben, eine eigene Erkrankung aufgrund der »Durchhilfe des Herrn« bestanden zu haben, bedeutete gleichzeitig eine wichtige Glaubensbestätigung (vgl. Benad 2002, 209). Bei der Bewältigung von Krankheitserfahrungen waren demnach eine Unterstützung durch den Glauben und die Bestätigung religiöser Gewissheiten eng miteinander verknüpft.

Vereinzelte Beispiele zeigen, dass eine Erkrankung auch mit tiefen lebensgeschichtlichen Krisen einhergehen konnte. Vor allem die Frauen, bei denen in jungen Jahren eine schwere oder chronische Krankheit auftrat, die ihre Arbeitsfähigkeit dauerhaft einschränkte, konnten in heftige Konflikte mit dem rigiden protestantischen Arbeitsethos der Schwesterngemeinschaft geraten. Schwester Maria hatte sich 1920 – als Novizin im Alter von 23 Jahren – bei der Pflege von Typhuskranken infiziert. Von da an, berichtet sie in ihren Lebenserinnerungen, sei sie nur noch eine »halbe Kraft« gewesen. Ihre Arbeit in der Gemeindpflege musste sie immer wieder aus gesundheitlichen Gründen unterbrechen, bis sie schließlich 14 Monate lang vollständig arbeitsunfähig war. In ihrem Lebensbericht erinnert sie sich an diese Zeit:

> »Von allen Menschen fand ich mich verlassen; selbst, die mir am nächsten standen, meinten, ich könnte arbeiten. … Längere Zeit band ich mein Kreuz nicht um, da ich mich nicht mehr dazu würdig fand. Dann wurde ich zu Vertretungen hinausgeschickt; … Als ich auch hier den körperlichen Anstrengungen nicht gewachsen war, wurde mir von der Hausmutter gesagt; ob ich denn schon dächte, ins Feierabendhaus zu gehen.«[227]

Die Anerkennung der einzelnen Schwestern seitens der Gemeinschaft war in hohem Maße von der erbrachten Arbeitsleistung abhängig. Eine nicht voll einsatzfähige Schwester drohte deshalb stets mit dem Vorwurf der Faulheit und des Simulantentums konfrontiert zu werden – insbesondere dann, wenn es sich um eine junge Schwester handelte oder keine eindeutige Krankheitsdiagnose vorlag. Eine Diakonisse, die nicht aktiv an der Dienstgemeinschaft teilnahm, geriet deshalb leicht in die Position der Außenseiterin.

Da Schwester Maria den Anforderungen der Pflegearbeit dauerhaft nicht gewachsen war, wurde sie schließlich 1939 zur Büroarbeit im Mutterhaus versetzt. Dieser flexible Arbeitseinsatz verweist auf einen entscheidenden Vorzug

---

226 Schwester Margarete Ostermann an Schwester Alma Sander, 14.9.1945, Archiv der Henriettenstiftung, S-1–0931.

227 Schwester Maria Hübner, Mein Lebenslauf, o. D. [um 1946], Archiv der Henriettenstiftung, S-1–0941.

des Mutterhaussystems: Es bot mit seinem breiten Tätigkeitsspektrum Spielräume zur Integration auch gesundheitlich eingeschränkter Diakonissen, die als freie Schwestern dem Prinzip des *hire-and-fire* zum Opfer gefallen wären. Für Schwester Maria selbst war diese Versetzung ambivalent. In ihrem Lebensbericht erklärt sie: »Froh war ich, endlich etwas gefunden zu haben, was ich konnte. Mußte ich auch meine Selbständigkeit ganz aufgeben, so gehörte ich doch wieder mit dazu.«[228] Mit der Übernahme der Büroarbeit erhielt sie erneut einen anerkannten Platz in der Gemeinschaft, so dass sie sich wieder zugehörig fühlen konnte.

Eine Verwaltungstätigkeit im Mutterhaus war aber in der Regel eine wenig begehrte Aufgabe, da sich gerade hier die Kontrolle durch die Schwesternschaft besonders eng gestaltete. Darüber hinaus veränderte sich mit dem Wechsel aus der Pflege- in die Büroarbeit der Charakter ihrer Tätigkeit fundamental. In dem Sinne beschließt Schwester Maria ihren Lebensbericht mit den Worten: »So bin ich nur noch ein kleines Rädchen an einer gr. Maschine u. das Leben scheint begraben.«[229] Während sie in der Pflege eine persönliche Bedeutung für andere Menschen gehabt und entsprechend über eine einflussreiche Position verfügt hatte, reduzierte sich ihre Funktion in der Büroarbeit nunmehr auf die Umsetzung bürokratischer Vorgaben mit vergleichsweise geringem Gestaltungsspielraum. Folgt man ihrem Lebensbericht, lag die mit der Krankheit verbundene lebensgeschichtliche Krise vor allem in der Einbuße ihrer Arbeitsfähigkeit, nicht nur, weil sie auf diese Weise in Konflikt mit dem hohen Arbeitsethos der Gemeinschaft geriet, sondern weil sie die damit verbundene Beendigung der Pflegearbeit auch als Verlust persönlicher Bedeutsamkeit erlebte.

Damit verweist ihr Lebensbericht auf eine – im Vergleich zu heute – fundamental andere Bewertung pflegerischer Arbeit: In der Praxis evangelischer Krankenpflege zählten vor allem die Tätigkeiten, die einen unmittelbaren Dienst am Nächsten beinhalteten. Pflegerische ›Handarbeit‹ genoss deshalb ein höheres Ansehen als ›Kopfarbeit‹ in der Verwaltung. Eine Flucht aus der Pflegetätigkeit in die Krankenhaus- und Pflegeorganisation, wie sie heute gängig ist, lässt sich bei den Diakonissen nicht beobachten.

Während die Erzählung von Schwester Maria auf die prekäre Stellung chronisch kranker und in ihrer Arbeitsfähigkeit eingeschränkter Frauen in der Schwesterngemeinschaft verweist, zeigen viele andere Beispiele, dass der Kontext des Mutterhauses auch wichtige Unterstützung bieten konnte. Zahlreiche Briefwechsel belegen, dass die Mutterhausleitung eine Sorgeverantwortung für die Schwestern hatte und auch wahrnahm. Die meisten Schwestern teilten das hohe Arbeitsethos und beanspruchten ihre Gesundheit oft über Gebühr. Dies

228 Ebd.
229 Ebd.

war der Mutterhausleitung sehr wohl bewusst. Da die Schwestern in den Unterkünften der Krankenhäuser und zum Teil sogar noch auf den Stationen lebten, setzten sie ihre Arbeit oft auch im Krankheitsfall fort, da es unter diesen Bedingungen schwierig war, sich den Arbeitsanforderungen zu entziehen und die Schwestern sich in der Regel sehr stark mit ihrer Tätigkeit identifizierten.[230] Im Falle schwerer Erkrankungen drängte die Oberin deshalb im Allgemeinen darauf, dass die entsandten Schwestern in das Mutterhaus nach Hannover zurückkehrten, um ihnen die nötige Ruhe zur Genesung zu sichern.

Wie ernst Oberin und Vorsteher die Erkrankung einer Schwester nahmen, ob sie eher mit Unverständnis oder mit fürsorglicher Unterstützung reagierten, dürfte von vielen Faktoren abhängig gewesen sein, wie dem persönlichen Verhältnis zwischen den Beteiligten, der gestellten Diagnose, der Einschätzung der Person der Schwester, dem Ausmaß des Arbeitskräftemangels und dem Nachdruck und Geschick, mit dem die Schwestern ihre Nöte vorbrachten.

Zum Umgang mit schwerkranken und sterbenden Patienten
Im Folgenden wird gezeigt, dass der Glaube und die Einbindung in die Glaubensgemeinschaft der Schwestern eine entscheidende Hilfe beim Umgang mit Sterben und Tod waren. Dazu seien zwei sehr unterschiedliche Beispiele aus dem Leben der Gemeindeschwester Josephine gegeben. Im Januar 1945 berichtete sie dem Mutterhaus von einer Sterbebegleitung. Im Moment des Briefschreibens saß sie am Bett eines sterbenden alten Mannes. Diese Sterbebegleitung gehörte traditionell zum Kern diakonischer Krankenpflege. Nicht nur in der Gemeindepflege, sondern auch im Krankenhaus zählte es zu den Selbstverständlichkeiten, dass eine Schwester am Bett des sterbenden Menschen zu dessen Begleitung ausharrte.[231] In einer solchen Situation also schrieb Schwester Josephine an Oberin und Vorsteher in Hannover:

»In dieser Stunde da ich diesen Brief schreibe gilt es wieder einmal Abschied nehmen von einem Menschen, der mir lieb geworden ist in $1\frac{1}{2}$ jähriger Pflege. Alles ist still um mich, nur das immer leiser werdende Atmen des Sterbenden ist zu hören. Wie köstlich sind solche Stunden am Sterbebett, wenn man weiß der Kranke sehnt sich nach der Heimat dort oben. Vater Will war ein selten vorbildlicher Christ. Als ich ihm sagte, daß er nun heim dürfe, hat er mit klarem Blick und dankbarem Herzen Abschied genommen von seinen Lieben und ihnen ans Herz gelegt ja nicht das Danken gegen Gott zu vergessen. Nach einem Gebet und Lied machte er sich bereit zum Sterben. Nun schläft er dem ewigen Tod entgegen.«[232]

---

230 Schwester Wilma Frese an Oberin Florschütz, 30. 9. 1958, Archiv der Henriettenstiftung, S-1 – 1007.
231 Zur Sterbebegleitung vgl. auch Kapitel 2.1, 3.2.1 und 3.2.2.
232 Schwester Josephine Brandt an Oberin Florschütz und Vorsteher Pastor Meyer, 8. 1. 1945, Archiv der Henriettenstiftung, 1 – 09 – 229.

Bei dem Sterbenden handelte es sich um einen alten Mann, »Vater Will«, den Schwester Josephine bereits seit eineinhalb Jahren begleitet hatte, dessen persönliches Umfeld ihr vertraut war und der ihren christlichen Wertehorizont teilte. Aufgrund dieser großen Vertrautheit mit »Vater Will« konnte sie den Zeitpunkt des Todes einschätzen, da sie sah, wann die Kraft nachließ und das Leben wich. Gleichsam mit ihm zusammen erlebte sie einen guten Tod in hohem Alter, lange vorbereitet, eingebettet im Kreise der Angehörigen, im Vertrauen auf Gott. Diese religiöse Zuversicht beruhte darauf, seinen Tod als Heimgang in das Reich Gottes zu verstehen und das irdische Ende in eine hoffnungsfrohe Zukunft umzudeuten.

Sterbebegleitung konnte durchaus auch eine Zeit der eigenen Ruhe, Innerlichkeit und des Übergangs im Zeichen einer besonderen Nähe zu Gott sein. Je nach Kontext konnte also selbst eine so belastende Pflegetätigkeit als befriedigende, sinnstiftende Aufgabe erlebt werden. Der Glaube bildete in diesen Situationen eine Beziehungsbrücke, die nicht nur über gemeinsam geteilte religiöse Gewissheiten, sondern auch über kulturelle Praktiken wie Gebete und das Singen von Liedern hergestellt wurde. In ihrer religiösen Sozialisation – nicht zuletzt im diakonischen Unterricht des Mutterhauses – hatten die Schwestern eine gemeinsame Sprache und ritualisierte Umgangsweisen mit Sterben und Tod erlernt, die ihnen in der Begegnung mit den Patienten und ihren Angehörigen eine Verhaltens- und Deutungssicherheit gaben. Aufgrund seiner sinnstiftenden Funktion bot der Glaube den Diakonissen zudem die Möglichkeit einer Distanzierung, ohne die Nähe zu den ihnen anvertrauten Menschen aufzugeben. Das Verhältnis von Nähe und Distanz zwischen Pflegenden und Betreuten muss deshalb nicht – wie in modernen professionstheoretischen Ansätzen üblich – per se als antinomisch gedacht werden (vgl. Helsper 2002, 84).

Die Konfrontation mit sterbenden Patienten konnte allerdings auch tiefe Krisen auslösen. Dies zeigt ein weiteres Beispiel aus dem Leben von Schwester Josephine, die wenige Monate zuvor der Oberin von einer sehr anders gearteten Sterbebegleitung berichtet hatte:

> »Am Sonntag hatte ich einen sehr schweren Tag. Es starb mir ganz plötzlich ein junges Mädchen in der Gemeinde. Das letzte Kind einer Witwe, die ihren Mann und beide Söhne in diesem Krieg verloren hat und nun auch ihr letztes Kind. Es war für mich sehr schmerzlich, der Arzt ... wollte nicht kommen ... Alles betteln und flehen um Hilfe nützte nichts, er ist nicht gekommen. Dann habe ich das junge Mädchen nach Soltau ins Krankenhaus geschickt und auf dem Wagen nach Soltau ist sie gestorben.«[233]

Die Weigerung des Arztes, zu Hilfe zu kommen, war den spezifischen Bedingungen des Nationalsozialismus geschuldet. Der zuständige Arzt war über-

---

233 Schwester Josephine Brandt an Oberin Florschütz, 19. 11. 1944, Archiv der Henriettenstiftung, 1 – 09 – 229.

zeugter Nationalsozialist und lehnte bis Kriegsende jegliche Zusammenarbeit mit einer christlichen Schwester ab (vgl. auch Kapitel 3.3.2). In dieser Situation sah sich Schwester Josephine gezwungen, die Verantwortung zu übernehmen und das Mädchen ins Krankenhaus zu verlegen. Nach dessen Tod, berichtet sie in dem Brief weiter, habe sie sich tagelang gequält, ob ihre Entscheidung richtig gewesen sei. Sie habe sich deshalb Rat suchend an einen anderen Arzt gewandt, der nach ihrer Erzählung eine Gehirnblutung diagnostizierte und die Angemessenheit ihres Handelns bestätigte. Erst durch diese Auskunft habe sie ihren Frieden finden können. Sie beendete den Brief mit den Worten:

> »Die arme Mutter, es ist doch hart, alles aber auch alles hergeben zu müssen. Und so schnell! Das Leben spricht doch oft eine harte Sprache. Wenn man nicht wüßte, daß es Gott ist, der dieses alles zulässt und Er auch weiß warum, man könnte oft verzagen über solche Härte.«[234]

Der Tod des Mädchens warf für Schwester Josephine sowohl eine Schuld-, als auch eine Sinnfrage auf. Die Schuldfrage: »Hätte ich etwas anders machen können?« verweist auf die große Verantwortung, die die Schwestern an der Schnittstelle von Leben und Tod haben konnten – in diesem Fall, weil die politischen Verhältnisse es erlaubten, dass ein Arzt seine Hilfe verweigerte. Bei der Schuldfrage half ihr in diesem Fall weltlich-ärztliche Expertise. Bei der Sinnfrage: »Warum dieses junge Mädchen? Warum diese Härte für die Mutter?« half ihr nur der Glaube, dass Gott schon wisse, warum dieses Mädchen sterben musste. Der Glaube war für sie auch in diesem Falle von entscheidender Bedeutung für den Umgang mit den belastenden Seiten der Pflegearbeit. Er bot die Möglichkeit, Distanz zu den Härten der Tätigkeit zu gewinnen und auch schmerzhafte Erfahrungen für sich zu ordnen.

Waren die Schwestern vor Ort sozial gut eingebunden, konnten sie derlei Fragen auch in ihrem alltäglichen Umfeld besprechen. Die Schwesterngemeinschaft konnte dabei eine unschätzbare Hilfe sein. Wichtige Austauschmöglichkeiten boten auch die regelmäßig von der Henriettenstiftung durchgeführten Rüstzeiten, in denen sich Schwestern unter anderem über Erfahrungen im Umgang mit Schwerkranken und Sterbenden austauschen konnten.

Häufig wandten sich die Schwestern in beruflichen Krisensituationen auch an die Mutterhausleitung. Deren seelsorgerliches Geschick war nicht immer gleichermaßen ausgeprägt. Nicht selten changierten die Antworten zwischen Verständnis, Ermahnung und Drohung, auf den Weg Gottes zurückzukehren. Blieben die artikulierten Zweifel ohne eine angemessene Antwort, konnte das Erleben von Sterben und Tod sehr wohl auch zum ersten Anstoß für einen späteren Austritt aus der Schwesternschaft werden.

---

234 Ebd.

Begegnungen mit Sterbenden: Umbrüche im Verlaufe der sechziger und siebziger Jahre

Die Qualität der Begegnung mit Sterbenden änderte sich in den sechziger und siebziger Jahren grundlegend. Dieser Prozess kann hier nur in Ansätzen skizziert werden. Einerseits wandelte sich der gesellschaftliche Umgang mit dem Tod, der sukzessive aus der häuslichen Umgebung der Menschen in die Krankenhäuser verlagert wurde. 1972 stellte das Statistische Bundesamt fest, das Leben beginne und ende immer häufiger im Krankenhaus.[235] Damit gewannen Krankenhäuser zwar als Orte des Sterbens an Bedeutung; in den Einrichtungen selbst aber verlor andererseits mit der Durchsetzung eines säkularisierten, naturwissenschaftlich-technisch basierten Krankheitsverständnisses die Begleitung Sterbender ihren vormals selbstverständlichen und hoch anerkannten Platz im Stationsalltag.

Dass Sterben und Tod selbst in einem von Diakonissen geführten Krankenhaus in raschem Tempo marginalisiert wurden, zeigen Anfang der sechziger Jahre erhobene Klagen, selbst in Einrichtungen der Henriettenstiftung fehle mitunter ein Ort zum Sterben. So beschwerte sich 1964 ein Röntgenarzt auf wiederholte Vorwürfe von Angehörigen hin beim Vorsteher der Stiftung, die Patienten der onkologischen Station würden in »ihrer letzten Stunde« in einem Badezimmer abgestellt, das häufig bereits von sterbenden Patienten einer anderen Station »blockiert«[236] sei. Diese Praxis, Sterbende in Badezimmern zu entsorgen, belegt eindrucksvoll die fundamentale Abkehr von der bisher so bedeutsamen Tradition christlicher Sterbebegleitung. Es wird die Kritik an dieser Praxis gewesen sein, die den Anfang der siebziger Jahre neu angetretenen Vorsteher Pastor Helbig zur Wiederbelebung der Sterbebegleitung motivierte (siehe dazu Kapitel 2.1).

Mit der Spezialisierung der Krankenversorgung entstand ferner ein neuer Stationstypus ausschließlich für die Versorgung lebensbedrohlich erkrankter Patienten. Dazu gehörten die Bestrahlungsstationen für krebskranke Patienten in den fünfziger Jahren ebenso wie die ab Ende der sechziger Jahre neu errichteten Intensivstationen. Da nur wenige Diakonissen in diesen neuen technikintensiven Bereichen eingesetzt wurden, sind im Archiv der Henriettenstiftung kaum Quellen über diesen Umbruch in der pflegerischen Versorgung schwerkranker und sterbender Patienten überliefert. Die wenigen Zeugnisse

---

235 1970 verschieden 53 % aller Sterbenden im Krankenhaus; 1960 hatte der Anteil noch bei 44 % gelegen (vgl. Statistisches Bundesamt 1972, 25). Zur Ausgliederung des Todes aus dem Alltag siehe auch Elias (1990), speziell zum Sterben im Krankenhaus vgl. Hahn (1968, 77 – 84).

236 Dr. Schaefer an Vorsteher Pastor Weber, 13. 2. 1964, Archiv der Henriettenstiftung, S-1-0334.

belegen, dass die Art und Weise der Verarbeitung von Sterbesituationen auf Seiten des Pflegepersonals hochgradig kontextabhängig ist.

Schwester Marga arbeitete in den siebziger Jahren auf einer Bestrahlungsstation der Henriettenstiftung. Anders als in der Gemeindepflege – aber auch in den bis dahin üblichen allgemeinen privaten Männer- und Frauenstationen – hatte sie es hier ausschließlich mit schwerkranken Patientinnen und Patienten zu tun. Schwester Marga ist eine der wenigen Diakonissen mit Symptomen, die heute unter dem Begriff der *compassion fatigue* gefasst werden – einer spezifische Form von *burnout* im Pflegeberuf, die vor allem aus der Langzeitbeschäftigung mit schwerkranken Patienten resultiert (vgl. Käppeli 2004, 360). Im Juli 1973 schrieb sie an die Probemeisterin der Henriettenstiftung:

> »Wie lange ich noch durchhalte weiß ich nicht .... Hauptsächlich nachts wache ich auf. Ich höre die Fragen der Angehörigen, sehe die noch oft kleinen Kinder und die um ihr Leben ringenden Kranken, die jung sind und gebraucht werden.
> Dann frage ich nach dem Warum und kann es nicht begreifen, daß das Gottes Wille ist, das [!] dieser Wille so grausam und oft so ungerecht ist. ... Und dennoch, es ist Sein Wille, sein Ratschluß. Er weiß warum, daß [!] weiß auch ich, genau so, wie ich weiß[,] daß ich kein Recht habe zu all den Fragen. ... Doch kann ich mich nicht dagegen wehren, es ist in mir quält und zermürbt mich.«[237]

Insbesondere der Tod junger Eltern mit minderjährigen Kindern stürzte Schwester Marga in tiefe Konflikte – nicht nur wegen der Konfrontation mit der Not der Betroffenen, sondern vor allem weil ihr in diesen Fällen die Deutung als Gottes Wille keinen Frieden gab. Aus der Sinnfrage erwuchs damit eine Glaubenskrise: Warum reicht mir diese Erklärung nicht? Warum hadere ich mit Gott? Kann und darf ich als Diakonisse solche Gedanken haben?

Der Glaube konnte zwar eine wichtige Hilfe beim Umgang mit Krankheit und Sterben sein. Wenn das religiöse Deutungsangebot jedoch nicht griff, waren die Folgen für die Frauen gravierend, weil ihre zentrale Sinngebungsinstanz und der Kern ihres Selbstverständnisses erschüttert wurden. Diese fortwährende Konfrontation mit einem nicht als sinnvoll zu deutenden Tod brachte Schwester Marga nach einigen Jahren der Tätigkeit an den Rand ihrer Kräfte.[238] Daraufhin wurde sie auf eigenen Wunsch in die Altenpflege versetzt.[239] Der angestrebte Einsatz in einem Altersheim ist ein deutlicher Hinweis darauf, dass es nicht die Konfrontation mit dem Sterben an sich war, die Schwester Marga zusetzte, sondern die fehlende Sinngebung eines frühen Todes.

---

237 Schwester Marga Gunther an Schwester Martha Krüger, 1.7.1973, Archiv der Henriettenstiftung, S-1-0416.

238 Schwester Marga Gunther an Oberin Pfeiffer, o. D. [ca. September 1979], Archiv der Henriettenstiftung, S-1-0888.

239 Aktenvermerk Schwester Emma Eifert, 17.4.1979, Archiv der Henriettenstiftung, S-1-0888.

Historische Einsichten und ihre Relevanz für die Pflegewissenschaft

In der vorliegenden Studie wurden die Umbrüche im Pflegebereich zwischen 1945 und 1980 aus der Perspektive evangelischer Schwestern analysiert. Die Aufmerksamkeit galt nicht vorrangig den offiziellen Verlautbarungen der Mutterhausdiakonie über Aufgaben und Konzeption von Pflege, sondern dem Pflegealltag – seiner Organisation und sozialen Praxis sowie vor allem den darauf beruhenden biographischen Erfahrungen protestantischer Schwestern. Eine Mikrostudie der Henriettenstiftung konnte aufgrund der breiten Quellenbasis aus Interviews, Ego-Dokumenten, in erster Linie Briefe der Schwestern, und strukturgeschichtlichen Quellen eine dichte Rekonstruktion des Pflegealltags und seines Wandels im institutionellen Kontext vornehmen. Das Konzept evangelischen »Liebesdienstes« konnte so in seiner Binnenlogik – seiner Attraktivität ebenso wie den eingelagerten Konfliktlinien – verstehbar gemacht werden.

Die historische Analyse evangelischer Pflegetraditionen eröffnet den Zugang zu zahlreichen, für aktuelle pflegewissenschaftliche Debatten wichtigen Einsichten. Die Ergebnisse der Studie werfen ein neues Licht auf den Stellenwert und die Anerkennung pflegerischer Arbeit, auf das spezifische Wissen und die besonderen Kompetenzen von Pflegenden sowie auf elementare Voraussetzungen einer bedürfnisorientierten Pflege.

Anerkennung und Stellenwert von Pflege

Das Konzept religiöser Berufung sicherte den Diakonissen eine hohe gesellschaftliche Anerkennung. Als von Gott berufene Frauen nahmen die Schwestern eine herausgehobene Stellung in der Gesellschaft ein. Auch im System evangelischer Krankenversorgung hatten die Diakonissen eine allseits geachtete Position inne – sie waren es, die die Henriettenstiftung überhaupt erst aufgebaut hatten, und viele Krankenhäuser verdankten ihre Existenz und Weiterentwicklung der tatkräftigen Arbeit der Schwestern. Da nicht nur Diakonissen, sondern auch Ärzte oft über Jahrzehnte an einem Einsatzort verblieben, war das Wissen um die Aufbauleistung der Schwestern qua personeller Kontinuität fest im Gedächtnis der Einrichtungen verankert. Insbesondere in kleineren Krankenhäusern war den Medizinern sehr wohl bewusst, dass sie zur Sicherung der Krankenversorgung fundamental auf die Arbeit der Schwestern angewiesen waren. Hinzu kam, dass die Henriettenstiftung bei der Auswahl und Einstellung von Ärzten nicht nur auf deren fachliche Qualifikationen, sondern auch auf deren religiöse Haltung achtete. Die im Arbeitsgebiet der Stiftung tätigen Mediziner vertraten deshalb in der Regel kein strikt biomedizinisches, auf naturwissenschaftlichen Konzepten beruhendes Krankheitsverständnis, und sie legten Wert auf eine seelsorgerliche Betreuung der Patienten. Das ärztliche Wissen um die Bedeutsamkeit seelenpflegerischer Arbeit beförderte die Anerkennung der Schwestern nachhaltig.

Die starke Position der Diakonissen zeigt sich unter anderem darin, dass die Ärzte bis Ende der siebziger Jahre keine Chance hatten, in die unmittelbare Leitung der Henriettenstiftung und des Mutterhauskrankenhauses vorzudringen. Die tradierte Leitungsstruktur bestand aus Theologischem Vorsteher und Oberin. Eine Verwaltung, die es wagte, Arbeitsabläufe im Pflegebereich regulieren zu wollen, handelte im Mutterhausbereich noch in den sechziger Jahren schlicht anmaßend. Erst in den siebziger Jahren zog ein Verwaltungsleiter in die Führungsetage der Henriettenstiftung ein. Für die Schwestern selbst bildeten nicht Ärzte, sondern Oberin und Vorsteher die zentralen Autoritäten. Auch im Pflegealltag spielten Mediziner, Verwaltung und Pastoren eine marginale Rolle. Dies galt in besonderem Maße für die selbständig organisierte ambulante Gemeindepflege sowie kleine Krankenhäuser, in denen meist kein Arzt pro Station zur Verfügung stand. Die Versorgung der Patienten lag hier zuallererst in den Händen der Schwestern. Das Renommee der Einrichtungen stützte sich im Allgemeinen auf den guten Ruf der Pflege und nicht auf besondere medizinische Leistungen.

Auch in der Wertehierarchie der Diakonissengemeinschaft standen Tätigkeiten im unmittelbaren Dienst am Nächsten ganz oben. Pflegerische ›Handarbeit‹ genoss ein höheres Ansehen als ›Kopfarbeit‹ in der Mutterhaus- oder Krankenhausverwaltung. Eine heute übliche Flucht aus der Pflegepraxis in die Krankenhaus- und Pflegeorganisation ist bei den Diakonissen nicht festzustellen. Die schwesternschaftsinterne Bewertung von Arbeit stärkte das Selbstbewusstsein pflegerisch tätiger Diakonissen zusätzlich. Das Wissen um diese Tradition hoch anerkannter und eigenständiger Pflegearbeit könnte einen wichtigen Baustein in der gegenwärtigen und zukünftigen Verständigung über das berufliche Selbstverständnis der Pflegenden bilden.

Die hohe Wertschätzung von Pflege setzte sich jedoch nicht in monetärmaterielle Anerkennung um. Auch wenn die Diakonissen vor allem im Alter in ökonomischer Hinsicht erheblich besser abgesichert waren als freiberufliches Pflegepersonal, war der Lohn der Diakonissen als ›Gotteslohn‹ weitgehend immaterieller Art. Die in den fünfziger Jahren einsetzenden harten Verhandlungen der Henriettenstiftung mit den Stationsträgern um den Preis der Pflege zeigen, wie wenig die Kostenträger darauf eingestellt waren, den Pflegebereich als gewichtigen Faktor in ihre Finanzplanung aufzunehmen. Auch die Henriettenstiftung erkannte erst in den sechziger Jahren aufgrund des unverkennbaren Rückgangs von Diakonissen in Arbeit, in welch hohem Maße sich das Mutterhauskrankenhaus bislang über die kostengünstige Arbeit der Schwestern finanziert hatte. Unmissverständlich zeigte sich, dass Aufrechterhaltung und Ausbau des Krankenversorgungssystems bislang in erheblichem Umfang auf schlecht bezahlter, aber gleichzeitig hoch qualifizierter Frauenarbeit basiert hatten. Das Beispiel der Henriettenstiftung verweist damit auf wichtige stillschweigende finanzielle Voraussetzungen für den Ausbau des Wohlfahrtsstaates.

In den sechziger Jahren änderten sich Handlungskontexte und Bewertungsmaßstäbe im Pflegebereich tiefgreifend. Auch in den evangelischen Krankenhäusern setzte sich ein naturwissenschaftlich begründetes Krankheitsverständnis durch. Fachliche Standards gewannen rasant an Bedeutung auf Kosten der vormals so hoch bewerteten religiös-ethischen Haltung – sowohl im pflegerischen als auch im ärztlichen Bereich. Der Zugang freiberuflicher Schwestern zu Leitungsfunktionen und damit beruflicher Anerkennung verbesserte sich spürbar. Gleichzeitig verlor die Seelenpflege als eigenständiger pflegerischer Aufgabenbereich seinen ehemals festen Platz im Stationsalltag. Erst jetzt wurde die Pflege zu einem medizinischen Hilfsberuf umgestaltet.

Mit der Entwicklung der Konsumgesellschaft änderten sich ferner die Kriterien der Bewertung gesellschaftlicher Anerkennung von Pflegearbeit grundlegend. Das überlieferte Konzept von ›Gotteslohn‹ galt nicht mehr als Nachweis außerordentlicher christlicher Hingabe und besonderer persönlicher Auszeichnung, sondern ganz im Gegenteil als Beleg mangelnder Wertschätzung. Unter den Bedingungen des Pflegenotstands ab der zweiten Hälfte der fünfziger Jahre drohten die Diakonissen mit ihrem Konzept kostengünstiger »Ganzhingabe« zudem als billige Kräfte zur Bewältigung des Schwesternmangels verschlissen zu werden. Auch die Mutterhausleitung erhöhte die Kosten der Pflegearbeit und forderte unter anderem Kompensation für Mehrarbeit, um die Schwestern vor unbilliger Ausnutzung zu schützen. Den Eindruck, dass viele Vorstände sozialer Einrichtungen gerne von der allgemeinen Erhöhung des Lebensstandards profitierten, die Diakonissen aber auf ein Armutsideal festlegen wollten, verbuchten Oberin und Vorsteher zu Recht als unerträgliche Missachtung der Schwestern. Zudem passten auch die Diakonissen ihre Vorstellungen von einem angemessenen Lebensstandard den veränderten gesellschaftlichen Verhältnissen an. Eine Erhöhung der Arbeitskosten wurde auch notwendig, um die Diakonissen nicht gänzlich von der allgemeinen Wohlstandsentwicklung abzukoppeln und die Stationsträger an die Notwendigkeit eines sorgsamen, respektvollen Umgangs mit der Arbeitskraft der Schwestern zu erinnern.

Wissen und Kompetenzen in der Pflege

In der Konzeption evangelischer Krankenpflege hatte sich eine ›gute‹ Schwester den ihnen anvertrauten Menschen in umfassender Weise zuzuwenden und gleichermaßen dem Leib wie auch der Seele der Kranken anzunehmen. Eine Schwester, die sich nicht länger als unbedingt nötig im Krankenzimmer aufhielt, galt als ungeeignet für den Pflegeberuf. Die hohe Wertschätzung persönlicher Betreuung und die Stetigkeit im Umgang mit den Patienten sicherten dem Pflegepersonal eigenständige Kompetenz- und Wissensbereiche.

Eine genuin pflegerische Aufgabe bildete die Seelenpflege. Im Krankenhaus führten die Schwestern Andachten auf den Stationen durch, sie sangen und beteten mit den Patienten. In den Gemeinden richteten sie häufig die Kindergottesdienste aus, sie organisierten kirchliche Jugend-, Frauen- und Seniorengruppen. Eine herausgehobene Bedeutung nahm die Sterbebegleitung ein. Sowohl in der stationären als auch in der ambulanten Krankenpflege gehörte es zu den Selbstverständlichkeiten, dass eine Schwester zur Begleitung am Bette der Sterbenden verblieb. Die mit Aufkommen der Hospizbewegung seit den sechziger und siebziger Jahren erneut geforderte Kultur des Sterbens war damit fest in der Geschichte evangelischer Krankenpflege verankert. Die historische Alltagspraxis konfessioneller Krankenpflege bot den Schwestern nicht nur Zeit und Raum für eine persönliche Sterbebegleitung, sondern auch eine gemeinsame Sprache und ritualisierte Praktiken im Umgang mit Schwerkranken und Sterbenden. Die christliche Krankenpflege kann damit auf vielfältige Erfahrungen in palliativpflegerischer Versorgung zurückblicken, an die die aktuellen Debatten um die Entwicklung und Ausgestaltung einer palliativen Kultur und Praxis anknüpfen können.

Einen spezifisch pflegerischen Wissensbereich bildete die genaue Beobachtung der Kranken, die bis in die fünfziger Jahre hinein als Kern pflegerischer Eigenständigkeit betrachtet wurde. Das erfahrungsbasierte Ausbildungssystem und der kontinuierliche, oft Monate während Umgang mit den Patienten bildeten wesentliche Voraussetzungen dafür, dass sich Pflegende diese besondere Beobachtungskompetenz aneignen konnten. Bereits in der Ausbildung lernten die Schülerinnen Krankheiten als Krankheitsverläufe kennen, die sich abhängig von der Person der Patienten unterschiedlich entwickeln. Die Schwestern konnten den Allgemeinzustand der Kranken meist sehr viel besser einschätzen als die Mediziner, und ein kluger Arzt war gut beraten, das sachverständige Urteil der Schwestern in seinen Entscheidungen zu berücksichtigen. Die hohe Wertschätzung von Erfahrungswissen und die bereits in der Ausbildung praktizierte kontinuierliche Betreuung der Patienten durch eine Schülerin förderten außerdem die frühe Übernahme von Verantwortung in der Pflege. Die derzeit so oft beklagte organisierte Verantwortungslosigkeit im multidisziplinären *Team* war den Diakonissen unbekannt.

Mit der Verwissenschaftlichung der Krankenversorgung und der Durchsetzung eines biomedizinischen Krankheitsverständnisses in den sechziger Jahren verlor das überkommene, auf Erfahrungswissen basierende Pflegekonzept rasch an Legitimität. Gefordert waren nun Begründungen pflegerischen Handelns auf der Basis wissenschaftlicher Rationalität. Die vergleichende Untersuchung der Vorreiterinnen einer Akademisierung der Pflege hat gezeigt, dass angesichts der prekären ökonomischen Bedingungen der Nachkriegszeit und frühen Bundesrepublik außerdem verstärkt Frauen aus bildungsbürgerlichen Elternhäusern eine Ausbildung in dem traditionell von Volksschülerinnen dominierten Pflegeberuf absolvierten. Mit dem überkommenen Diktum, »die Oberin hat immer recht«, gaben sie sich nicht mehr zufrieden, und sie forderten Begründungen für ihr Handeln ein. Auch Patienten und deren Angehörige verlangten zunehmend Erklärungen für Behandlungsweisen. Dieses Infragestellen herkömmlicher Autoritäten und Gewissheiten fügte sich in den allgemeinen Liberalisierungs- und Demokratisierungsprozess ein, der die Geschichte der Bundesrepublik ab der zweiten Hälfte der fünfziger Jahre kennzeichnete.

Der Ausbau theoretischer Ausbildungsanteile eröffnete dem Pflegenachwuchs bessere Chancen, Behandlungsweisen zu verstehen. Die neuen Ausbildungsregulierungen und schulischen Vorbereitungen auf den praktischen Arbeitseinsatz boten den Schülerinnen und Schülern außerdem einen Schutz vor Überforderung. Mit dem Bedeutungsgewinn theoretischer Ausbildung entstand jedoch gleichzeitig ein neues Konfliktfeld, das heute unter dem Begriff der doppelten Handlungslogik gefasst wird: Wie kann theoretisches, wissenschaftlich fundiertes und Allgemeingültigkeit beanspruchendes Regelwissen verknüpft werden mit einem hermeneutischen Verstehenszugang, der um die Besonderheit der einzelnen Patienten und den Stellenwert subjektiv erlebter Krankheitserfahrungen weiß?

Dieser für professionelles Handeln in personenbezogenen Dienstleistungsberufen konstitutive Widerspruch ist in der Pflege deshalb so besonders prekär, weil Pflegende in ihren Verstehensleistungen aufgrund des starken Körper- und Leibbezugs zum erkrankten Gegenüber in hohem Maße auf implizite, nicht kognitiv-rational erklärbare Wissensformen zurückgreifen. Mit der Aufwertung wissenschaftlicher Rationalität zum allgemeingültigen Maßstab in der Krankenversorgung der sechziger Jahre erhielten die vormals so bedeutsamen intuitiven Einsichten und nicht objektivierbaren Beobachtungen des Pflegepersonals den Charakter unwissenschaftlicher und damit belangloser Behauptungen. Dieser Entwertungsprozess spezifisch pflegerischen Wissens wurde durch die wachsende Bedeutung von Laboruntersuchungen und bildgebenden Verfahren seit den sechziger Jahren zusätzlich forciert. Im Vergleich zu den erhobenen Patienten-Daten verlor der genaue persönliche Blick auf Patienten seine Aussagekraft. Im modernen technisierten, auf naturwissenschaftlichen Konzepten basierenden Krankenversorgungssystem verschwand der Rahmen, in dem die Diakonissen bisher begründet etwas hatten sagen können.

Mit der Fragmentierung der Krankenversorgung in den sechziger Jahren wurde es für Pflegende zudem immer schwieriger, die Fähigkeit zur Krankenbeobachtung zu erlernen und Sicherheit im Umgang mit Patienten zu erlangen. Im Denkhorizont der fünfziger Jahre gesprochen, büßten die Schwestern damit *die* pflegerische Schlüsselkompetenz schlechthin ein. Der Vergleich mit Schweden hat gezeigt, dass es sich bei diesem Kompetenzverlust um eine internationale Entwicklung handelte, die für die Pflege- und Medizingeschichte nach dem Zweiten Weltkrieg kennzeichnend war. In beiden Ländern wurden die Auswirkungen des Spezialisierungs- und Technisierungsprozesses als Industrialisierung der Krankenversorgung und Verlust an Zuwendung in den siebziger Jahren hart kritisiert. Ausgespart blieb, dass die Reform der Pflege auch mit einem Verlust an Kompetenz einherging.

Mit der Durchsetzung des biomedizinischen Krankheitsverständnisses verlor auch die Seelenpflege ihren vormals hohen Stellenwert im Pflegealltag. Diese Entwicklung mag denjenigen Patienten zugute gekommen sein, die die Glaubensorientierungen der evangelischen Schwestern nicht teilten. Auch wenn die Diakonissen nach 1945 nicht mehr auf offensive Missionsstrategien zurückgriffen, werden sie bei ihren seelenpflegerischen Initiativen keinesfalls immer die Zustimmung der Kranken eingeholt haben. Nicht-gläubige Patienten werden die Säkularisierung des Tätigkeitsfeldes daher durchaus begrüßt haben. Dies galt auch für viele freie Pflegekräfte, denen die religiöse Praxis der Diakonissen zunehmend fremd wurde.

Mit dem Bedeutungsverlust der Seelenpflege büßte das Pflegepersonal jedoch einen eigenständigen Kompetenzbereich ein, der neben religiösen Praktiken ein breites Feld persönlicher Hinwendungsweisen beinhaltet hatte. Dazu gehörte auch die Sterbebegleitung, die in den sechziger und siebziger Jahren ihren festen Platz im Stationsalltag verlor. Indem die Sorge um persönliche Nöte von Patienten in den Kompetenzbereich von Seelsorgern, Psychologen sowie psychotherapeutisch weitergebildeten Ärzten überging, wurden seelisch-psychische Belange der Patienten von körperlichen Belangen gelöst, mit denen sie zuvor als untrennbar verbunden erachtet worden waren. Die Seelenpflege wurde gleichsam entsomatisiert. Verwissenschaftlichung und Therapeutisierung von Zuwendung delegitimierten darüber hinaus bisher praktisch erworbene, nicht wissenschaftlich begründete Hinwendungsweisen, die für die Diakonissen charakteristisch waren.

Rahmenbedingungen einer bedürfnisorientierten Pflege

Das Wissen um die Bedeutsamkeit persönlicher Betreuung war fest in die Organisation evangelischer Krankenversorgung eingeschrieben. Persönliche Zuwendung und seelenpflegerische Begleitung hatten einen festen und hoch anerkannten Platz im Stationsalltag. Das persönlich-schwesterlich verfasste Verhältnis zwischen Pflegenden und Patienten korrespondierte mit einer am Modell der Familie orientierten Pflegeorganisation. So wie die Schwestern den Patienten gegenüber zu Fürsorge verpflichtet waren, unterlagen auch Oberin und Vorsteher einem Fürsorgegebot gegenüber den Schwestern. Auch die Gestaltung des Stationsalltags folgte der Logik familiär gedachter Beziehungen. Die vielfach vertretene These, die ›Liebestätigkeit‹ der Schwestern habe vor allem dazu gedient, »inhumane Strukturen und Widersprüche« (Bischoff 1997, 10) naturwissenschaftlich-technisch basierter Krankenversorgung zu kaschieren, geht damit am Kern christlicher Pflegepraxis vorbei. Vielmehr waren in die Organisation des Pflegealltags Bedingungen für die Möglichkeit bedürfnisorientierten Handelns eingeschrieben – sowohl im Hinblick auf die Bedürfnisse von Patienten als auch der Schwestern selbst. Der moderne Begriff der Selbstpflege, des Für-sich-Sorgens, war zwar im normativen Konzept des »Liebesdienstes« nicht vorgesehen, hatte aber in dessen Praxis auf vielfältige Weise großes Gewicht.

Wichtige Faktoren für die oft bemerkenswert hohe Arbeitszufriedenheit der Diakonissen waren *erstens*, dass die Frauen beachtliche Spielräume in der Gestaltung der Arbeit und der Verwendung von Zeit hatten. Dies galt in besonderem Maße für die ambulante Gemeindepflege, in der Aufgaben und Pflichten der Schwestern nur in groben Zügen definiert waren. Auch in der stationären Krankenpflege eröffnete die umfassende Zuständigkeit gleichermaßen für leibliche wie für seelische Belange der Patienten den Schwestern bedeutsame Handlungsspielräume. Diese Rahmenbedingungen ermöglichten ein situatives Handeln, das sich an den konkreten Bedürfnissen der einzelnen Menschen orientieren konnte. Es wird diese Zugewandtheit zu den Personen gewesen sein, die die Schwestern maßgeblich von dem tiefen Sinn ihrer Tätigkeit überzeugte. *Zweitens* brachte das umfassende Aufgabenfeld vielfältige ausgleichende Faktoren zu den belastenden Seiten der Pflegearbeit mit sich. In der Gemeindepflege gehörten dazu unter anderem die Kindergottesdienste, im Krankenhaus die Vorbereitung und Durchführung von Stationsandachten, die den Schwestern regelmäßige Momente der eigenen Besinnung verschafften. Auch der kontinuierliche Kontakt zu den Patienten wird *drittens* die Arbeitszufriedenheit der Diakonissen erheblich befördert haben, weil die Schwestern so die Chance hatten, die ihnen anvertrauten Menschen kennen zu lernen, über einen längeren Zeitraum zu begleiten und die Wirkung der eigenen Arbeit beobachten zu können.

Viertens nahm die Mutterhausleitung ihre Fürsorgeverantwortung gegenüber den Schwestern durchaus ernst. Eine Diakonisse war keine Arbeitskraft, die nach dem Prinzip des *hire-and-fire* behandelt wurde, sondern Mitglied einer Glaubens-, Dienst- und Lebensgemeinschaft. Es lag im wohlverstandenen Interesse dieser Gemeinschaft, auf den Erhalt der einmal einsozialisierten Mitglieder zu achten. Oberin und Vorsteher berücksichtigten deshalb in ihren Entscheidungen sehr wohl die Bedürfnisse, Nöte und Wünsche der Schwestern.

Fünftens bot die Schwesterngemeinschaft vielfältige Unterstützungsmöglichkeiten – etwa in Form von Rüstzeiten, die für verschiedene Schwesterngruppen wie Gemeinde-, Unterrichts- oder Stationsschwestern durchgeführt wurden. Lange vor der Einführung von Supervisionen bot das Mutterhaus damit einen Raum, um sich über Erfahrungen und Probleme im Pflegealltag austauschen zu können. Die genannten Gründe dürften maßgeblich dazu beigetragen haben, dass bei den Diakonissen – trotz der sehr langen Arbeitszeiten und hohen Belastungen – in den fünfziger und sechziger Jahren keine langfristigen beruflichen Beanspruchungsfolgen nachzuweisen sind, die nur annähernd an das erinnern, was heute als *Burnout* so weit verbreitet ist. Dieser Befund könnte ein gewichtiges Argument in der aktuellen Debatte um die Ökonomisierung und Industrialisierung der Pflege darstellen.

Damit soll kein harmonisches Bild vergangener evangelischer Pflegepraxis gezeichnet werden. Die überlieferten Quellen geben vor allem Aufschluss über die Perspektiven der Schwestern – ob und in welchem Ausmaß die Diakonissen in der Praxis Bedürfnissen von Patienten und deren Angehörigen entsprochen haben, lässt sich auf dieser Quellenbasis nicht rekonstruieren.[1] Doch auch für die Diakonissen gestaltete sich der Pflegealltag keineswegs frei von Konflikten. Die Probleme resultierten vor allem aus der enormen Prägekraft des Familienmodells, das die gesamte Pflegeorganisation strukturierte und nur wenig Möglichkeiten des Entkommens bot – weder im Verhältnis zwischen Schwestern und Patienten, noch innerhalb der ›Familie‹ des Pflegepersonals. Die umfassende Zuständigkeit der Schwestern und der enge Kontakt zu den Patienten machten es den Frauen sehr schwer, sich gegenüber den Nöten der Kranken abzugrenzen und Erholungszeiten einzuhalten. In der Gemeindepflege erschwerte die enge Einbeziehung der Schwestern in die Alltagswelt der Bevölkerung das Distanznehmen zusätzlich. Das Leben in der Schwesterngemeinschaft gestaltete sich mitunter höchst konfliktträchtig, wenn sich die Frauen nicht miteinander verstanden. Auch das Schwestern-Patienten-Verhältnis konnte mit seinem starken aufeinander Verwiesen-Sein sehr spannungsreich sein. Die befriedigenden

---

1 Eine Alltags- und Erfahrungsgeschichte der Pflege aus Patientensicht stellt nach wie vor ein großes Forschungsdesiderat dar.

Seiten der Pflegearbeit waren demnach eng mit den belastenden Faktoren verwoben.

Die Reformen der sechziger Jahre belegen erneut die immensen Probleme bei der Umgestaltung bedürfnisorientierter Tätigkeiten zu einem Erwerbsberuf. Mit der Auflösung der Stationsfamilie und der sukzessiven Anpassung der Arbeitszeiten an andere Erwerbsberufe erhielten Krankenschwestern zwar die Möglichkeit, eine Tätigkeit in der Pflege mit einem eigenen Privat- und Familienleben zu verbinden. Auch die Diakonissen wussten die neuen Möglichkeiten, eine Distanz zu ihrer Arbeit herzustellen, sehr wohl zu schätzen. Arbeitszeitverkürzungen forcierten jedoch gleichzeitig eine Reorganisation des gesamten Pflegebereichs nach zeitökonomischen Effizienzkriterien sowie die Durchsetzung einer hochgradig arbeitsteiligen Versorgung der Patienten. Die Fluktuation des Pflegepersonals nahm rasant zu, der Austausch von Informationen entwickelte sich zu einem wachsenden Problem, und der Anteil verwaltender und dokumentierender Tätigkeiten stieg deutlich an. Ferner wurde die Arbeit nicht nur verkürzt, sondern auch verdichtet. Bisher übliche Pausen und nicht unmittelbar funktionale Tätigkeiten fielen dem Rationalisierungsdruck zum Opfer. Die Spezialisierung der Krankenversorgung brachte zudem neue Belastungsfaktoren mit sich. Die ersten Berichte von Diakonissen, die an Symptome von *Burnout* erinnern, stammen aus den neu geschaffenen, hoch spezialisierten Abteilungen für schwerstkranke Patienten, in denen das bislang bewährte Prinzip der Tätigkeitsvielfalt außer Kraft gesetzt war.

In dem spezialisierten Krankenversorgungssystem wurden die Patienten nicht mehr wie bisher üblich von einer Schwester, sondern von einer Vielzahl von Pflegekräften betreut, die nur noch bestimmte Aufgaben übernahmen und nach Schichtende die Station verließen. Dies hatte nicht nur gravierende Folgen für die Patienten und deren persönliche Betreuung, sondern auch für das Pflegepersonal. Denn für die Beschäftigten in der Pflege stellte und stellt nach wie vor das Bedürfnis, Kontakt mit den Patienten herzustellen und zu helfen, eine wichtige Berufsmotivation dar, die in den modernisierten Krankenhäusern immer weniger Raum erhielt.

Die Diskussion der siebziger Jahre um eine »Humanisierung der Krankenversorgung« zeigt, dass die unerwünschten Folgen dieses Reformprozesses als ein Verlust an Zuwendung schnell offenkundig wurden. Die Maßnahmen, mit denen die Henriettenstiftung dieser Entwicklung entgegenzuwirken suchte, setzten jedoch am Ethos der Pflegenden und nicht an den Rahmenbedingungen pflegerischen Handelns an. Die Reform der Reform basierte auf der Forderung nach einem ethischen Handeln in einem zunehmend unethischen Kontext und produzierte damit einen Konflikt, der sich unter den Bedingungen der Ökonomisierung seit den achtziger Jahren enorm verschärft hat. Die Ergebnisse der vorliegenden Studie bekräftigen damit den dringenden Bedarf einer empirischen Ethikforschung in der Pflegewissenschaft, die nach den Bedingungen und Möglichkeiten für ethisches Handeln im Pflegealltag fragt.

Die Wiederbelebung alter Pflegekonzepte – unter anderem der Sterbebegleitung und palliativen Krankenversorgung, der ambulanten Gemeindepflege sowie eines »ganzheitlichen«, neben leiblichen auch seelische und psycho-soziale Bedürfnisse von Patienten umfassenden Pflegeverständnisses – zeigt, dass die Entwicklung der Pflege mitnichten als Geschichte eines linearen kontinuierlichen Fortschritts zu schreiben ist. Vielmehr wurden und werden in zyklischen Verläufen oftmals alte Konzepte und Praxen wiederentdeckt oder auch neu erfunden, ohne von historischen Vorläufern zu wissen. Wenn die Pflegewissenschaft das Rad nicht immer wieder neu erfinden will, wäre sie deshalb gut beraten, sich stärker historischen Perspektiven zu öffnen.

Quellen- und Literaturverzeichnis

Archivalien

Archiv der Henriettenstiftung

Bestand Wirtschaft und Versorgung

Schwesternarchiv:
Handakten

S-1   Diakonissen
S-2   Oberinnen
S-3   Ausgetretene Schwestern
S-4   Kaiserswerther Verband
S-5   Verbands-Johanniterschwestern
S-8   Mutterhaus
S-9   Stiftung
S-11 Arbeitsfelder

Vorstandsarchiv:

1 – 09 Außenstationen
0.02   Komitee, Stiftungsvorstand und Hausvorstand der Henriettenstiftung
0.05   Personalangelegenheiten
0.06   Gesetze, Anordnungen
0.12   Beschwerden Krankenhaus
0.18   Evangelische Kirche
0.31   Vorgänge zwischen Dezernaten und Vorsteher
1   Schwesternschaft
2   Krankenhaus
4   Schulen

Archiv der schwedischen Diakonissenanstalt Ersta

F 8   Ausbildung/Krankenpflegeschule

Archiv des Schwedischen Krankenpflegeverbandes (Svensk sjuksköterskeförening)

B 3   Stellungnahmen

Archiv der Evangelical Lutheran Church of America

ELCA 127   Deaconess Community of the ELCA
LDMNA 7   Lutheran Deaconess Conference in America
ULCA 2/1   United Lutheran Church in America Convention Minutes
ULCA 22   Board of Deaconess Work
ULCA 24   Board of Higher Education
ULCA 60   Mary J. Drexell Home and Philadelphia Motherhouse of Deaconesses
ULCA 61   United Lutheran Church in America

Gedruckte Quellen

APPROBATIONSORDNUNG FÜR ÄRZTE (1975) vom 28. Oktober 1970 mit Kommentaren und praktischen Hinweisen von Brauer, Heinz-Peter/Thomas Zickgraf. Köln.

ARNSTORF, Verwaltungsleiter des Annastifts (1957): Bericht über die Durchführung der Arbeitszeitverkürzung im Annastift. In: Die evangelische Krankenpflege, Jg. 7, H. 7, 52 – 55.

BEDINGUNGEN FÜR DIE AUFNAHME (1949) von Diakonissenschülerinnen in das ev.-luth. Diakonissenmutterhaus Henriettenstiftung zu Hannover. Hannover.

BELLARDI, Werner (1951): Schwesternberuf und Diakonie. Entspricht der heutige Dienst der Schwester noch dem diakonischen Gedanken? Berlin.

BLÄTTER AUS DEM HENRIETTENSTIFT, 1948 – 1975.

BUNDESGESETZBLATT (1957; 1965; 1966): Teil I, Jahrgang ..., hg. vom Bundesminister der Justiz. Bonn.

BUSSE-KENN, Marie-Luise (1953): Arzt und Schwester im Krankenhaus. In: Krankendienst, Jg. 26, H. 2, 29 – 34.

DILLNER, Elisabet (1968): Åtta decennier och en del år därtill. Några data och fakta kring sjuksköterskeutbildningen i Sverige. Stockholm.

EIN SCHRITT NACH VORN (1968): Theologische Konferenz in Freudenstadt. In: Der weite Raum, Jg. 6, H. 2, 35 – 37.

GRUNDORDNUNGEN (1929) der zur Kaiserswerther Generalkonferenz verbundenen Diakonissen-Mutterhäuser vom 3. 9. 1929. o. O.

GRUNDORDNUNGEN (1953) der zur Kaiserswerther Generalkonferenz verbundenen Diakonissen-Mutterhäuser in der am 10. November 1953 verabschiedeten Fassung. o. O.

HAGEMANN, Hildegard (1968): Einige soziologische Gedanken zu den Konsequenzen des neuen Krankenpflegegesetzes vom 1. Oktober 1965. In: Kaupen-Haas, Heidrun (Hg.): Soziologische Probleme medizinischer Berufe. Köln/Opladen, 85 – 110.

HAHN, Alois (1968): Einstellungen zum Tod und ihre soziale Bedingtheit. Eine soziologische Untersuchung. Stuttgart.

HENRIETTENSTIFT (Hg.) (1935): Das Henriettenstift. Ev. luth. Diakonissen-Mutterhaus Hannover. Sein Werden und Wachsen 1860 – 1935. Hannover.

JUCHLI, Liliane (1979): Allgemeine und spezielle Krankenpflege. Ein Lehr- und Lernbuch. 3., überarbeitete und erweiterte Auflage. Stuttgart.

KAYSER, Gesundheitsreferent im Central-Ausschuß für die Innere Mission (1957): Arbeitsschutz in Krankenanstalten. In: Die evangelische Krankenpflege, Jg. 7, 108 – 112.

KRANER, Elisabeth (1953): Die Eigenständigkeit des Schwesternberufes. Göttingen.

MUTTERHAUS-DIAKONIE im Umbruch der Zeit (1960): Zur Hundertjahrfeier der Henriettenstiftung Hannover. Hannover.

NIEDERSÄCHSISCHES AMT für Landesplanung und Statistik Hannover (1949): Die Volks- und Berufszählung vom 29. Oktober 1946 in Niedersachsen, H. 1: Die Ergebnisse der Volkszählung. Hannover.

NIEDERSÄCHSISCHES GESETZ- UND VERORDNUNGSBLATT (1948), Jg. 2, Nr. 2 vom 15.10. 1948.

RAHMENORDNUNG (1971) der Kaiserswerther Generalkonferenz vom 22.4.1971. In: Der weite Raum, Jg. 9, H. 3, 58 – 59.

RÜTHER, Bernhard (1951): Die Gefahr der Entpersönlichung im Krankendienst. In: Krankendienst. Zeitschrift für katholische Krankenhäuser u. Pflegekräfte, Jg. 24, H. 9, 225 – 230.

SCHWESTER CLOTHILDE, Vinzentinerin (1952): Stellung und Aufgaben der katholischen Krankenschwester. In: Das Krankenhaus, Jg. 44, H. 10, 282 – 283.

STATISTISCHES BUNDESAMT WIESBADEN (Hg.) (1972): Fachserie A Bevölkerung und Kultur. Reihe 7 Gesundheitswesen 1970. Stuttgart/Mainz.

TIDSKRIFT FÖR SVERIGES SJUKSKÖTERSKOR, 1946 – 1967.

WEBER, Karl Friedrich (1957): Mutterhausdiakonie. Die Grundordnungen der zur Kaiserswerther Generalkonferenz verbundenen Mutterhäuser in der am 10.11.1953 verabschiedeten Fassung, ausgelegt für Diakonissen. Hannover.

Literatur

ABBOTT, Andrew (1988): The System of Profession. An Essay on the Division of Expert Labour. Chicago/London.

ANDERSSON, Åsa (1997): Livsideal och yrkesetik. Om kalltankens betydelse i det kvinnliga vårdarbetets idéhistoria. In: Svensk medicinhistorisk tidskrift, H. 1, 53 – 71.

ARMSTRONG, David (1995): The rise of surveillance medicine. In: Sociology of Health and Illness, Jg. 17, 393 – 404.

ATZL, Isabel/Volker Hess/Thomas Schnalke (Hg.) (2005): Zeitzeugen Charité. Arbeitswelten der Psychiatrischen und Nervenklinik 1940 – 1999. Münster.

AUMÜLLER, Gerhard/Kornelia Grundmann/Christina Vanja (Hg.) (2007): Der Dienst am Kranken. Krankenversorgung zwischen Caritas, Medizin und Ökonomie vom Mittelalter bis zur Neuzeit. Geschichte und Entwicklung der Krankenversorgung im sozio-ökonomischen Wandel. Marburg.

BARTHOLOMEYCZIK, Sabine (2010): Professionelle Pflege heute. Einige Thesen. In: Kreutzer (2010 a), 133–154.

BECK-GERNSHEIM, Elisabeth (1983): Vom »Dasein für andere« zum Anspruch auf ein Stück »eigenes Leben«. Individualisierungsprozesse im weiblichen Lebenszusammenhang. In: Soziale Welt, Jg. 34, 307–340.

BENAD, Matthias (1997): »Und wenn du dich gleich mit Lauge wüschest...« Rein werden zum seligen Sterben im frühen Bethel. In: Wege zum Menschen. Monatsschrift für Seelsorge und Beratung, heilendes und soziales Handeln, Jg. 49, 78–89.

DERS. (2002): »Komme ich um, so komme ich um [...]«. Sterbelust und Arbeitslast in der Betheler Diakonissenfrömmigkeit. In: Jahrbuch für Westfälische Kirchengeschichte, Jg. 97, 195–213.

BENNER, Patricia/Judith Wrubel (1997): Pflege, Streß und Bewältigung. Gelebte Erfahrung von Gesundheit und Krankheit. Bern u. a.

BENZENHÖFER, Udo (1999): Der gute Tod? Euthanasie und Sterbehilfe in Geschichte und Gegenwart. München.

BERNHARD, Patrick (2005): Zivildienst zwischen Reform und Revolte. Eine bundesdeutsche Institution im gesellschaftlichen Wandel 1961–1982. München.

DERS. (2006): »Zivis« in der Pflege. Zur Geschichte einer besonderen Mitarbeitergruppe im bundesdeutschen Sozialsystem, 1961–1990. In: Braunschweig (2006), 141–151.

BIOS. Zeitschrift für Biographieforschung, Oral History und Lebensverlaufsanalysen (erscheint seit 1988).

BISCHOFF, Claudia (1997): Frauen in der Krankenpflege. Zur Entwicklung von Frauenrolle und Frauenberufstätigkeit im 19. und 20. Jahrhundert. 3. Aufl. Frankfurt a. M./New York.

BISCHOFF-WANNER, Claudia (2011): Pflege im historischen Vergleich. In: Schaeffer, Doris/Klaus Wingenfeld (Hg.): Handbuch Pflegewissenschaft. Weinheim/München, 19–36.

BLEKER, Johanna/Heinz-Peter Schmiedebach (Hg.) (1987): Medizin und Krieg. Das Dilemma der Heilberufe 1965 bis 1985. Frankfurt a. M.

BÖSCH, Frank/Lucian Hölscher (Hg.) (2009): Kirchen – Medien – Öffentlichkeit. Transformationen kirchlicher Selbst- und Fremddeutungen seit 1945. Göttingen.

BOHM, Eva (1972): Okänd, godkänd, legitimerad. Svensk sjuksköterskeförenings första femtio år. Stockholm.

BOLLINGER, Heinrich/Anke Gerlach/Annette Grewe (2006): Die Professionalisierung der Pflege zwischen Traum und Wirklichkeit. In: Pundt (2006), 76–92.

BORCHERS, Christiane (2001): Die Diakonissenschaft Sareptas. Eine statistische Untersuchung zu den Probeschwestern, Hilfsschwestern und eingesegneten Schwestern der Westfälischen Diakonissenanstalt Sarepta in Bethel/Bielefeld. In: Benad, Matthias (Hg.): Bethels Mission. Zwischen Epileptischenpflege und Heidenbekehrung. Beiträge zur Geschichte der v. Bodelschwinghschen Anstalten Bethel. Bielefeld, 75–118.

BOSCHMA, Geertje (1996): Agnes Karll and the creation of an independent German nursing association, 1900–1927. In: Nursing History Review, Jg. 4, 151–168.

DIES. (2008 a): Writing International Nursing History. What Does it Mean?, In: Nursing History Review, Jg. 16, 9–11.

DIES. u. a. (2008 b): Oral history research. In: Lewenson, Sandra B./Eleanor Krohn

Herrmann (Hg.): Capturing nursing history. A guide to historical methods in research. New York, 79–98.

BRAUNSCHWEIG, Sabine (Hg.) (2006): Pflege – Räume, Macht und Alltag. Beiträge zur Geschichte der Pflege. Zürich.

DIES. (2013): Zwischen Aufsicht und Betreuung. Berufsbildung und Arbeitsalltag der Psychiatriepflege am Beispiel der Basler Heil- und Pflegeanstalt Friedmatt, 1886–1960. Zürich.

BREIDING, Birgit (1998): Die Braunen Schwestern. Ideologie – Struktur – Funktion einer nationalsozialistischen Elite. Stuttgart.

BUDDE, Gunilla/Sebastian Conrad/Oliver Janz (2006): Vorwort. In: Dies. (Hg.): Transnationale Geschichte. Themen, Tendenzen und Theorien. Göttingen.

BÜTTNER, Annett (2013): Die konfessionelle Kriegskrankenpflege im 19. Jahrhundert. Stuttgart.

BUHLER-WILKERSON, Karen (2001): No Place Like Home. A History of Nursing and Home Care in The United States. Baltimore/London.

CHRISTIANSSON, Elisabeth (2006): Kyrklig och social reform. Motiveringar till diakoni 1845–1965. Skellefteå.

CLARK, David (2005): A Bit of Heaven for the Few. An oral history of the modern hospice movement in the United Kingdom. Lancaster.

COLLINS, Randall (1995): German-Bashing and the Theory of Democratic Modernization. In: Zeitschrift für Soziologie, Jg. 23, H. 1, 3–21.

CORDES, Martin/Rolf Hüper/Siegrid Lorberg (Hg.) (1995): Diakonie und Diakonisse. Beiträge zur Rolle der Frauen in kirchlicher sozialer Arbeit von Ingrid Lukatis, Marikje Smid und Christiane Stichternath. Hannover.

CZARNOWSKI, Gabriele (1991): Das kontrollierte Paar. Ehe- und Sexualpolitik im Nationalsozialismus. Weinheim.

DAHEIM, Hansjürgen (1992): Zum Stand der Professionssoziologie. Rekonstruktion machttheoretischer Modelle der Professionen. In: Dewe, Bernd/Wilfried Ferchoff/Frank-Olaf Radke (Hg.): Erziehen als Profession? Zur Logik professionellen Handelns in pädagogischen Feldern. Opladen, 21–35.

DAMBERG, Wilhelm (1997): Abschied vom Milieu. Katholizismus im Bistum Münster und in den Niederlanden 1945–1980. Paderborn u. a.

DANIEL, Ute (2001): Kompendium Kulturgeschichte. Theorien, Praxis, Schlüsselwörter. Frankfurt a. M.

D'ANTONIO, Patricia/Julie A. Fairman/Jean C. Whelan (Hg.) (2013): Routledge handbook on the global history of nursing. London/New York.

DEGELE, Nina/Christian Dries (2005): Modernisierungstheorie. Eine Einführung. München.

DEJUNG, Christof (2008): Oral History und kollektives Gedächtnis. Für eine sozialhistorische Erweiterung der Erinnerungsgeschichte. In: Geschichte und Gesellschaft, Jg. 34, H. 1, 96–115.

DEWE, Bernd (2006): Professionsverständnisse. Eine berufssoziologische Betrachtung. In: Pundt (2006), 23–35.

DÖRING, Joachim (o. D.): Pionier des Krankenhausmanagements. Pastor Wolfgang Helbig wird 75 Jahre alt. http://www.kliniken.de/websuche/kliniken.htm?cc=1&URL=http:%2F%2Fwww.henriettenstiftung.de%2Fnews%2Fdetail.php%3Farchiv=1%26news-

nr=124 %26berichtnr=51&q=joachim&wm=wrd (zuletzt aufgerufen am 10.10. 2013).

DOERING-MANTEUFFEL, Anselm/Lutz Raphael (2008): Nach dem Boom. Perspektiven auf die Zeitgeschichte seit 1970. Göttingen.

DOMMANN, Monika (2003): Durchsicht, Einsicht, Vorsicht. Eine Geschichte der Röntgenstrahlen 1896–1963. Zürich.

DREßKE, Stefan/Gerd Göckenjan (2007): Kasseler Diakonissen. Soziale Arbeit und Krankenpflege in der 2. Hälfte des 20. Jahrhunderts. In: Krauß, Jürgen E./Michael Möller/Richard Münchmeier (Hg.): Soziale Arbeit zwischen Ökonomisierung und Selbstbestimmung. Kassel, 637–678.

DROSS, Fritz (2008): »Der Kampfplatz der Liebe«. Das Fronberg-Krankenhaus der Kaiserswerther Diakonie. In: Medizinhistorisches Journal, Jg. 43, 149–182.

DUDEN, Barbara (2004): Frauen-›Körper‹. Erfahrung und Diskurs (1970–2004). In: Becker, Ruth/Beate Kortendiek (Hg.): Handbuch Frauen- und Geschlechterforschung. Theorie, Methoden, Empirie. Wiesbaden, 505–518.

DIES./Beate Zimmermann (2002): Aspekte des Wandels des Verständnisses von Gesundheit/Krankheit/Behinderung als Folge der modernen Medizin. Gutachten für die Enquete-Kommission »Recht und Ethik der modernen Medizin«. Berlin, http://webarchiv.bundestag.de/archive/2007/0206/parlament/gremien/kommissionen/archiv14/medi/medi_gut_dud.pdf (zuletzt aufgerufen am 10.10.2013).

ECKART, Christel (2000): Fürsorge – Anerkennung – Arbeit. Einleitung. In: Feministische Studien, Jg. 18, Sonderheft, 3–8.

ECKART, Wolfgang U. (2005): Geschichte der Medizin. Heidelberg.

EISENSTADT, Shmuel N. (2000): Die Vielfalt der Moderne. Weilerswist.

ELIAS, Norbert (1990): Über die Einsamkeit der Sterbenden in unseren Tagen. Frankfurt a. M.

ELSTER, Ruth (2000): Der Agnes Karll-Verband und sein Einfluß auf die Entwicklung der Krankenpflege in Deutschland. Ein Beitrag zur Geschichte der Pflegeberufe und eines Berufsverbandes. Hg. vom Deutschen Berufsverband für Pflegeberufe. Frankfurt a. M.

EMANUELSSON, Agneta (1990): Pionjärer i vitt. Professionella och fackliga strategier bland svenska sjuksköterskor och sjukvårdsbiträden, 1851–1939. Uppsala.

FAIRMAN, Julie/Joan Lynaugh (1998): Critical Care Nursing. A History. Philadelphia.

FISCH, Stefan/Wilfried Rudloff (Hg.) (2004): Experten und Politik. Berlin.

FOTH, Thomas (2013): Caring and Killing. Nursing and Psychiatric Practice in Germany, 1931–1943. Göttingen.

FRESE, Matthias/Julia Paulus/Karl Teppe (Hg.) (2003): Demokratisierung und gesellschaftlicher Aufbruch. Die sechziger Jahre als Wendezeit der Bundesrepublik. Paderborn u. a.

FREYTAG, Günther (1998): Unterwegs zur Eigenständigkeit. Von den »freien Hilfen« zur »Diakonischen Schwesternschaft«, Gemeinschaft evangelischer Frauen und Männer im Kaiserswerther Verband deutscher Diakonissenmutterhäuser e. V. Gütersloh.

FRIEDRICH, Norbert (2005): »Man wusste immer erst was, wenn man gerufen wurde«. Die Institution als Schicksal. In: Gause/Lissner (2005), 275–287.

DERS. (2006): Überforderte Engel. Diakonissen als Gemeindeschwestern im 19. und 20. Jahrhundert. In: Braunschweig (2006), 85–94.

FUNKE, Birgit (2003): Gehorsam als ›diakonische Gesinnung‹? Kaiserswerther Schwestern erzählten von ihrer Probezeit. In: Fuhrmann, Siri/Erich Geldbach/Irmgard Pahl (Hg.): Soziale Rollen von Frauen in Religionsgemeinschaften. Münster, 105 – 118.

GAIDA, Ulrike (2011): Bildungskonzepte der Krankenpflege in der Weimarer Republik. Die Schwesternschaft des Evangelischen Diakonievereins e.V. Berlin-Zehlendorf. Stuttgart.

GASSERT, Philipp (2010): Forschungsbericht: Das kurze »1968« zwischen Geschichtswissenschaft und Erinnerungskultur. Neuere Forschungen zur Protestgeschichte der 1960er-Jahre. http://hsozkult.geschichte.hu-berlin.de/forum/2010 – 04 – 001 (zuletzt aufgerufen am 28. 10. 2013).

GATZ, Erwin (1971): Kirche und Krankenpflege im 19. Jahrhundert. München.

GAUSE, Ute (2005): Frömmigkeit und Glaubenspraxis. In: Dies./Lissner (2005), 145 – 173.

DIES./Cordula Lissner (Hg.) (2005): Kosmos Diakonissenmutterhaus. Geschichte und Gedächtnis einer protestantischen Frauengemeinschaft. Leipzig.

GEERTZ, Clifford (1987): Dichte Beschreibung. Beiträge zum Verstehen kultureller Systeme. Frankfurt a. M.

GÖCKENJAN, Gerd/Stefan Dreßke (2005): Seelsorge im Krankenhaus. Zeit haben von Berufs wegen. In: Bollinger, Heinrich/Anke Gerlach/Michaela Pfadenhauer (Hg.): Gesundheitsberufe im Wandel. Soziologische Beobachtungen und Interpretationen. Frankfurt a. M., 239 – 262.

GRÄSER, Marcus (2009): Wohlfahrtsgesellschaft und Wohlfahrtsstaat. Bürgerliche Sozialreform und Welfare State Building in den USA und in Deutschland 1880 – 1940. Göttingen.

GROTE, Christof (1995): Ortsgemeinden und Diakoniestationen. Überlegungen zur diakonischen Gemeinde anhand der Arbeit der Diakoniestationen. Bielefeld.

GRUNDHEWER, Herbert (1987 a): Die Kriegskrankenpflege und das Bild der Krankenschwester im 19. und frühen 20. Jahrhundert. In: Bleker/Schmiedebach (1987), 135 – 152.

DERS. (1987 b): Von der freiwilligen Kriegskrankenpflege bis zur Einbindung des Roten Kreuzes in das Heeressanitätswesen. In: Bleker/Schmiedebach (1987), 29 – 44 .

HACKMANN, Mathilde (2009): »Also früher war man als Schwester selbständig ...« Veränderungen in der westdeutschen Gemeindekrankenpflege von 1950 bis in die 1980er Jahre. In: Thiekötter u. a. (2009), 191 – 207.

HÄHNER-ROMBACH, Sylvelyn (Hg.) (2008): Quellen zur Geschichte der Krankenpflege. Mit Einführungen und Kommentaren. Frankfurt a. M.

DIES. (Hg.) (2009): Alltag in der Krankenpflege. Geschichte und Gegenwart/Everyday Nursing Life. Past and Present. Stuttgart.

DIES. (2012): Probleme der Verberuflichung der Krankenpflege im Deutschen Reich Ende des 19. Jahrhunderts, Anfang des 20. Jahrhunderts im Vergleich mit den Vereinigten Staaten. Ein Diskussionsbeitrag. In: Medizinhistorisches Journal, Jg. 27, 129 – 159.

HARDY, Anne/Elizabeth M. Tansey (2006): Medical enterprise and global response, 1945 – 2000. In: Bynum, William F. u. a. (Hg.): The Western Medical Tradition 1800 to 2000. Cambridge, 405 – 533.

HARTMANN, Heinz (1972): Arbeit, Beruf, Profession. In: Luckmann, Thomas/Walter Michael Sprondel (Hg.): Berufssoziologie. Köln, 36 – 52.

HAUPT, Heinz-Gerhard (2006): Historische Komparatistik in der internationalen Geschichtsschreibung. In: Budde, Gunilla/Sebastian Conrad/Oliver Janz (Hg.): Transnationale Geschichte. Themen, Tendenzen und Theorien. Göttingen, 137 – 149.

DERS./Jürgen Kocka (1996): Historischer Vergleich. Methoden, Aufgaben, Probleme. Eine Einleitung. In: Dies. (Hg.): Geschichte und Vergleich. Ansätze und Ergebnisse international vergleichender Geschichtsschreibung. Frankfurt a. M./New York, 9–45.

HEINEMANN, Elizabeth (1999): What Difference Does a Husband Make? Women and Marital Status in Nazi and Postwar Germany. Berkeley.

HELBIG, Wolfgang (Hg.) (1985): … neue Wege, alte Ziele. 125 Jahre Henriettenstiftung in Hannover. Hannover.

DERS. (2002): Profil zeigen – Herausforderungen meistern. In: Schmuhl (2002), 255–290.

HELLER, Andreas (Hg.) (1994): Kultur des Sterbens. Bedingungen für das Lebensende gestalten. Freiburg i. Br.

DERS. (1996): »Da ist die Schwester nicht weggegangen von dem Bett …« Berufsgeschichtliche Aspekte der Pflege von Sterbenden im Krankenhaus in der ersten Hälfte des 20. Jahrhunderts. In: Seidl/Steppe (1996), 192–211.

HELSPER, Werner (2002): Lehrerprofessionalität als antinomische Handlungsstruktur. In: Kraul, Margret/Winfried Marotzki/Cornelia Schweppe (Hg.): Biographie und Profession. Bad Heilbrunn, 64–102.

HERBERT, Ulrich (Hg.) (2002): Wandlungsprozesse in Westdeutschland. Belastung, Integration, Liberalisierung, 1945–1980. Göttingen.

HERMLE, Siegfried/Claudia Lepp/Harry Oelke (2007): Umbrüche. Der deutsche Protestantismus und die sozialen Bewegungen in den 1960er und 70er Jahren. Göttingen.

HERZOG, Dagmar (2006): The Death of God in West Germany. Between Secularization, Postfascism and the Rise of Liberation Theology. In: Geyer, Michael/Lucian Hölscher (Hg.): Die Gegenwart Gottes in der modernen Gesellschaft. Transzendenz und Religiöse Vergemeinschaftung in Deutschland. Göttingen, 431–466.

HESSE, Hans Albrecht (1972): Berufe im Wandel. Ein Beitrag zur Soziologie des Berufs, der Berufspolitik und des Berufsrechts. Stuttgart.

HEY, Bernd (Hg.) (2001): Kirche, Staat und Gesellschaft nach 1945. Konfessionelle Prägungen und sozialer Wandel. Bielefeld.

HOCKERTS, Hans Günther (Hg.) (1998): Drei Wege deutscher Sozialstaatlichkeit. NS-Diktatur, Bundesrepublik und DDR. München.

HODENBERG, Christina von/Detlef Siegfried (Hg.) (2006): Wo »1968« liegt. Reform und Revolte in der Geschichte der Bundesrepublik. Göttingen.

HÖLSCHER, Lucian (2005): Geschichte der protestantischen Frömmigkeit in Deutschland. München.

HOLMDAHL, Barbro (1994): Sjuksköterskans historia. Från siukwakterska till omvårdnadsdoktor. Stockholm.

HÜLSKEN-GIESLER, Manfred (2010): Modernisierungsparadoxien der beruflichen Pflege im 21. Jahrhundert. In: Kreutzer (2010 a), 155–174.

HUERKAMP, Claudia (1985): Der Aufstieg der Ärzte im 19. Jahrhundert. Vom gelehrten Stand zum professionellen Experten: Das Beispiel Preußen. Göttingen.

HÜWELMEIER, Gertrud (2004): Närrinnen Gottes. Lebenswelten von Ordensfrauen. Münster u. a.

HUMMEL, Eva-Cornelia (1986): Krankenpflege im Umbruch (1876–1914). Ein Beitrag zum Problem der Berufsfindung »Krankenpflege«. Freiburg i. Br.

IVERSON, Yngve (1988): Tro verksamhet i kärlek. En bok om Ersta. Stockholm.

JARAUSCH, Konrad H. (Hg.) (2008): Das Ende der Zuversicht? Die siebziger Jahre als Geschichte. Göttingen.

JORDAN, Isabella (2007): Hospizbewegung in Deutschland und den Niederlanden. Palliativversorgung und Selbstbestimmung am Lebensende. Frankfurt a. M./New York.

JUREIT, Ulrike (1999): Erinnerungsmuster. Zur Methodik lebensgeschichtlicher Interviews mit Überlebenden der Konzentrations- und Vernichtungslager. Hamburg.

KAELBLE, Hartmut (1998): Gesellschaften im Vergleich. Forschungen aus Sozial- und Geschichtswissenschaften. Frankfurt a. M.

DERS. (1999): Der historische Vergleich. Eine Einführung zum 19. und 20. Jahrhundert. Frankfurt a. M./New York.

DERS./Jürgen Schriewer (Hg.) (2003): Vergleich und Transfer. Komparatistik in den Sozial-, Geschichts- und Kulturwissenschaften. Frankfurt a. M./New York.

KÄLBLE, Karl (2006): Gesundheitsberufe unter Modernisierungsdruck. Akademisierung, Professionalisierung und neue Entwicklungen durch Studienreform und Bologna-Prozess. In: Pundt (2006), 213–233.

KÄPPELI, Silvia (2004): Vom Glaubenswerk zur Pflegewissenschaft. Geschichte des Mit-Leidens in der christlichen, jüdischen und freiberuflichen Krankenpflege. Bern u. a.

KAMINSKY, Uwe (1995): Zwangssterilisation und ›Euthanasie‹ im Rheinland. Evangelische Erziehungsanstalten sowie Heil- und Pflegeanstalten 1933 bis 1945. Köln.

DERS. (2002): Dienen unter Zwang. Studien zu ausländischen Arbeitskräften in Evangelischer Kirche und Diakonie im Rheinland während des Zweiten Weltkriegs. 2. Auflage, Bonn.

DERS./Andreas Henkelmann (2011): Die Beratungsarbeit als Beispiel für die Transformation von Diakonie und Caritas. In: Damberg, Wilhelm (Hg.): Soziale Strukturen und Semantiken des Religiösen im Wandel. Transformationen in der Bundesrepublik Deutschland 1949–1989. Essen, 89–104.

KATSCHER, Liselotte (1997): Krankenpflege 1945–1965. Einige ihrer damaligen Probleme, dargestellt an der überverbandlichen Zusammenarbeit jener Zeit insbesondere der Arbeitsgemeinschaft Deutscher Schwesternverbände (ADS). Reutlingen.

KEVLES, Bettyann Holtzmann (1996): Naked to the Bone. Medical Imaging in the Twentieth Century. New Brunswick/New Jersey.

KLEIN, Walter (2002): »Sie sehen mir alle mit freundlichen Gesichtern entgegen«. Die Beziehung zwischen Patienten und Krankenschwestern im Saarbrücker Bürgerhospital in der Mitte des 19. Jahrhunderts. In: Medizin, Gesellschaft und Geschichte, Jg. 21, 63–90.

KÖSER, Silke (2006): Denn eine Diakonisse darf kein Alltagsmensch sein. Kollektive Identität Kaiserswerther Diakonissen 1836–1914. Leipzig.

KÖSTERS, Christoph u. a. (2009): Was kommt nach dem katholischen Milieu? Forschungsbericht zur Geschichte des Katholizismus in Deutschland in der zweiten Hälfte des 20. Jahrhunderts. In: Archiv für Sozialgeschichte, Jg. 49, 485–526.

KOIVUNEN BYLUND, Tuulikki (1994): Frukta icke, allenast tro. Ebba Boström och Samariterhemmet 1882–1902. Stockholm.

KOLBE, Wiebke (2002): Elternschaft im Wohlfahrtsstaat. Schweden und die Bundesrepublik im Vergleich 1945–2000. Frankfurt a. M./New York.

KONRAD, Michael (1985): Bändigen, pflegen, therapieren. Die psychiatrische Krankenpflege seit 1945 anhand berufsbiographischer Interviews. Frankfurt a. M. u. a.

KOZON, Vlastimil/Elisabeth Seidl/Ilsemarie Walter (Hg.) (2011): Geschichte der Pflege. Der Blick über die Grenze. Wien.

KRAMPE, Eva-Maria (2009): Emanzipation durch Professionalisierung? Akademisierung des Frauenberufs Pflege in den 1990er Jahren. Erwartungen und Folgen. Frankfurt a. M.

KREUTZER, Susanne (2005): Vom »Liebesdienst« zum modernen Frauenberuf. Die Reform der Krankenpflege nach 1945. Frankfurt a. M./New York.

DIES. (2006): Hierarchien in der Pflege. Zum Verhältnis von Eigenständigkeit und Unterordnung im westdeutschen Pflegealltag. In: Braunschweig (2006), 203–211.

DIES. (2008): Fürsorglich-Sein. Zur Praxis evangelischer Gemeindepflege nach 1945. In: L'Homme (2008), 61–79.

DIES. (2009): Freude und Last zugleich. Zur Arbeits- und Lebenswelt evangelischer Gemeindeschwestern in Westdeutschland. In: Hähner-Rombach (2009), 81–99.

DIES. (Hg.) (2010 a): Transformationen pflegerischen Handelns. Institutionelle Kontext und soziale Praxis vom 19. bis 21. Jahrhundert. Göttingen.

DIES. (2010 b): Arbeit mit Quellenvielfalt. Zu den Chancen einer Verknüpfung von mündlichen und schriftlichen Quellen am Beispiel von Diakonissenbiographien. In: Soeffner, Hans-Georg (Hg.): Unsichere Zeiten. Herausforderungen gesellschaftlicher Transformationen. Verhandlungen des 34. Kongresses der Deutschen Gesellschaft für Soziologie in Jena. Wiesbaden (CD-Rom).

DIES. (2010 c): Nursing Body and Soul in the Parish. Lutheran Deaconess Motherhouses in Germany and the United States. In: Nursing History Review, Jg. 18, 134–150.

DIES. (2011): Glaube als biographischer Rückhalt im Umgang mit Krankheit und Sterben. In: Remmers, Hartmut (Hg.): Pflegewissenschaft im interdisziplinären Dialog. Eine Forschungsbilanz. Göttingen, 239–257.

DIES. (2012): Rationalisierung evangelischer Krankenpflege. Westdeutsche und US-amerikanische Diakonissenmutterhäuser im Vergleich, 1945–1970. In: Medizinhistorisches Journal, Jg. 47, H. 2 u. 3, 221–243.

DIES. (2013 a): »Hollywood Nurses« in West Germany. Biographies, Self-Images, and Experiences of Academically Trained Nurses after 1945. In: Nursing History Review, Jg. 21, 33–54.

DIES. (2013 b): Conflicting Christian and scientific nursing concepts in West Germany, 1945–1970. In: D'Antonio/Fairman/Whelan (2013), 151–164.

DIES./Karen Nolte (2010): Seelsorgerin »im Kleinen«. Krankenseelsorge durch Diakonissen im 19. und 20. Jahrhundert. In: Zeitschrift für medizinische Ethik, Jg. 56, H. 1, 45–56.

KRUKEMEYER, Hartmut (1988): Entwicklung des Krankenhauswesens und seiner Strukturen in der Bundesrepublik Deutschland. Analyse und Bewertung unter Berücksichtigung der gesamtwirtschaftlichen Rahmenbedingungen und der gesundheitlichen Interventionen. Bremen.

KRUSE, Anna-Paula (1995): Krankenpflegeausbildung seit Mitte des 19. Jahrhunderts. Stuttgart u. a.

DIES. (2008): Der Anfang nach dem Ende. Krankenpflegealltag in den Nachkriegsjahren. Berlin.

KÜBLER-ROSS, Elisabeth (1992): Interviews mit Sterbenden. Stuttgart.

KUHLEMANN, Frank-Michael/Hans-Walter Schmuhl (Hg.) (2003): Beruf und Religion im 19. und 20. Jahrhundert. Stuttgart.

KUMBRUCK, Christel/Eva Senghaas-Knobloch (2006): Das Ethos fürsorglicher Praxis im Wandel. Befunde einer empirischen Studie (artec-paper Nr. 137). Bremen.

KURY, Patrick (2012): Der überforderte Mensch. Eine Wissensgeschichte vom Stress zum Burnout. Frankfurt a. M.

LABISCH, Alfons/Reinhard Spree (Hg.) (1996): »Einem jeden Kranken im Hospitale sein eigenes Bett.« Zur Sozialgeschichte des Allgemeinen Krankenhauses in Deutschland im 19. Jahrhundert. Frankfurt a. M.

DIES. (Hg.) (2001): Krankenhaus-Report 19. Jahrhundert. Krankenhausträger, Krankenhausfinanzierung, Krankenhauspatienten. Frankfurt a. M.

LAUTERER, Heide-Marie (1994): Liebestätigkeit für die Volksgemeinschaft. Der Kaiserswerther Verband deutscher Diakonissenmutterhäuser in den ersten Jahren des NS-Regimes. Göttingen.

LEHMANN, Albrecht (2007): Reden über Erfahrung. Kulturwissenschaftliche Bewusstseinsanalyse des Erzählens. Berlin.

LEININGER, Madeleine M. (1998): Kulturelle Dimensionen menschlicher Pflege. Freiburg i. Br.

L'HOMME (2008) Europäische Zeitschrift für Feministische Geschichtswissenschaft, Jg. 19, H. 1: Sich Sorgen – Care. Hg. von Ute Gerhard und Karin Hausen.

LINDNER, Ulrike (2004): Gesundheitspolitik in der Nachkriegszeit. Großbritannien und die Bundesrepublik Deutschland im Vergleich. München.

LISSNER, Cordula (2005): Konstellationen in einem Frauenkosmos. In: Journal Netzwerk Frauenforschung NRW, H. 18, 39 – 44.

DIES. (2010): »Alles können wir Ihnen natürlich nicht erzählen«. Oral History als Forschungsmethode in der Diakoniegeschichte. In: Kaiser, Jochen-Christoph/Rajah Scheepers (Hg.): Dienerinnen des Herrn. Beiträge zur weiblichen Diakonie im 19. und 20. Jahrhundert. Leipzig, 83 – 101.

LÜDTKE, Alf (1991): Einleitung. Herrschaft als soziale Praxis. In: Ders. (Hg.): Herrschaft als soziale Praxis. Historische und sozial-anthropologische Studien. Göttingen, 10 – 63.

MANN WALL, Barbra (2005): Unlikely Entrepreneurs. Catholic Sisters and the Hospital Marketplace, 1865 – 1925. Columbus.

DIES. (2011): American Catholic Hospitals. A Century of Changing Markets and Missions. New Brunswick/London.

MANOW, Philip (2008): Religion und Sozialstaat. Die konfessionellen Grundlagen europäischer Wohlfahrtsregime. Frankfurt a. M./New York.

MCFARLAND-ICKE, Bronwyn Rebekah (1999): Nurses in Nazi Germany. Moral Choice in History. Princeton.

MEHL, Christoph (1994): Das Stephanstift 1924 bis 1946. In: Festschrift zum 125. Jahresfest des Stephanstiftes, hg. vom Stephanstift. Hannover, 39 – 103.

MEIWES, Relinde (2000): »Arbeiterinnen des Herrn«. Katholische Frauenkongregationen im 19. Jahrhundert. Frankfurt a. M./New York.

MERGEL, Thomas (1997): Geht es weiterhin voran? Die Modernisierungstheorie auf dem Weg zu einer Theorie der Moderne. In: Mergel, Thomas/Thomas Welskopp (Hg.): Geschichte zwischen Kultur und Gesellschaft. München, 203 – 232.

METZLER, Gabriele (2004): Demokratisierung durch Experten? Aspekte politischer Planung in der Bundesrepublik. In: Haupt, Heinz-Gerhard/Jörg Requate (Hg.): Aufbruch in die Zukunft. Die 1960er Jahre zwischen Planungseuphorie und kulturellem Wandel. DDR, CSSR und Bundesrepublik Deutschland im Vergleich. Weilerswist, 267–287.

MEYER, Sibylle/Eva Schulze (1984): Wie wir das alles geschafft haben. Alleinstehende Frauen berichten über ihr Leben nach 1945. München.

MÜNCH, Richard (2002): Soziologische Theorie. Bd. 1: Grundlegung durch die Klassiker. Frankfurt a. M./New York.

MURKEN, Axel Hinrich (1979): Die bauliche Entwicklung des deutschen Allgemeinen Krankenhauses im 19. Jahrhundert. Göttingen.

MYERS-SHIRK, Susan E. (2009): Helping the Good Shepherd. Pastoral Counselors in a Psychotherapeutic Culture, 1925–1975. Baltimore.

NACHTMANN, Walter (1996): 100 Jahre ÖTV – Geschichte. Die Geschichte einer Gewerkschaft und ihrer Vorläuferorganisationen. Hg. von der Gewerkschaft ÖTV, Hauptvorstand. Frankfurt a. M.

NEFF, Anette (Hg.) (2004): Oral History und Landeskirchengeschichte. Religiosität und kirchliches Handeln zwischen Institution und Biographie. Darmstadt.

NELSON, Sioban (2001): Say Little, Do Much. Nursing, Nuns, and Hospitals in the Nineteenth Century. Philadelphia.

NICKLASSON, Stina (1995): Sophiasystern som blev politiker. Bertha Wellin. Pionjär för moderat politik. Stockholm.

NIEHUSS, Merith (2001): Familie, Frau und Gesellschaft. Studien zur Strukturgeschichte der Familie in Westdeutschland 1945–1960. Göttingen.

NIETHAMMER, Lutz (Hg.) (1980): Lebenserfahrung und kollektives Gedächtnis. Die Praxis der »Oral History«. Frankfurt a. M.

DERS. (Hg.) (1983 a): »Die Jahre weiß man nicht, wo man die heute hinsetzen soll.« Faschismus-Erfahrungen im Ruhrgebiet. Berlin/Bonn.

DERS. (Hg.) (1983 b):): »Hinterher weiß man, daß es richtig war, dass es schief gegangen ist.« Nachkriegserfahrungen im Ruhrgebiet. Berlin/Bonn.

DERS. (1985): Fragen – Antworten – Fragen. Methodische Erfahrungen und Erwägungen zur Oral History. In: Ders./Alexander von Plato (1985), 392–445.

DERS.,/Alexander von Plato (Hg.) (1985): »Wir kriegen jetzt andere Zeiten.« Auf der Suche nach der Erfahrung des Volkes in nachfaschistischen Ländern. Berlin/Bonn.

NOLTE, Karen (2006): Vom Umgang mit Tod und Sterben in der klinischen und häuslichen Krankenpflege des 19. Jahrhunderts. In: Braunschweig (2006), 165–174.

DIES. (2008): »Telling the Painful Truth«. Nurses and Physicians in the Nineteenth Century. In: Nursing History Review, Jg. 16, 115–134.

DIES. (2009): Pflege von Leib und Seele. Krankenpflege in Armutsvierteln des 19. Jahrhunderts. In: Hähner-Rombach (2009), 23–45.

DIES. (2010): Pflege von Sterbenden im 19. Jahrhundert. Eine ethikgeschichtliche Annäherung. In: Kreutzer (2010 a), 87–107.

DIES. (2012): Einführung: Pflegegeschichte – Fragestellungen und Perspektiven. In: Medizinhistorisches Journal, Jg. 46, H. 2 u. 3, 115–128.

DIES. (2013): Protestant nursing care in Germany in the 19th century. In: D'Antonio/Fairman/Whelan (2013), 167–182.

NÜTZENADEL, Alexander (2005): Stunde der Ökonomen. Wissenschaft, Politik und Expertenkultur in der Bundesrepublik 1949–1974. Göttingen.

OERTZEN, Christine von (2001): Fräulein auf Lebenszeit? Gesellschaft, Berufung und Weiblichkeit im 20. Jahrhundert. In: WerkstattGeschichte, H. 27, 5–28.

OEVERMANN, Ulrich (1996): Theoretische Skizze einer revidierten Theorie professionellen Handelns. In: Combe, A./W. Helsper (Hg.): Pädagogische Professionalität. Untersuchungen zum Typus pädagogischen Handelns. Frankfurt a. M., 70–182.

ORAL HISTORY REVIEW. Zeitschrift der Oral History Association (erscheint seit 1973).

OSTNER, Ilona/Elisabeth Beck-Gernsheim (1979): Mitmenschlichkeit als Beruf. Eine Analyse des Alltags in der Krankenpflege. Frankfurt a. M.

OSTNER, Ilona/Almut Krutwa-Schott (1981): Krankenpflege – ein Frauenberuf? Bericht über eine empirische Untersuchung. Frankfurt a. M./New York.

OTTE, Hans (2002): Diakonie in der Nachkriegszeit. Der Aufbau des Evangelischen Hilfswerks. In: Grosse, Heinrich/Hans Otte/Joachim Perels (Hg.): Neubeginn nach der NS-Herrschaft? Die Hannoversche Landeskirche nach 1945. Hannover, 129–152.

DERS./Thomas Scharf-Wrede (Hg.) (2001): Caritas und Diakonie in der NS-Zeit. Beispiele aus Niedersachsen. Hildesheim/Zürich/New York.

PANKE-KOCHINKE, Birgit/Monika Schaidhammer-Placke (2002): Frontschwestern und Friedensengel. Kriegskrankenpflege im Ersten und Zweiten Weltkrieg. Frankfurt a. M.

PASTORALSOZIOLOGISCHES INSTITUT DER EVANGELISCHEN FACHHOCHSCHULE HANNOVER (Hg.) (2001): »Gesellschaft in die Kirche tragen« oder 30 Jahre Pastoralsoziologie in der hannoverschen Landeskirche. Hannover.

PAUL, Norbert (1998): Zwischen »christlichem Frauenamt« und professioneller Krankenversorgung. Zur Entstehung der institutionellen Krankenpflege am Beispiel der Diakonissenanstalt in Kaiserswerth. In: Medizinhistorisches Journal, Jg. 33, 153–167.

DERS./Thomas Schlich (Hg.) (1998): Medizingeschichte. Aufgaben, Probleme, Perspektiven. Frankfurt a. M./New York.

PLATO, Alexander von (2000): Zeitzeugen und die historische Zunft. Erinnerung, kommunikative Tradierung und kollektives Gedächtnis in der qualitativen Geschichtswissenschaft – ein Problemaufriss. In: BIOS. Zeitschrift für Biographieforschung und Oral History, Jg. 13, H. 1, 5–29.

PRACHT, Gerlind/Ullrich Bauer (2009): Burnout im Klinikalltag. Empirische Erkenntnisse zur Emotionsarbeit, Stressbelastung und Klientenaversion in der pflegerischen und ärztlichen Tätigkeit. In: Pflege & Gesellschaft, Jg. 14, H. 1, 67–85.

PRELINGER, Catherine M. (1987): Charity, Challenge, and Change. Religious Dimensions of the Mid-Nineteenth-Century Women's Movement in Germany. New York.

PUNDT, Johanne (Hg.) (2006): Professionalisierung im Gesundheitswesen. Positionen – Potenziale – Perspektiven. Bern.

RABE-KLEBERG, Ursula (1993): Verantwortlichkeit und Macht. Ein Beitrag zum Verhältnis von Geschlecht und Beruf angesichts der Krise traditioneller Frauenberufe. Bielefeld.

RAFFERTY, Anne Marie (2014): Tiptoeing Towards a History of Nursing in Europe. In: Nursing History Review, Jg. 22, 107–113.

RAPHAEL, Lutz (1996): Die Verwissenschaftlichung des Sozialen als methodische und konzeptionelle Herausforderung für eine Sozialgeschichte des 20. Jahrhunderts. In: Geschichte und Gesellschaft, Jg. 22, H. 2, 165–193.

DERS. (1998): Experten im Sozialstaat. In: Drei Wege deutscher Sozialstaatlichkeit. NS-Diktatur, Bundesrepublik und DDR im Vergleich. Hg. v. Hans Günter Hockerts. München, 231–258.

RECKEN, Heinrich (2006): Stand und Perspektiven der Historischen Pflegeforschung in Deutschland. In: Pflege & Gesellschaft, Jg. 11, H. 2, 124–133.

REESE, Dagmar u. a. (1993): Rationale Beziehungen? Geschlechterverhältnisse im Rationalisierungsprozess. Frankfurt a. M.

REMMERS, Hartmut (1999): Pflegewissenschaft und ihre Bezugswissenschaften. Fragen pflegewissenschaftlicher Zentrierung interdisziplinären Wissens. In: Pflege, Jg. 12, H. 12, 367–376.

DERS. (2000): Pflegerisches Handeln. Wissenschafts- und Ethikdiskurse zur Konturierung der Pflegewissenschaft. Bern u. a.

DERS. (2010): Transformationen pflegerischen Handelns. Entwurf einer theoretischen Erklärungsskizze. In: Kreutzer (2010 a), 33–64.

REULECKE, Jürgen/Elisabeth Müller-Luckner (Hg.) (2003): Generationalität und Lebensgeschichte im 20. Jahrhundert. München.

REVERBY, Susan M. (1987): Ordered to Care. The Dilemma of American Nursing, 1850–1945. Cambridge.

RIEMANN, Doris (2006): Die (un-)abhängige Frau an seiner Seite. Pfarrfrauen in der hannoverschen Landeskirche nach 1945. In: Jahrbuch der Gesellschaft für niedersächsische Kirchengeschichte, Jg. 104, 257–272.

DIES. (2014): »Ich dachte, ich bin ihresgleichen und dann war ich immer ganz jemand anderes«. Das Leben von Pfarrfrauen in der hannoverschen Landeskirche bis Anfang der 1970er Jahre im Licht sozialtechnischer Modernisierung. Åbo.

RIESENBERGER, Dieter (1996): Im Dienst des Krieges – im Dienst des Friedens. Zur Geschichte der Krankenschwestern vom Roten Kreuz 1864–1918. In: Eckart, Wolfgang U./Christoph Gradmann (Hg.): Die Medizin und der Erste Weltkrieg. Pfaffenweiler, 23–43.

RÖPER, Ursula/Carola Jüllig (Hg.) (1998): Die Macht der Nächstenliebe. Einhundertfünfzig Jahre Innere Mission und Diakonie 1848–1998. Berlin.

ROSENTHAL, Gabriele (1995): Erzählte und erlebte Lebensgeschichte. Gestalt und Struktur biographischer Selbstbeschreibungen. Frankfurt a. M.

DIES. (2002): Biographisch-narrative Gesprächsführung. Zu den Bedingungen heilsamen Erzählens im Forschungs- und Beratungskontext. In: Psychotherapie und Sozialwissenschaften. Zeitschrift für qualitative Forschung, Jg. 4, H. 3, 204–227.

ROTH, Sabina u. a. (2012): PflegeKrisen – Crises des soins. Schwerpunktheft der Zeitschrift: Traverse. Zeitschrift für Geschichte – Revue d'histoire, Bd. 2012, H. 2.

RÜBENSTAHL, Magdalene (1994): »Wilde Schwestern«. Krankenpflegereform um 1900. Frankfurt a. M.

SANDELOWSKI, Margarete (2000): Devices and Desires. Gender, Technology, and American Nursing. Chapel Hill.

SCHAEFFER, Doris (1994): Zur Professionalisierbarkeit von Public Health und Pflege. In: Schaeffer, Doris/Martin Moers/Rolf Rosenbrock (Hg.): Public Health und Pflege. Zwei neue gesundheitswissenschaftliche Disziplinen. Berlin, 103–126.

DIES. (2003): Professionalisierung der Pflege. In: Büssing, André/Jürgen Glaser (Hg.): Dienstleistungsqualität und Qualität des Arbeitslebens im Krankenhaus. Göttingen u. a., 227–243.

SCHANETZKY, Tim (2006): Die große Ernüchterung. Wirtschaftspolitik, Expertise und Gesellschaft in der Bundesrepublik 1966–1982. Berlin.

SCHAPER, Hans-Peter (1987): Krankenwartung und Krankenpflege. Tendenzen der Verberuflichung in der ersten Hälfte des 19. Jahrhunderts. Opladen.

SCHARFFENORTH, Gerta u. a. (1984): Schwestern. Leben und Arbeit Evangelischer Schwesternschaften. Absage an Vorurteile. Offenbach.

SCHILDT, Axel (1995): Freizeit, Massenmedien und »Zeitgeist« in der Bundesrepublik der 50er Jahre. Hamburg.

DERS./Detlef Siegfried/Karl Christian Lammers (Hg.) (2000): Dynamische Zeiten. Die 60er Jahre in den beiden deutschen Gesellschaften. Hamburg.

SCHILDT, Axel/Arnold Sywottek (Hg.) (1998): Modernisierung im Wiederaufbau. Die westdeutsche Gesellschaft der 50er Jahre – Studienausgabe –. Bonn.

SCHISSLER, Hanna (2001): »Normalization« as Project. Some Thoughts on Gender Relations in West Germany during the 1950s. In: Dies. (Hg.): The Miracle Years. A Cultural History of West Germany, 1949–1968. Princeton/Oxford, 359–375.

SCHMIDBAUR, Marianne (2002): Vom Lazaruskreuz zur Pflege aktuell. Professionalisierungsdiskurse in der deutschen Krankenpflege 1903–2000. Königstein/Taunus.

SCHMIDT, Jutta (1998): Beruf Schwester. Mutterhausdiakonie im 19. Jahrhundert. Frankfurt a. M./New York.

SCHMUHL, Hans-Walter (2002): Evangelische Krankenhäuser und die Herausforderungen der Moderne. 75 Jahre Deutscher Evangelischer Krankenhausverband (1926–2001). Leipzig.

DERS. (2003): Ärzte in konfessionellen Kranken- und Pflegeanstalten 1908–1957. In: Kuhlemann/Schmuhl (2003), 176–194.

DERS./Ulrike Winkler (2010): Gewalt in der Körperbehindertenhilfe. Das Johanna-Helenen-Heim in Volmarstein von 1947 bis 1967. Bielefeld.

DIES. (2011): »Als wären wir zur Strafe hier«. Gewalt gegen Menschen mit geistiger Behinderung – der Wittekindshof in den 1950er und 1960er Jahren. Bielefeld.

SCHNEIDER, Michael (1989): Kleine Geschichte der Gewerkschaften. Ihre Entwicklung in Deutschland von den Anfängen bis heute. Bonn.

SCHÖNBERGER, Bianca (2002): Mütterliche Heldinnen und abenteuerlustige Mädchen. Rotkreuz-Schwestern und Etappenhelferinnen im Ersten Weltkrieg. In: Hagemann, Karen/Stefanie Schüler-Springorum (Hg.): Heimat-Front. Militär und Geschlechterverhältnisse im Zeitalter der Weltkriege. Frankfurt a. M./New York, 108–127.

SCHÜREN, Reinhard (1989): Soziale Mobilität. Muster, Veränderungen und Bedingungen im 19. und 20. Jahrhundert. St. Katharinen.

SCHULTE, Regina (1998): Die Schwester des kranken Kriegers. Verwundetenpflege im Ersten Weltkrieg. In: Dies. (Hg.): Die verkehrte Welt des Krieges. Studien zu Geschlecht, Religion und Tod. Frankfurt a. M., 95–116.

SCHULZE, Winfried (1996): Ego-Dokumente. Annäherung an den Menschen in der Geschichte. Berlin.

SCHUMANN, Marion (2009): Vom Dienst an Mutter und Kind zum Dienst nach Plan. Hebammen in der Bundesrepublik 1950–1975. Göttingen.

SCHWEIKARDT, Christoph (2004): Entwicklungen und Trends in der deutschen Krankenpflege-Geschichtsschreibung des 19. und 20. Jahrhunderts. In: Medizinhistorisches Journal, Jg. 39, 197–218.

DERS. (2008): Die Entwicklung der Krankenpflege zur staatlich anerkannten Tätigkeit im 19. und frühen 20. Jahrhundert. Das Zusammenwirken von Modernisierungsbestrebungen, ärztlicher Dominanz, konfessioneller Selbstbehauptung und Vorgaben preußischer Regierungspolitik. München.

DERS. (2010): The Introduction of Deaconess Nurses at the German Hospital of the City of Philadelphia in the 1880s. In: Nursing History Review, Jg. 18, 29–50.

SEIDL, Elisabeth/Hilde Steppe (Hg.) (1996): Zur Sozialgeschichte der Pflege in Österreich. Krankenschwestern erzählen über die Zeit von 1920 bis 1950. Wien/München/Bern.

SEIDLER, Eduard/Karl-Heinz Leven (2003): Geschichte der Medizin und der Krankenpflege. 7. überarbeitete und erweiterte Auflage. Stuttgart.

SEITHE, Horst/Frauke Hagemann (1993): Das Deutsche Rote Kreuz im Dritten Reich (1933–1939). Mit einem Abriss seiner Geschichte in der Weimarer Republik. Frankfurt a. M.

SENGHAAS-KNOBLOCH, Eva/Christel Kumbruck (2008): Vom Liebesdienst zur liebevollen Pflege. Rehburg-Loccum.

SIEGEL, Tilla (1993): Das ist nur rational. Ein Essay zur Logik der sozialen Rationalisierung. In: Reese u. a. (1993), 363–396.

DIES. (2003): Denkmuster der Rationalisierung. Ein soziologischer Blick auf Selbstverständlichkeiten. In: Geideck, Susan/Wolf-Andreas Liebert (Hg.): Sinnformeln. Linguistische und soziologische Analysen von Leitbildern, Metaphern und anderen kollektiven Orientierungsmustern. Berlin/New York, 17–36.

SIEGER, Margot (2005): Kaiserswerther Kranken-Schwestern und die Veränderung der Pflege im 20. Jahrhundert. In: Gause/Lissner (2005), 196–216.

SIMON, Michael (2003): Ökonomische Rahmenbedingungen der Pflege. In: Rennen-Allhoff, Beate/Doris Schaeffer (Hg.): Handbuch Pflegewissenschaft. Weinheim/München, 243–269.

SPREE, Reinhard (1996): Quantitative Aspekte der Entwicklung des Krankenhauswesens im 19. und 20. Jahrhundert. »Ein Bild innerer und äußerer Verhältnisse«. In: Labisch, Alfons/Reinhard Spree (Hg.): »Einem jeden Kranken im Hospitale sein eigenes Bett«. Zur Sozialgeschichte des Allgemeinen Krankenhauses in Deutschland im 19. Jahrhundert. Frankfurt a. M., 51–88.

STEPPE, Hilde (2000): Das Selbstverständnis der Krankenpflege in ihrer historischen Entwicklung. In: Pflege. Wissenschaftliche Zeitschrift für Pflegeberufe, Jg. 13, H. 2, 77–83.

DIES. (Hg.) (2013 a): Krankenpflege im Nationalsozialismus. 10. aktualisierte und erweiterte Auflage. Frankfurt a. M.

DIES. (2013 b): »Mit Tränen in den Augen haben wir dann diese Spritzen aufgezogen«. Die Beteiligung von Krankenschwestern und Krankenpflegern an den Verbrechen gegen die Menschlichkeit. In: Dies. (2013 a), 143–180.

DIES./Eva-Maria Ulmer (1999): »Ich war von jeher mit Leib und Seele gerne Pflegerin«. Über die Beteiligung von Krankenschwestern an den »Euthanasie«-Aktionen in Meseritz-Obrawalde. Frankfurt a. M.

STÖLZLE, Astrid (2013): Kriegskrankenpflege im Ersten Weltkrieg. Das Pflegepersonal der freiwilligen Krankenpflege in den Etappen des Deutschen Kaiserreichs. Stuttgart.

STOLBERG, Michael (1998): Heilkundige. Professionalisierung und Medikalisierung. In: Paul, Norbert/Thomas Schlich (Hg.): Medizingeschichte. Aufgaben, Probleme, Perspektiven. Frankfurt a. M., 69–85.

STOLLBERG, Gunnar/Ingo Tamm (2001): Die Binnendifferenzierung in deutschen Krankenhäusern bis zum Ersten Weltkrieg. Stuttgart.

STOLLEIS, Michael (2003): Geschichte des Sozialrechts in Deutschland. Stuttgart.

SVEDBERG, Gunnel (2002): Omvårdnadstraditioner inom svensk psykiatrisk vård under 1900-talets första hälft. Stockholm.

SZÖLLÖSI-JANZE, Margit (2004): Wissensgesellschaft in Deutschland. Überlegungen zur Neubestimmung der deutschen Zeitgeschichte über Verwissenschaftlichungsprozesse. In: Geschichte und Gesellschaft, Jg. 30, 277–313.

THIEKÖTTER, Andrea (2006): Pflegeausbildung in der Deutschen Demokratischen Republik. Ein Beitrag zur Berufsgeschichte der Pflege. Frankfurt a. M.

DIES. u. a. (Hg.) (2009): Alltag in der Pflege – Wie machten sich Pflegende bemerkbar? Beiträge des 8. Internationalen Kongresses zur Geschichte der Pflege 2008. Frankfurt a. M.

UEXKÜLL, Thure von/Wolfgang Wesiack (1998): Theorie der Humanmedizin. Grundlagen ärztlichen Denkens und Handelns. München u. a.

ULBRICHT, Otto (2009): Mikrogeschichte. Menschen und Konflikte in der Frühen Neuzeit. Frankfurt a. M./New York.

WALTER, Ilsemarie (1996): Initiation in eine Schwesternschaft. In: Seidl/Steppe (1996), 136–155.

WEBER, Max (1922): Gesammelte Aufsätze zur Wissenschaftslehre. Tübingen.

DERS. (1985): Wirtschaft und Gesellschaft. Grundriss der Verstehenden Soziologie. 5., revidierte Auflage. Tübingen.

WEBER-REICH, Traudel (1999): Pflegen und Heilen in Göttingen. Die Diakonissenanstalt Bethlehem von 1866 bis 1966. Göttingen.

DIES. (2003): »Wir sind die Pionierinnen der Pflege ...« Krankenschwestern und ihre Pflegestätten im 19. Jahrhundert am Beispiel Göttingen. Bern u. a.

DIES. (2006): Das Verhalten von Diakonissen in der Zeit der NS-Diktatur und die Verarbeitung des Erlebten. Eine Fallstudie auf dem Hintergrund bisheriger Forschung. In: Pflege, Jg. 19, 116–125.

WEISER, Frederik (1960): Serving Love. Chapters in the Early History of the Diaconate in American Lutheranism. Pennsylvania.

DERS. (1962): Love's Response. A Story of Lutheran Deaconesses in America. Philadelphia.

DERS. (1984): To Serve The Lord and His People. Celebrating the Heritage of a Century of Lutheran Deaconesses in America. Gladwyne.

WELZER, Harald (2000): Das Interview als Artefakt. Zur Kritik der Zeitzeugenforschung. In: BIOS. Zeitschrift für Biographieforschung und Oral History, Jg. 13, H. 1, 51–63.

WETTERER, Angelika (Hg.) (1992): Profession und Geschlecht. Über die Marginalität von Frauen in hochqualifizierten Berufen. Frankfurt a. M./New York.

DIES. (1995): Die soziale Konstruktion von Geschlecht in Professionalisierungsprozessen. Frankfurt a. M./New York.

WETTRECK, Rainer (2001): »Am Bett ist alles anders«. Perspektiven professioneller Pflegeethik. Münster/Hamburg/London.

WIERLING, Dorothee (2003): Oral History. In: Maurer, Michael (Hg.): Aufriss der Historischen Wissenschaften, Bd. 7: Neue Themen und Methoden der Geschichtswissenschaft. Stuttgart, 81–151.

WILDT, Michael (1994): Am Beginn der Konsumgesellschaft. Mangelerfahrung, Lebenshaltung, Wohlstandshoffnung in Westdeutschland in den fünfziger Jahren. Hamburg.

WINKLER, Kerstin (2001): Frauen zwischen Berufung und Beruf. Frauenerwerbstätigkeit und Mutterhausdiakonie am Beispiel Sareptas 1920 bis 1980. In: Hey, Bernd (Hg.): Kirche, Staat und Gesellschaft nach 1945. Konfessionelle Prägungen und sozialer Wandel. Bielefeld, 297 – 309.

DIES. (2003): Konkurrenz oder Hilfe? Zur Rolle der freien Hilfsschwesternschaften in der Mutterhausdiakonie. In: Kuhlemann/Schmuhl (2003), 210 – 226.

WOHLRAB-SAHR, Monika (1995): Biographie und Religion. Zwischen Ritual und Selbstsuche. Frankfurt a. M./New York.

WOLFF, Georg (1987): Die Beziehung zwischen chronisch kranken Kindern, ihren Eltern und ihren Behandlern. Ein psycho-biographisches Interaktionsmodell. In: Zeitschrift für personenzentrierte Psychologie und Psychotherapie, Jg. 6, 293 – 307.

WOLFF, Horst Peter (1994): Geschichte der Krankenpflege. Basel u. a.

DERS. (Hg.) (2002): Studien zur deutschsprachigen Geschichte der Pflege. Frankfurt a. M.

DERS./Jutta Wolf (2008): Krankenpflege. Einführung in das Studium ihrer Geschichte. Frankfurt a. M.

WUNDER, Heide (1992): Er ist die Sonn', sie ist der Mond. Frauen in der Frühen Neuzeit. München.

ZAGOVEC, Rafael A. (2004): Die Welt als Erzählung. Geschichte und Kritik der Oral History in Deutschland. In: Neff (2004), 45 – 61.

ZALUMAS, Jacqueline (1995): Caring in Crisis. An Oral History of Critical Care Nursing. Philadelphia.

ZERULL, Lisa (o. D.): One foot in the Sciences and One Foot in the Humanities. A History of Parish Nursing in the United States 1984 – 1998 (unveröffentlichtes Manuskript).

DIES. (2010): Nursing Out of the Parish. A History of the Baltimore Lutheran Deaconesses 1893 – 1911. Virginia (unveröffentlichte Dissertation).

ZETTERSTRÖM LAGERVALL, Gerd u. a. (1985): Systerskap i Förändring. En bok utgiven till SSFs 75-årsjubileum. Stockholm.

ZIEMANN, Benjamin (2006): The Gospel of Psychology. Therapeutic Concepts and the Scientification of Pastoral Care in the West German Catholic Church (1950 – 1980). In: Central European History, Jg. 39, 79 – 106.

DERS. (2007): Katholische Kirche und Sozialwissenschaften 1945 – 1975. Göttingen.

Abkürzungsverzeichnis

ADS   Arbeitsgemeinschaft deutscher Schwesternverbände
APO   Außerparlamentarische Opposition
ELCA   Evangelical Lutheran Church in America
LDMNA Lutheran Deaconess Motherhouses of North America
KPS   Krankenpflegeschule
KPHS   Krankenpflegehilfeschule
NSDAP Nationalsozialistische Deutsche Arbeiterpartei
PfVS   Pflegevorschule
SSF   Svensk sjuksköterskeförening (Schwedischer Krankenpflegeverband)
TfSS   Tidskrift för Sveriges Sjuksköterskor (Zeitschrift für Krankenpflegende in Schweden)
ÖTV   Gewerkschaft Öffentliche Dienste, Transport und Verkehr
ULCA   United Lutheran Church in America